NEURODERMITIS

NEURODERMITIS

Der Haut helfen

Dr. Jürgen Schickinger

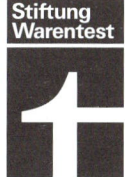

4

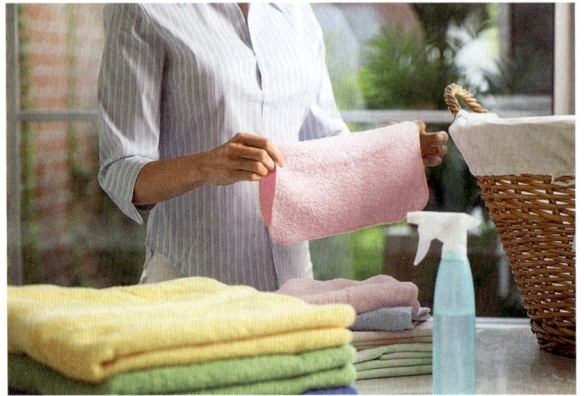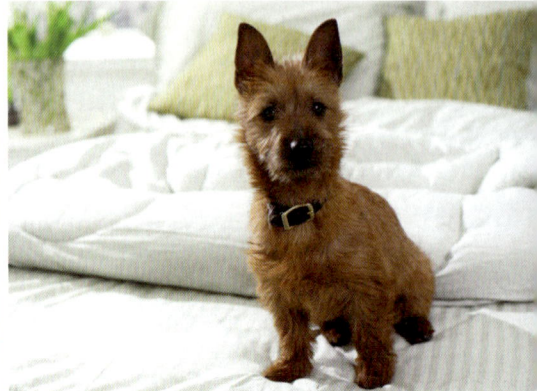

INHALT

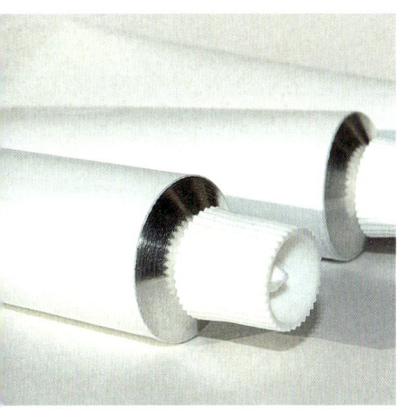
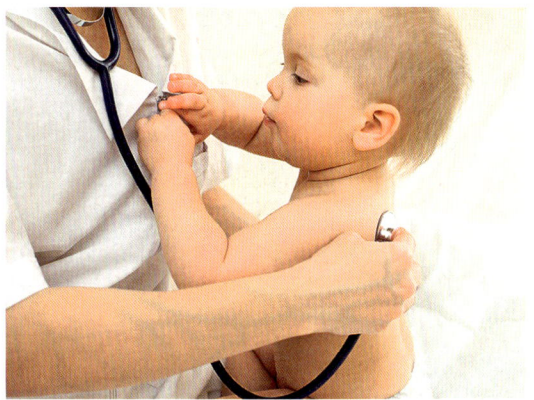

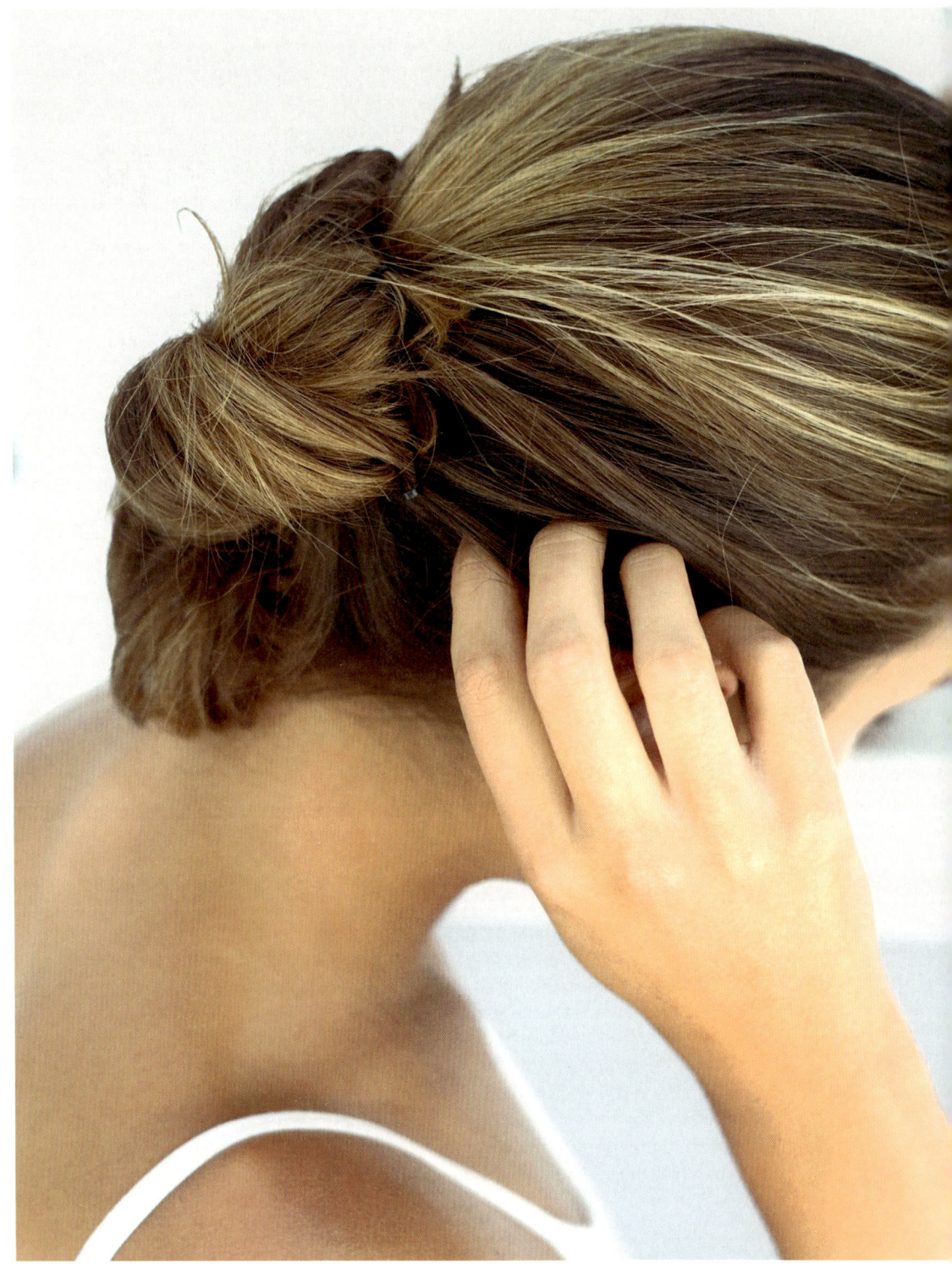

EINE KRANKHEIT – VIELE FORMEN

Neurodermitis ist wie das Wetter: wechselhaft, immer für Überraschungen gut und nur bedingt vorhersagbar. Woher sie kommt, wissen die Fachleute nur ansatzweise. Bei Kindern sieht sie anders aus als bei Erwachsenen. Manchmal verschwindet sie für Wochen, bis sie wieder auftaucht – scheinbar aus heiterem Himmel: Die individuellen Auslöser, Verläufe und Symptome sind sehr unterschiedlich. Gelegentlich kann Neurodermitis anderen Hautkrankheiten ähneln.

WORAN ERKENNE ICH NEURODERMITIS?

Sie kommt und geht, verändert sich mit dem Alter, zeigt sich großflächig oder nur an bestimmten, kleinen Hautstellen: Neurodermitis ist eine chronische oder chronisch wiederkehrende Hauterkrankung, deren Symptome sehr vielfältig aussehen können. Es gibt nicht nur ein Erscheinungsbild, sondern viele. Sie können Neurodermitis also nicht immer sofort erkennen. Im Normalfall verrät sie sich aber durch drei grundlegende Kennzeichen:

- Trockene Haut
- Juckreiz, daher oft auch Kratzspuren oder -verletzungen
- Wiederkehrende Rötungen, Entzündungen und Veränderungen der Haut

Diese Symptome genügen jedoch nicht immer, um andere Krankheiten sicher auszuschließen. Dann liefern Befragungen, Fragebögen oder Untersuchungen weitere wichtige Anhaltspunkte.

Juckreiz

Juckreiz (Pruritus) oder Jucken ist ein Leitsymptom für Neurodermitis, er tritt bei fast allen Betroffenen auf. Menschen mit Neurodermitis kann es verschieden jucken. Sie beschäftigt am meisten, wie sie den Juckreiz am besten loswerden oder lindern können. Doch wenn man den Gründen auf die Spur kommen will, sind Feinheiten wichtig:

- Sind Situationen oder Dinge bekannt, die Juckreiz auslösen, verstärken oder mildern (z. B. Stress, Schweiß, bestimmte Kleidung, Speisen, Medikamente)?
- Wann setzt das Jucken ein? Schwankt es im Tagesverlauf oder nach Jahreszeit?

8

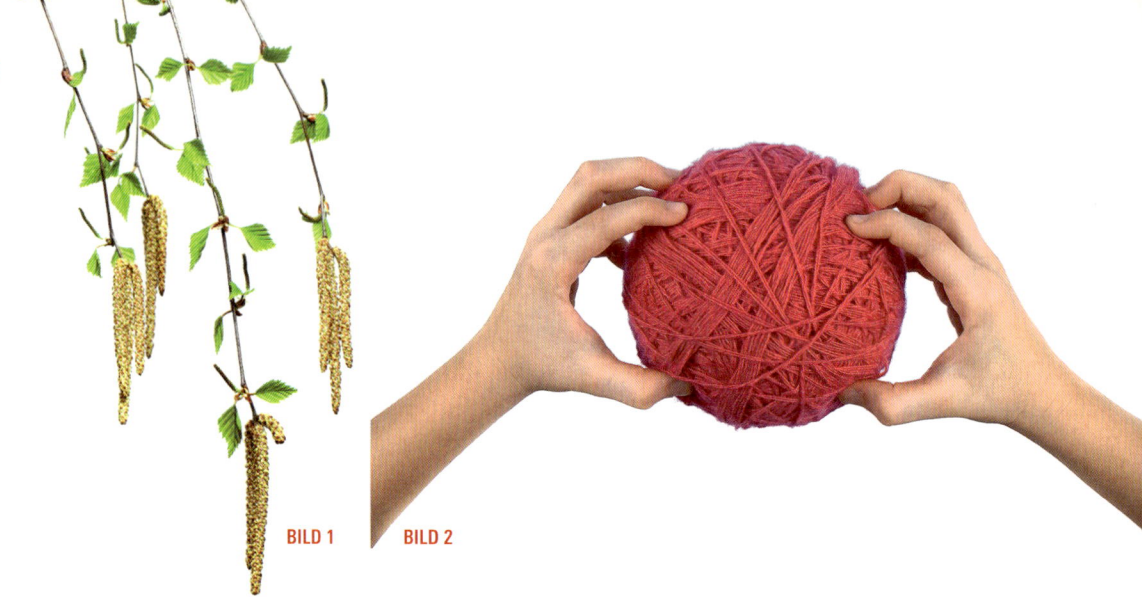

BILD 1   BILD 2

Ein Juckreiz- oder Symptomtagebuch (Seite 28) hilft Ihnen, den Verlauf, die Auslöser und Verstärker Ihres Juckreizes und anderer Symptome der Neurodermitis besser zu erkennen.

Chronischer Juckreiz

Anhaltende Schmerzen und dauerhafter Juckreiz nehmen sich nichts, was die Qual und die Einbuße an Lebensqualität angeht. Bei starkem Juckreiz kann die Haut so schmerzlich glühen wie nach der Durchquerung eines Brennnesselfeldes. Menschen, die keinen chronischen Juckreiz kennen, können das kaum verstehen. Schnell schwingt der Vorwurf mit, die Betroffenen seien überempfindlich. Das kann enorm frustrierend sein. Wie Schmerz prägt auch Juckreiz das Gedächtnis. Bei Neurodermitis ist ein „Juckgedächtnis" keine Seltenheit. Es setzt die Reizschwelle herab, sodass schon schwache Signale unverhältnismäßig lästigen Juckreiz auslösen. Diese „Programmierung" der Zellen zu löschen, ist schwierig.

Der Juckreiz-Kratz-Zirkel – ein Teufelskreis

Wenn es richtig böse juckt, scheint Kratzen fast unvermeidlich. Es geschieht teils unwillkürlich wie ein Reflex – tagsüber und im Schlaf. Daneben schleicht sich bei Personen mit Neurodermitis häufig ein ungünstiges Kratzverhalten an: Statt etwa Probleme mit anderen Menschen auszusprechen, bekommt ihre Haut allen Ärger und Stress zu spüren. Kratzen kann unbewusst zum Ventil für emotionale Belastungen werden. Nach einer kurzen Phase gefühlter Erleichterung verstärkt aber jedes Kratzen den Juckreiz: Es lockt bestimmte Entzündungszellen an. Sie schütten mehr jener Botenstoffe aus, die für Juckreiz verantwortlich sind. Er wird noch biestiger, der Drang zu kratzen unbändig. Der Teufelskreis aus Jucken und Kratzen und Jucken und Kratzen hat sich geschlossen. Er muss durchbrochen werden, damit die Ekzeme abheilen können und die Haut keine schweren Schäden davonträgt. Oft können Medikamente diesen Teufelskreis nicht allein sprengen, weil psychische Faktoren beim Juckreiz eine bedeutende Rolle spielen.

Kratzen – mehr Fluch als Erleichterung

Kratzen verändert die Aktivität verschiedener Regionen im Gehirn. Es drängt den Widerwillen gegen das lästige Jucken und

BILD 1 Bei vielen lösen sie Juckreiz aus – die Birkenpollen
BILD 2 Wollfasern können die Haut reizen

die Erinnerung daran vorübergehend zur Seite. Daher das kurze, befreiende Gefühl. Gleichzeitig steigt die Betriebsamkeit der Zellen dort, wo das Hirn zwanghaftes Verhalten steuert: Der Zwang zu kratzen verselbstständigt sich und wird übermächtig. Er drängt sogar die Schmerzgefühle beim Kratzen in den Hintergrund. Kratzen macht Jucken nicht nur schlimmer. Es verursacht Striemen, Hautverletzungen, Blutungen und Krusten sowie auf lange Sicht Hautverfärbungen und -verdickungen mit groben Falten. Durch die Verletzungen dringen Reizstoffe und Mikroorganismen leichter in die Haut ein. Die Gefahr für Rötungen und Infektionen wächst.

GLANZNÄGEL

Kratzen hinterlässt Spuren auf der Haut. Aber auch an den Fingern können Kratzspuren sichtbar werden. Einige Juckreizgeplagte scheuern nicht nur mit den Enden der Nägel, sondern mit der ganzen Nagelfläche. Nach einiger Zeit wetzen sich die Nagelenden ab und die Nagelflächen blitzen wie poliert. Diese Kratzzeichen heißen „Glanznägel".

Dem Juckreiz nachzugeben, empfinden viele als Schwäche – als Versagen. „Jetzt habe ich mich doch wieder gekratzt!", meldet sich ihr Gewissen.
Sich nie kratzen zu wollen, ist unrealistisch. Kratzen darf sich aber nicht verselbstständigen. Versuchen Sie Ihr Kratzverhalten zu kontrollieren. Kurzes, kontrolliertes Kratzen kann erleichtern, ohne groß

zu schaden. Allerdings gehen die verschiedenen Formen oft ineinander über:
■ Kontrolliertes Kratzen: Massieren, Kneifen oder Knubbeln verletzt die Haut nicht. Je nach Intensität nimmt auch der Juckreiz nicht zu.
■ Scheuerndes Kratzen: Die Haut leidet, eine vermehrte Ausschüttung von Botenstoffen verstärkt in der Folge den Juckreiz.
■ Unkontrolliertes Kratzen: Die Haut erleidet schwere, teils blutige Verletzungen.

Auslöser und Verstärker

Umstände, die Juckreiz wecken oder verschärfen, lauern an vielen Stellen:
■ Hauttrockenheit: Trockene Haut juckt schneller, sehr trockene juckt sogar von ganz allein.
■ Entzündungen der Haut sind oft mit Juckreiz verbunden.
■ Stress, Streit, Trauer, Übellaunigkeit, Zurückweisung: Zustände, die emotional belasten, verstärken das Jucken, weil sie die Juckreizschwelle senken. Dagegen erhöhen freudige Ereignisse das Aktivitätsniveau und können so Juckreiz auslösen.
■ Schweiß: Hitze, Kleidung, Sport, Aufregung – Schwitzen initiiert Jucken.
■ Verstärkte Hautdurchblutung: Lebensmittel, die Gefäße unter der Haut erweitern (z. B. Chili), können den Juckreiz antreiben. Dabei spielt die Menge eine Rolle.
■ Mechanische Reize: Wollfasern, raue Nähte etc. führen leicht zu Jucken.
■ Chemische Reize: Kosmetika, Medikamente, Desinfektions- oder Reinigungsmittel können die Haut reizen.

■ Luftallergene: Hausstaubmilben und Pollen können Juckreiz provozieren.

■ Temperatur: Wechsel von kalter (Außen-)Luft in warme (Raum-)Luft und umgekehrt können Juckreiz hervorrufen.

Kampf dem Juckreiz

Die Behandlung des Juckreizes basiert auf mehreren Strategien:

■ Basistherapie mit Pflegemitteln zur Vorbeugung (Seite 53)

■ Medikamentöse Therapie gegen die Entzündungen (Seite 69)

■ Vermeiden von Auslösern und Verstärkern (Seite 145)

TIPP   **Erste Hilfe bei Juckreiz**

Sie müssen Ihren Juckreiz nachhaltig behandeln. Manchmal möchte man ihm aber ruckzuck und ohne großen Aufwand einen Dämpfer verpassen. Dann können gerade unterwegs, bei gesellschaftlichen Anlässen oder öffentlichen Veranstaltungen Notfallpakete hilfreich sein. Sie enthalten, was gut gegen Ihr Jucken wirkt. Die Grundausstattung:

■ Cremes mit Harnstoff (Seite 61) und eventuell einem Wirkstoff

■ Kühlende Mittel (Coolpacks, Eiswürfel, ätherische Öle wie z. B. Kampfer und Menthol)

■ Lösungen mit Polidocanol, das die Nerven in der Haut betäubt, oder mit Gerbstoffen (Seite 90)

■ Erlernen von Kratzalternativen und schützende Hilfsmittel (Seite 171)

Typische Hauterscheinungen

Auf der Haut zeigt sich Neurodermitis durch Trockenheit und meist durch Ekzeme, juckende Entzündungen, die nicht auf Infektionen beruhen. Ihr Aussehen unterscheidet sich von Person zu Person, je nach Alter sowie in akuten und chronischen Perioden. Das Ausmaß der betroffenen Hautflächen, ihre Lage und die Ausprägung der Ekzeme können stark variieren. Bei akuten Schüben springen sie möglicherweise förmlich ins Auge. In anderen Stadien fallen sie kaum auf.

Grundsätzlich lassen sich drei Stadien bei Ekzemen unterscheiden. Sie können an einer Körperstelle nacheinander, aber auch zeitgleich an verschiedenen Körperstellen auftreten. Die Übergänge sind fließend.

■ **Akut**: Ein Schub läutet das akute Stadium ein. Neue Ekzeme treten hervor. Sie können alte überlagern und verschlechtern. Zu den überwiegend akuten Hauterscheinungen zählen Rötungen, Schwellungen, Bläschen, nässende Ekzeme und Krustenbildung. Die akute Phase dauert bis zu drei Tagen.

■ **Chronisch**: Anschließend geht das akute Stadium langsam in einen chronischen Zustand über. Die Haut kann weiterhin gerötet sein und kleine Pusteln tragen. Hauptsächlich kennzeichnet dieses Stadium aber trockene Haut, die spannt, juckt und möglicherweise schuppt. Im Verlauf treten häufig noch andere Symptome auf, zu denen das Kratzen beiträgt: Verdickungen der oberen Hautschicht (Hyperkeratose), vergröberte Hautfurchen (Lichenifikation), tiefe Einrisse der Haut (Rhagaden) sowie hellere oder dunklere Hautstellen (De- oder Hyperpigmentierung).

AKTIVITÄT LENKT AB

Bei Neurodermitis verhält sich die Intensität des Juckreizes im Tagesverlauf spiegelbildlich zur Aktivität: Wenn Trubel herrscht und viel zu tun ist, stören Ekzeme nur selten. Umso mehr Aufstand machen sie bei Untätigkeit und Langeweile.

In jedem Alter

Neurodermitis kann ab dem 3. Lebensmonat auftreten, zunächst zeigen sich die Ekzeme vor allem an den Wangen und der behaarten Kopfhaut. Hier entstehen häufig Bläschen, die aufplatzen, nässen und Krusten bilden. Typischerweise überziehen viele harte, gelblich-braune Schuppen die Kopfhaut wie ein juckender Belag („Milchschorf"). Das feuchte Erscheinungsbild bei Säuglingen geht zunehmend in eine trockene Form über.

Sobald Babys zu krabbeln beginnen, erscheinen Ekzeme oft an den Streckseiten der Arme und Beine. Ab etwa dem zweiten Lebensjahr verlagern sie sich mehr auf die Beugen der Ellbogen und Knie (Beugeekzeme), die Hände, Handgelenke sowie Hals und Nacken. Auch die Lippen neigen zu Ekzemen (Cheilitis). Ebenso tauchen gerötete und entzündete Stellen oft an den Wangen, Augenlidern, Füßen, am

Oberschenkel und Po auf. Bei einer Minderheit der jungen Patienten treten Neurodermitissymptome erstmals im Kindesalter auf. Zu den Hauterscheinungen bei Säuglingen und Kindern siehe Seite 164.

Klassisch für Jugendliche und Erwachsene sind Beugeekzeme, Ekzeme am Hals sowie im Bereich der Hände und Füße. Auch das Gesicht ist oft betroffen, bei Jugendlichen besonders Stirn und Augenlider. Grundsätzlich können alle Körperregionen Symptome aufweisen. Die Ekzeme können recht unterschiedlich aussehen. Mit Beginn der Pubertät verdickt sich häufig die Oberhaut. Die Furchen darauf vertiefen sich und eine grobe Felderzeichnung entsteht (Lichenifikation). Nach dem 30. Geburtstag bleiben Schübe bei der Mehrheit aller Betroffenen aus. Dass eine Neurodermitis erst nach dem 30. Lebensjahr ausbricht, ist äußerst selten.

Neben den typischen Erscheinungsbildern gibt es atypische – also ungewöhnliche. Nur wenige davon können sich über die gesamte Haut ausdehnen. Die meisten beschränken sich auf kleine oder sehr kleine Stellen. Sie werden als Sonderformen, Minimalformen und Stigmata bezeichnet. Als Sonderformen gelten im Folgenden besondere Erscheinungsbilder der Neurodermitis, als Minimalformen oder Stigmata solche, die auch unabhängig von Neurodermitis vorhanden sein können.

Sonderformen

- **Prurigoform** (lat. prurigo Jucken): Es bilden sich kleine juckende Knoten auf der

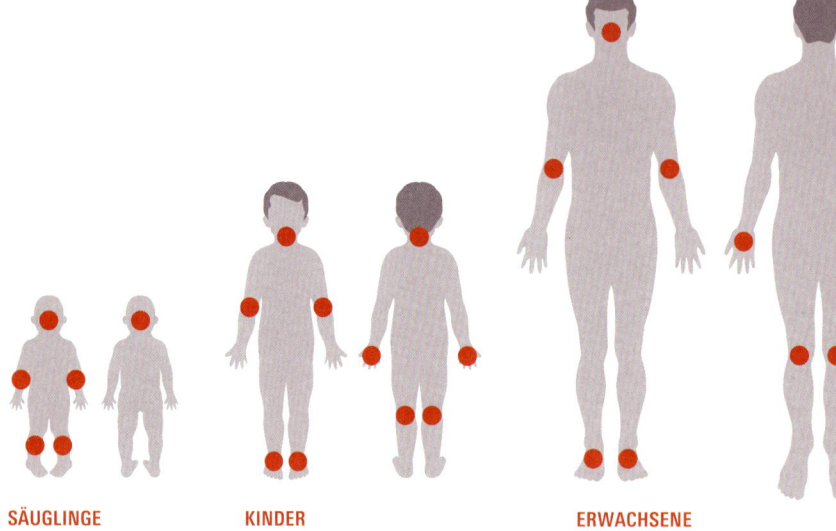

SÄUGLINGE
Wangen
Arme
Beine

KINDER
Ellenbeugen und Kniekehlen
Nacken und Hände

ERWACHSENE
Ellenbeugen und Kniekehlen
Hals
Hände
Füße und Gesicht

Haut. Die Prurigoform heißt auch „klein-knotige" Neurodermitis oder „Juck-Kno-ten-Form". Sie kommt hauptsächlich bei Erwachsenen vor. Die Knoten, die meis-tens stark aufgekratzt sind, können sich in großer Zahl über den ganzen Körper ver-teilen oder vereinzelt und nur in bestimm-ten Hautbereichen z. B. an den Händen oder Ohren zu finden sein. Offenbar führt Kratzen als Reaktion auf Juckreiz zu der Knötchenbildung.

■ Erythrodermie: Bei schweren Verläufen entzündet und rötet sich in seltenen Fällen die Haut am ganzen Körper. Die Hautrei-zung kann mit Schuppenbildung verbun-den sein und Haare sowie Nägel in Mitlei-denschaft ziehen. Möglicherweise tragen Superinfektionen – zusätzliche Infektionen mit Bakterien oder Viren – dazu bei.

Minimalformen

Die meisten Minimalformen und Stigmata betreffen nur kleine Hautbereiche. Sie können einzeln oder zu mehreren auftre-ten, ohne dass andere Symptome von Neurodermitis zu finden sind. Sie können gleichzeitig mit gewöhnlichen Ekzemen vorhanden sein, allerdings an verschie-denen Körperstellen. Einige tauchen eventuell zwischen zwei Schüben, saiso-nal oder unter bestimmten Umständen auf. Andere sind chronisch. Eine oder zwei Minimalformen können zwar auf eine Veranlagung für Neurodermitis und Aller-gien hinweisen, müssen es aber nicht. Nur zusammen mit weiteren, typischen Symptomen vervollständigen sie das Ge-samtbild Neurodermitis.

Am häufigsten zählen zu den Minimal-formen:

■ Ekzeme an den Augenlidern, beson-ders am unteren Lid

■ Einrisse (Rhagaden) am Ohrläppchen (besonders am unteren Ansatz) oder zwischen den Fingern

■ Entzündungen der Lippen (Cheilitis), die teils jucken und durch vermehrtes Lecken zum Lippenleckekzem mit

BILD Bevorzugte Körperstellen der Neurodermitis bei Säuglingen, Kindern und Erwachsenen

schmerzhaften Einrissen in den Mundwinkeln führen können (Mundwinkelrhagaden, Perlèche, Faulecken)

■ Rissige Finger- und Zehenkuppen, teils mit Ekzemen (Pulpitis sicca)

■ Trockene, schuppige, schrundige, rissige Haut an Handflächen und Fußsohlen (hyperkeratorisch-rhagadiformes Ekzem)

■ Juckende Brustwarzen, beidseitiges Brustwarzenekzem bei Frauen

Stigmata – Andeutungen einer Veranlagung

Als Stigmata gelten einzelne, äußerliche Zeichen, die bei Menschen mit Neurodermitis oder Allergien überdurchschnittlich oft anzutreffen sind. Nicht alle Menschen mit Neurodermitis oder Allergien haben sie. Stigmata kommen auch in der übrigen Bevölkerung vor, nur eben seltener. Sie hängen womöglich mit der genetischen Veranlagung zusammen.

■ Trockene Haut (Xerose, Sebostase), evtl. juckend und schuppend (Ichthyosis)

■ Stark juckende Bläschen an den Seitenflächen der Finger und Zehen, auf der Innenhand und den Fußsohlen (dyshidrotisches Ekzem)

■ Helle Hautflecken, die leicht schuppen können (Pityriasis alba)

■ Betonte Haarbälge, die durch verstärkte Verhornung und Schuppung wie Gänsehaut aussehen können (Follikelkeratose, Reibeisenhaut, Keratosis follicularis oder pilaris)

■ Verstärkte und tiefere Handlinien (palmare Hyperlinearität)

■ Doppelte Lidfalte unter dem Auge (Infraorbitalfalte, Dennie-Morgan-Falte)

■ Gesichtsblässe, blasser Teint

■ Dunkle Haut um die Augenränder herum (periorbitale Verschattung)

■ Augenbrauen seitlich ausgedünnt, schütter oder nicht vorhanden (Herthoge-Zeichen)

■ Glänzende Fingernägel (Glanznägel)

■ Leicht dunkle, grau wirkende Verfärbung der Haut am seitlichen Hals und Nacken („dirty neck")

■ Abnormale Reaktion der Hautgefäße (weißer Dermographismus): Wenn Sie mit einem Stift oder ähnlichen Gegenständen über die Haut streichen, erscheinen weiße Linien statt roten.

■ Juckreiz durch Wolle, Schwitzen oder Stress

■ Häufige Hautinfektionen durch Bakterien, Pilze oder Viren.

Zum Verwechseln ähnlich?

Nicht jedes Ekzem oder jede Minimalform bedeutet, dass eine Neurodermitis vorliegt. Ärzte diagnostizieren gerade bei Säuglingen und Kleinkindern immer wieder Neurodermitis, obwohl eine andere Erkrankung vorliegt. Haken Sie nach, wenn Sie viele ungewöhnliche Anzeichen entdecken oder Therapien ins Leere laufen.

AUSWIRKUNGEN AUF KÖRPER UND GEIST

Als wären die Ekzeme auf der Haut nicht genug: Neurodermitis beeinträchtigt auch den übrigen Körper und die Psyche. Wie sehr, hängt besonders von der Schwere des Juckens und der Ekzeme ab. Doch auch die persönliche Einstellung ist entscheidend: Manche Betroffene empfinden ihre Neurodermitis als unverdiente Strafe, als maßlose Ungerechtigkeit. Ihre Gedanken kreisen dauernd um ihr Unglück. Sie verzweifeln daran. Andere nehmen ihre Neurodermitis irgendwann als gegeben hin. Es ist, wie es ist und lässt sich nur innerhalb eines bestimmten Rahmens ändern. Diese Menschen versuchen, Neurodermitis als einen Teil ihrer Person zu akzeptieren. Er mag nicht immer angenehm sein, aber ist halt da. Sie „freunden" sich mit ihm an und beschäftigen sich nur dann damit, wenn es sein muss – etwa bei einem Schub oder der Wahl des Urlaubsortes. Deshalb können sie sich leichter ablenken. Das erleichtert ein Leben mit Neurodermitis und wirkt sich günstig auf die Ekzeme sowie den Juckreiz aus.

Frust geht unter die Haut

Unterschiedlichen Haltungen lassen sich schon bei Babys mit Neurodermitis beobachten. Die Erkrankung kann ihre Eltern stark belasten sowie die körperliche und psychische Entwicklung der Kinder stören. Kapitel 9 geht ausführlich auf die Situation in der Familie ein. Sie ist auch ein wichtiger Teil der Patientenschulungen (Seite 118). Mit dem Einsetzen der Pubertät gewinnt das äußere Erscheinungsbild an Bedeutung: Mädels wollen Jungs beeindrucken und umgekehrt. Das fällt mit Neurodermitis nicht leicht – besonders wenn Rötungen etwa an den Wangen oder Augen unübersehbar sind. Der Blick in den Spiegel kann schmerzen wie ein Schlag ins Gesicht. Die Ekzeme mit Make-up unsichtbar zu machen, tut der Haut oft nicht gut. Entsprechend leiden viele betroffene Teenager unter ihrem Aussehen. In Selbsthilfegruppen und Internetforen fallen Aussagen wie:

■ „Ständig denke ich an den Ausschlag im Gesicht, und das macht mich psychisch total kaputt."
■ „Weil ich immer so krasse Rötungen im Gesicht und am Hals habe, gehe ich fast nur noch mit einem Schal aus dem Haus."

Menschen mit Neurodermitis erleben nicht selten, dass andere wirklich zurückschrecken, weil sie die Zeichen auf der Haut fälschlich für ansteckend halten. Niemand ist unabhängig von seiner Umgebung, doch Personen mit Neurodermitis sind oft übersensibel: Die gesellschaftliche Vorstellung von „Schönheit" hat für sie größere Bedeutung. Das Ideal ist für niemand erreichbar, doch den Abstand zu ihm empfinden viele Menschen mit Neurodermitis viel dramatischer als andere. Sie kommen sich hässlich vor und lauern fast schon darauf, abfällige Blicke oder

Bemerkungen zu kassieren. Dabei schaut die Mehrheit gar nicht, um zu werten, sondern aus reiner Neugier. Trotzdem ziehen sich Betroffene zum Teil aus dem öffentlichen Leben zurück. Sie meiden Veranstaltungen, Bekannte, Freunde und igeln sich zu Hause ein. Da guckt wenigstens niemand auf die Ekzeme. Isolation ist allerdings kaum als Gutelaunemacher berühmt. Ohne Ablenkung und soziale Kontakte machen sich eher Frust und Langeweile breit. Unter Umständen kann sich daraus eine Depression entwickeln.

Juckreiz zehrt aus

Juckreiz raubt wichtigen Schlaf. Wenn die Haut nachts arg juckt, fällt es oft schwer, ein Auge zuzudrücken. Das rächt sich am Tag. Konzentrations- und Leistungsfähigkeit lassen nach. Unausgeschlafene regen sich schneller auf und werden leichter krank. Das Immunsystem reagiert schwächer, wenn Schlaf fehlt. Die Gunst der Stunde nutzen Mikroorganismen auf der Haut gerne, um tiefer einzudringen und Infektionen zu verursachen. Tagsüber unterdrücken Aktivität und Ablenkung den Juckreiz meistens. An schlechten Tagen kann das Jucken aber selbst ablenken – z. B. von der Arbeit.

Bei Kindern ist es besonders wichtig, das Jucken unter Kontrolle zu bekommen. Übermüdung kann auf Dauer ihre körperliche Entwicklung behindern.

INFO Ekzeme überschminken?

Kosmetika enthalten oft Substanzen, welche die Haut irritieren oder Kontaktallergien auslösen. Auch bei Produkten für Allergiker kann Ihre Haut brennen, jucken und sich röten. Probieren Sie zunächst nur auf kleinen Flächen aus, wie Ihre Haut reagiert. Auf Ekzeme sollten Sie keine fettreichen Cremes auftragen. Dafür gibt es wässrige Kosmetika, die tönen und teils noch desinfizierend wirken. Vermeiden Sie Produkte, die eine oder mehrere der folgenden Substanzen enthalten, weil sie häufig Kontaktallergien auslösen:

- Wollwachsalkohole und Amerchol L101 (auch Paraffin Liquidum)
- Duftstoffe
- (Chlor)-Methylisothiazolinon(MCI/MI)
- Paraben-Mix
- Cetylstearylalkohol
- Propolis
- Lyral
- Bronopol (2-Brom-2-nitropropan-1,3-diol)
- Ylang-Ylang-Öl (I + II)
- Sandelholzöl
- Jasmin absolut

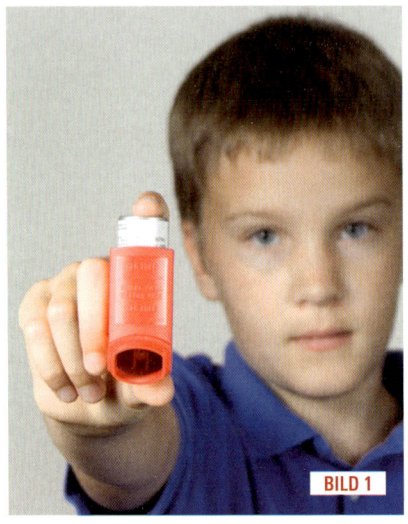

BILD 1

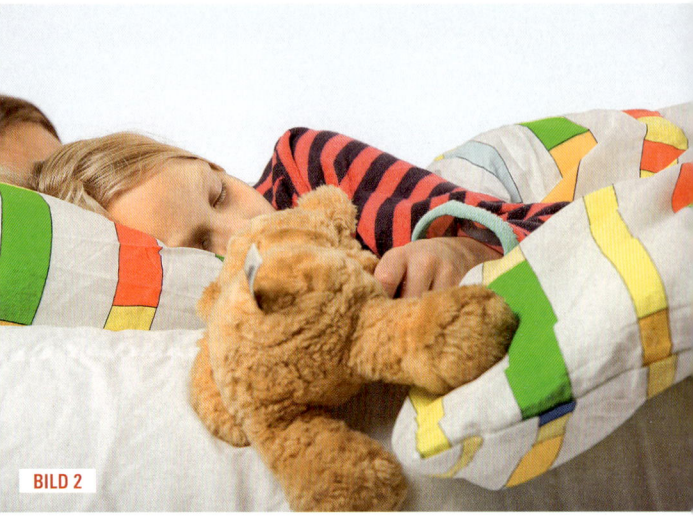

BILD 2

VERLAUF DER NEURODERMITIS

Die meisten, die Neurodermitis am eigenen Leib kennenlernen, erkranken schon sehr früh – zwei von drei Kindern im ersten Lebensjahr, 90 von 100 bis zum 5. Lebensjahr. Bei der Hälfte der Kleinen klingen die Beschwerden bis zum 2. Lebensjahr ab: Sie verschwinden, gehen in eine chronische oder chronisch wiederkehrende Form („Schübe") über. Als Erwachsene haben 70 von 100 Betroffenen keinen Kummer mehr mit Neurodermitis. Bei den anderen meldet sie sich zumindest hin und wieder. Allgemein nimmt die Stärke der Symptome aber im Alter ab. Mit Glück braucht die Haut dann nur etwas mehr Pflege. Mit weniger Glück folgen auf lange erscheinungsfreie Zeiten unvermittelt solche, in denen Ekzeme auftreten.

ABNAHME MIT DEM ALTER
Weil die Symptome nachlassen oder verschwinden, sinkt auch der Anteil der Betroffenen mit dem Alter:
- Kleinkinder/Säuglinge 5 bis 20 Prozent
- Schulkinder 8 bis 16 Prozent
- Erwachsene 1 bis 3 Prozent

Unsichere Vorhersage
Ob Sie oder Ihr Kind mit Neurodermitis im Alter Probleme haben werden, lässt sich nur schwer vorhersehen. Die Wissenschaft rätselt noch, warum Neurodermitis bei einigen Betroffenen weggeht, bei einigen nicht. Ein paar Umstände erhöhen jedoch statistisch die Gefahr, dass Neurodermitis sich hält. Sie persistiert, wie Fachleute sagen.
- Wenn Allergien vorhanden sind, fällt die Prognose generell etwas schlechter aus.
- Anhaltender Kontakt zu Auslösern und Verstärkern von Schüben soll den Verlauf ebenfalls ungünstig beeinflussen.

Weitere Risikofaktoren für eine fortdauernde Neurodermitis sind:
- Früher Beginn
- Schwere Ekzeme in der frühen Kindheit, die sich über große Hautbereiche erstrecken
- Zusätzliches Auftreten von Asthma oder Heuschnupfen
- Familiäre Vorbelastung

BILD 1 Hat ein Kind zusätzlich noch Asthma, sind die Vorhersagen schlechter
BILD 2 Familiäre Belastung spielt bei Neurodermitis eine Rolle

VERSTÄRKER UND AUSLÖSER VON SCHÜBEN

Vieles kann Schübe auslösen oder bestehende Ekzeme verschlimmern. Diese Provokationsfaktoren oder „Trigger" unterscheiden sich von Person zu Person. Mitunter sind sie leicht zu erkennen, führen immer und sofort zu Reaktionen. Manchmal liegen Ursachen und Wirkungen jedoch weiter auseinander oder mehrere Faktoren sind unterschiedlich stark beteiligt. Dann kann es schwierig sein, sie zu erkennen. Fachleute unterscheiden drei Gruppen von Provokationsfaktoren:

- **Unspezifische:** Auf sie reagiert die Haut ohne Beteiligung des Immunsystems
- **Spezifische (Allergen):** Das Immunsystem reagiert mit spezifischen Antikörpern
- **Pseudoallergen:** Es entstehen keine spezifischen Antikörper, aber das Immunsystem ist eventuell anders beteiligt.

Unspezifische Auslöser

Bei Neurodermitis können schon Wetter, Schweiß, Stoffnähte, Hormonschwankungen oder Infektionen zu Ekzemen führen. Auch in bestimmten Berufen kommt die Haut in Kontakt zu Stoffen, die sie reizen. Was dabei im Körper abläuft, ist nur ansatzweise bekannt. Doch das Immunsystem stellt keine spezifischen Antikörper gegen diese Auslöser her, weshalb sie als „unspezifisch" zusammengefasst werden.

Mechanische Reizungen

Raue Synthetik- oder Wollfasern können direkt Juckreiz auslösen, wenn ihre Enden die Haut berühren. Ebenso können solche Fasern und grobe Nähte an der Haut reiben. Diese Reizung kann entzündliche Reaktionen unterstützen. Kleidung und Bettwäsche aus weichen Naturfasern wie Baumwolle und Seide sowie Mikrofasern gelten als gut verträglich. Sie sollten auf feine Nähte achten und störende Etiketten entfernen. Oder Sie drehen einfach die Innenseite nach außen.

Klimafaktoren

Wind, Wetter, Luftfeuchtigkeit, Sonne und Temperatur wirken auf die Haut. Bestenfalls beruhigen sie und bremsen Entzündungen. Darauf basiert die Klimatherapie (Seite 115). Doch ebenso können klimatische Faktoren die Haut reizen: Trockene Heizungs- und Raumluft oder kalte Winterluft entzieht der Haut Feuchtigkeit. Bei Hitze und unter unpassender Kleidung bildet sich vermehrt Schweiß, der häufig Ekzeme begünstigt. Abrupte Temperaturwechsel können die Haut irritieren. Es ist günstig, wenn Sie auf eine gute Luftfeuchtigkeit in Ihrer Umgebung achten und passende Kleidung anziehen.

Infekte

Akute Infekte wie beispielsweise Mandelentzündungen können Ekzeme verschlechtern. Weiter befallen Viren, Bakterien und Pilze bei Neurodermitis häufig die entzündeten Hautstellen. Dann sprechen Fachleute von Superinfektionen. Diese verschlimmern ebenfalls die Ekzeme. An bestimmten Formen der Neurodermitis (z. B. Kopf-Nacken-Schulter-Dermatitis, Seite 95) sind generell oft Mikroorganismen beteiligt.

Chemische Reizung

Viele Duftstoffe und andere flüchtige organische Verbindungen (VOC, Abk. englisch volatile organic compound), Farbstoffe, Konservierungs-, Scheuer- und Bleichmittel in Waschmitteln, Textilien, Teppichen, Möbeln, Polituren, Holzschutzmitteln, Kosmetika, Reinigungsmitteln und aus anderen Quellen können prinzipiell die Haut und die Atemwege reizen.

INFO   **Wasserhärte**

Wahrscheinlich trägt die Wasserhärte zur Neurodermitis bei: In Gebieten mit hartem Wasser fanden Wissenschaftler etwas mehr Kinder mit Neurodermitis als in Gegenden mit weichem Wasser. Möglicherweise reizt der hohe Gehalt an Magnesium und Kalzium in hartem Wasser die Haut. Vielleicht verleitet hartes Wasser auch nur dazu, mehr Seife oder Duschgel zu verwenden, was die Haut austrocknet? Der Mechanismus ist noch unbekannt. Die Fachleute diskutieren, ob Trinken von hartem Wasser auf Ekzeme wirkt. Aktuell laufen Studien, die diese Zusammenhänge genauer erforschen.

VOC sind eine Gruppe organischer Verbindungen, die Gase oder Dämpfe bilden. Zu ihnen gehören viele Lösungsmittel in Klebern, Farben, Lacken, Möbeln und Baumaterialien. Auch in der Natur und beim Rauchen entstehen VOC. Vorläufige Untersuchungen deuten darauf hin, dass diese Substanzen möglicherweise die Hautbarriere schwächen, die Hautdurchblutung erhöhen sowie Allergien und Ekzeme verstärken können.

Welche VOC und welche Mengen für Allergien und Neurodermitis besonders kritisch sein könnten, steht noch nicht fest. Besonders in Innenräumen sind Menschen vielen VOC ausgesetzt. Es sicher kein Fehler, wenn Sie beim Bauen, Renovieren oder Möbelkauf Produkte bevorzugen, die wenig VOC enthalten. Anhaltspunkte geben unabhängige Prüfsiegel wie der „Blaue Engel" des Umweltbundesamts. Einrichtungsgegenstände oder Baumaterialien, die permanent Gerüche verströmen, müssen Sie eventuell entfernen. Richtiges Lüften (Seite 153) senkt den Gehalt aller Schadstoffe in der Raumluft.

Bei Waschmitteln und Pflegemitteln für die Haut gibt es sogenannte „hypoallergene" Produkte. Diese verzichten zwar häufig auf Duftstoffe, Aufheller und ähnliche Substanzen. Die Bezeichnung „hypoallergen" ist aber nicht geschützt und bietet keinerlei Sicherheit, weil verbindliche Richtlinien fehlen. In Zweifelsfällen sollten Sie die Verträglichkeit vorsichtig ausprobieren.

Weichspüler, die viele kritisch betrachten, verbesserten in Studien teils die Hautverträglichkeit von Textilien. Bestimmte Seifen und häufiges Waschen oder Duschen mit heißem Wasser trocknet die Haut aus (Seite 64). Dadurch verschlechtern sich Ekzeme und Juckreiz. Eventuell spielt die Wasserhärte eine Rolle (Seite 18, Kasten).

Bei Jugendlichen steigt das Risiko für Schübe, wenn sie beruflich Stoffen wie Bäckermehl oder Desinfektionsmitteln ausgesetzt sind (Seite 25). Nikotin – sowohl aktiv als auch passiv aufgenommen – verleiht Neurodermitis offenbar ebenfalls frischen Schwung.

Hormonelle Schwankungen

Hormone schalten und walten an vielen Stellen im Kohlenhydrat-, Fett- und Proteinstoffwechsel. Wenn die Konzentration der Botenstoffe schwankt, kann sich der Zustand der Haut verändern. Damit haben sie auch einen Einfluss auf Ekzeme. In der Schwangerschaft schwanken die weiblichen Hormonspiegel stärker als sonst. Dann verstärkt sich bei einigen Frauen die Neurodermitis, bei manchen tritt sie sogar zum ersten Mal in Erscheinung. Umgekehrt haben die „anderen Umstände" Frauen schon von Neurodermitis befreit.

Allergische Reaktionen

Neurodermitis heißt auch atopisches Ekzem oder atopische Dermatitis. Diese Namen geben den Hinweis, dass sie

MÖGLICHE NEURODERMITIS-AUSLÖSER	
Mechanische Hautirritation	durch Kratzen, Reiben oder durch Kleidung
Umweltfaktoren	Pollen, Schimmelpilze, Hausstaubmilben, Tabakrauch
Psychische Faktoren	Stress, Konflikte, Langeweile
Klimafaktoren	trockene Heizungsluft, kalte Winterluft, Schwitzen, starke Temperaturschwankungen
Infekte	zum Beispiel Mandelentzündung, Besiedelung der Haut mit Bakterien
Nahrungsmittel	natürliche Bestandteile und Nahrungsmittelzusatzstoffe
Tierhaare und -federn	Katze, Meerschweinchen, Pferd, Hamster

etwas mit Allergien zu tun hat: Das Wort Atopie bezeichnet die Neigung des Immunsystems, auf eigentlich harmlose Substanzen aus der Umwelt überempfindlich zu reagieren. Atopiker sind Menschen, die wegen ihrer genetischen Veranlagung eine Tendenz zu Allergien haben. Atopie bildet die Grundlage, auf der sich Allergien und andere Erkrankungen aus dem atopischen Formenkreis entwickeln können.

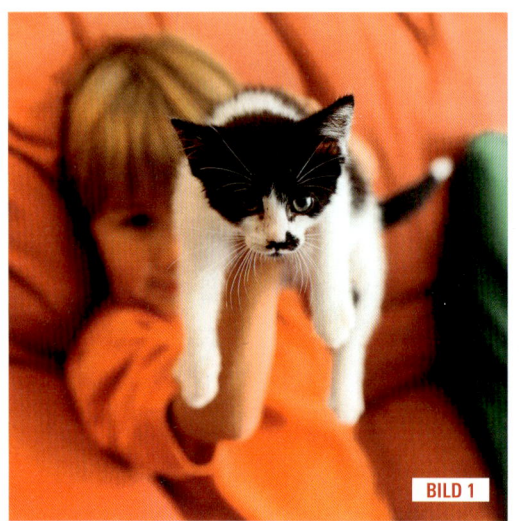

BILD 1

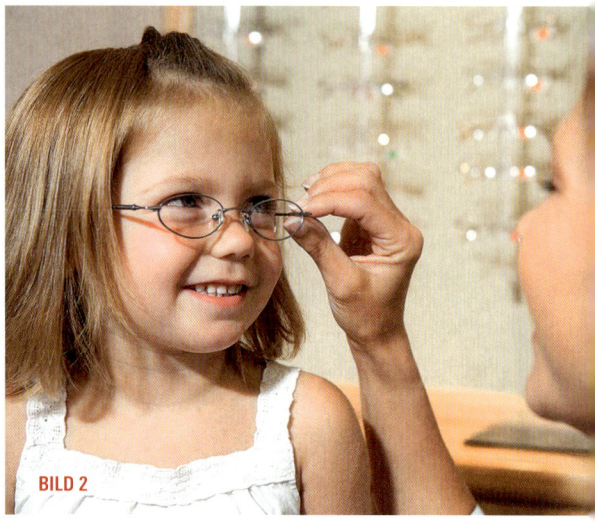

BILD 2

DER ATOPISCHE FORMENKREIS

Atopie ist die ererbte Veranlagung für Allergien. Sie ist von entscheidender Bedeutung für Erkrankungen, die zum „atopischen Formenkreis" zählen:

- Allergisches Asthma
- Heuschnupfen (Rhinitis allergica)
- Neurodermitis (atopisches Ekzem)
- Nahrungsmittelallergien

Allergene aus der Luft

Kommen Neurodermitis und Allergien zusammen, können Allergene aus der Luft neue Ekzeme auf der Haut auslösen oder bestehende verstärken. Das geschieht direkt auf der Haut und wahrscheinlich auch über allgemeine allergische Reaktionen. Wenn Ihre Neurodermitis mit der Jahreszeit schwankt, sind dafür eventuell Pollen verantwortlich. Studien haben gezeigt, dass die Schwere der Ekzeme bei Pollenallergikern mit dem saisonalen Flugverkehr der Pflanzenteile zu- und abnimmt.

Luftallergene im Haushalt umgeben uns dagegen das ganze Jahr. Hier hängen Sensibilisierung und der Grad der Neurodermitis noch enger zusammen. Die wichtigste Rolle spielen Hausstaubmilben. Wenn die Milbenbelastung sinkt, kann sich Neurodermitis mitunter erheblich verbessern. Eine absolut milben(allergen)freie Wohnung ist allerdings unmöglich.

Allergene aus Lebensmitteln

Personen mit Neurodermitis reagieren zwar häufiger allergisch auf Nahrungsmittel als der Durchschnitt der Bevölkerung. Dennoch hat die Mehrheit der Menschen mit Neurodermitis keine Nahrungsmittelallergie. Darum gibt es auch keine allgemeine Neurodermitisdiät. Bestimmte Lebensmittel wegzulassen bringt nur dann Vorteile, wenn zweifelsfrei erwiesen ist, dass sie tatsächlich Probleme machen (Seite 43). Die meisten Nahrungsmittelallergien zeigen sich rasch: Schon nach wenigen Minuten brennen oder kribbeln die Lippen und der Gaumen. Dann sind verdächtige Substanzen schnell überführt. Doch gerade bei Neurodermitis gibt es häufig Spätreaktionen. Die Ekzeme zeigen sich erst nach sechs bis 48 Stunden. Nun beginnt die Fahndung nach den Übeltätern. Dabei geraten im Kindesalter sofort sieben Hauptverdächtige in den Blick (Seite 23, Tabelle). Sollte bei Kindern mit Neurodermitis tatsächlich eine Nahrungsmittelallergie vorliegen, ist fast immer eines

BILD 1 Niedlich, aber für manchen ein Allergieauslöser
BILD 2 Für Allergiker gilt: Vorsicht beim Brillenkauf

dieser Lebensmittel verantwortlich. Im Erwachsenenalter ziehen eher Nüsse, Erdnüsse und Fisch sowie pollenassoziierte Nahrungsmittel (Kreuzallergien, siehe Kasten) allergische Reaktionen nach sich.

KREUZALLERGIEN

Die IgE-Antikörper sind zwar hoch spezifisch, aber nicht perfekt. Wenn zwei unterschiedliche Stoffe identische oder sehr ähnliche Eiweiße besitzen, können spezifische IgE sie nicht auseinanderhalten. Sie verwechseln dann etwa Birkenpollen mit Äpfeln, Birnen, Zwetschgen, Aprikosen, Haselnuss, rohen Karotten oder Sellerie. Von diesen Lebensmitteln können Menschen, die auf Birkenpollen allergisch reagieren, Halskribbeln, Hautreaktionen, Durchfall und Bauchschmerzen bekommen. Auch andere Pollen, Hausstaubmilben oder Latex können zu Kreuzallergien mit Nahrungsmitteln führen.

Allergene aus Schmuck, Pflegemitteln

Lange Jahre glaubten die Fachleute, dass Menschen mit Ekzemen im Vergleich zum Durchschnitt seltener Kontaktallergien entwickeln. Tatsächlich führen nur bestimmte Substanzen bei Neurodermitis öfter zu Knubbeln und Bläschen auf der Haut – z.B. Bestandteile von Salbengrundlagen, Duftstoffe und Wirkstoffe äußerlicher Medikamente wie Antibiotika. Damit wird es noch verzwickter, Mittel für die Basistherapie und Arzneien für die örtliche Behandlung zu finden, die helfen und gut verträglich sind. Was Nickel und andere

gängige Kontaktallergene angeht, liegen Personen mit Neurodermitis im Mittelfeld.

Erst Sensibilisierung, dann Allergie

Um uns zu schützen, muss das Immunsystem zwischen körpereigenen, fremden, harmlosen und gefährlichen Stoffen unterscheiden. Das tut es mit den Antikörpern, den Immunglobulinen. Davon kann das Immunsystem Milliarden verschiedene herstellen. Jeder spezifische Antikörper ist speziell trainiert: Er erkennt unter Milliarden Substanzen genau eine einzige, weil sie ein bestimmtes Eiweiß trägt. So fischt ein spezifischer Antikörper aus den Substanzen, mit denen wir täglich in Kontakt kommen, genau „sein" Antigen heraus.

Bei Allergien spielen Immunglobuline der Klasse E (IgE) eine Hauptrolle. Allergien sind überzogene Reaktionen des Immunsystems. Sie lösen im Körper Symptome aus, die sich wie eine Krankheit anfühlen. Davor liegt allerdings noch eine Phase der Sensibilisierung, die ohne Beschwerden abläuft. Dabei richtet sich das Immunsystem auf das Allergen aus. Den entscheidenden Fehler macht es bei seiner ersten Begegnung mit der Substanz, etwa Birkenpollen: Es ordnet die unschädlichen Pflanzenteile als „feindlich" ein. Deshalb produziert es Waffen dagegen – hoch spezifische IgE-Antikörper. Nach der Sensibilisierung kursieren somit Anti-Birkenpollen-IgE im Blut. Daran erkennen Ärzte, dass eine Person sensibilisiert ist (Seite 47). Noch ist das Immunsystem aber nur in Warteposition: Kinder sind häufig gegen Lebensmittel sensibilisiert, ohne dass der Verzehr Probleme macht. Eine Sensibilisierung ist keine Allergie.

Noch hat das Immunsystem zwei Möglichkeiten: Es kann sich bei weiteren Kontakten an Birkenpollen gewöhnen. Dann entsteht eine Toleranz. Oder es entwickelt sich eine Allergie. Dann hält das Immunsystem die Pollen weiterhin für Schädlinge. Es aktiviert Anti-Birkenpollen-IgE, um den vermeintlichen Feind abzuwehren. Diese Abwehrreaktion fällt sehr heftig aus – heftiger als gewöhnliche Immunantworten. Dabei ist die Reaktion sinnlos, da die Pollen harmlos sind. Dennoch reagiert der Körper künftig bei jeder Begegnung mit Birkenpollen aufs Neue.

HÄUFIGSTE ALLERGIEN
Tests auf spezifische IgE (Sensibilisierungen) ergaben eine „Hitparade" der Allergene, auf die Erwachsene mit Neurodermitis am häufigsten reagieren:
- Hausstaubmilben
- Pollen
- Haustiere
- Nahrungsmittel
- Latex

Nahrungsmittel rangieren bei Kindern höher als bei Erwachsenen.

Drei Allergenklassen
Fachleute unterscheiden Allergene danach, wie sie mit dem Körper in Kontakt treten.
- Aero- oder Inhalationsallergene wie Pollen, Schimmelpilzsporen, Tierhaare und Hausstaubmilbenkot kommen mit der Atemluft in Nase, Hals und Lunge.
- Lebensmittelallergene z. B. aus Hühnerei, Kuhmilch, Nüssen und Fisch gelangen mit Speisen oder Getränken in den Verdauungstrakt.
- Kontaktallergene wie Nickel, Duftstoffe, Konservierungsmittel und Farbstoffe lösen über die Haut örtliche allergische Reaktionen aus, bei denen IgE keine Rolle spielen.

Allergietypen
Allergene lösen im Körper verschiedene Kettenreaktionen aus. Je nachdem, welche Immunzellen, Immunglobuline und Botenstoffe die wichtigsten Glieder der Ketten bilden, unterscheiden die Fachleute vier Allergietypen. Allergien der Typen II und III sind für Neurodermitis unwichtig.

Typ-I-Allergien heißen Soforttyp-Allergien: Die Symptome legen los, sobald Kontakte zu Allergenen aus Luft und Nahrung stattgefunden haben. Soforttyp-Allergien sind IgE-vermittelt. Zu ihnen gehören Heuschnupfen, Asthma, Nahrungsmittel- und Insektengiftallergien sowie manche Arzneimittelallergien. Typ-IV-Allergien sind meist Kontaktallergien und führen zu Spätreaktionen: Allergische Kontaktekzeme treten nach zwölf bis 72 Stunden in Erscheinung. Daran beteiligen sich weder IgE noch andere Immunglobuline, sondern bestimmte Abwehrzellen. Diese T-Lymphozyten werden bei der ersten Begegnung mit dem Allergen sensibilisiert.

INFO **Die wichtigsten Allergene**

Inhalationsallergene:
Am häufigsten machen Pollen Probleme. 15 bis 20 Prozent der Deutschen schniefen deswegen zeitweise. Bei Menschen mit Neurodermitis liegen allerdings Hausstaubmilben ganz vorne (Seite 22). Zu den bedeutendsten Quellen für Aeroallergene gehören:

- Pollen von Bäumen und Sträuchern (Birke, Erle, Hasel, Kastanie etc.), Gräsern (z. B. Flughafer, Gerste, Knäuelgras, Weizen, Wiesenfuchsschwanz) und Kräutern (Ambrosia, Beifuß, Sauerampfer und andere)
- Schimmelpilze (z. B. Sporen der Gattungen Aspergillus, Penicillium, Candida)
- Tiere (Haare, Hautschuppen, Speichel- und Urinreste von Katzen, Hunden, Meerschweinchen, Kaninchen, Pferden und anderen sowie Federn, Kot und Milben von Vögeln)
- Hausstaubmilben (Kot)

Nahrungsmittelallergene:
Schätzungsweise drei Prozent aller Kleinkinder und bei Neurodermitis fast zehnmal so viele haben Nahrungsmittelallergien. Bei den anderen sind es drei bis vier Prozent. Im Erwachsenenalter sinkt der Anteil auf ein bis zwei Prozent.
Die wichtigsten Quellen für Nahrungsmittelallergene bei uns sind:

- Hühnerei
- Kuhmilch
- Erdnüsse*
- Soja
- Weizen
- Nüsse (Haselnuss, Walnuss)
- Fisch

*Erdnüsse sind botanisch keine Nüsse, sondern Hülsenfrüchte, also Verwandte der Erbsen und Bohnen.

Kontaktallergene:
Laut Schätzungen leiden etwa 15 Prozent der Menschen in Mitteleuropa an Kontaktallergien. Bei Neurodermitis ist das Risiko, Kontaktallergien zu entwickeln, nicht grundsätzlich erhöht. Das Metall Nickel steht an der Spitze der Kontaktallergenrangliste:

- Nickel (Metall / z. B. in Schmuck, Knöpfen, Brillengestellen, Reißverschlüssen)
- Duftstoffe (Kosmetika, Parfüms)
- Perubalsam (Indikator für Duftstoffallergien; selten Bestandteil von Cremes oder Salben)
- Kobalt(II)-Chlorid (Metall / wie Nickel und in Bleich- sowie Haarfärbemitteln)
- Wollwachsalkohole (Tenside / z. B. in Cremes, Salben, Möbelpolitur)
- Kolophonium (Baumharz / z. B. in Papier, Druckfarben, Lacken, Klebstoffen, Heftpflaster, Polituren)

Häufigste allergische Krankheiten

Zu den häufigsten allergischen Krankheitsbildern zählen Heuschnupfen, allergisches Asthma, allergische Kontaktekzeme und Nahrungsmittelallergien. Auswirkungen von Allergien machen sich besonders dort bemerkbar, wo die Berührung stattfindet: Augen, Atemwege (Hals, Rachen, Nase, Lunge), Haut und Verdauungstrakt. Außerdem erweitern sich die Blutgefäße, sodass bei starken Reaktionen vom Soforttyp der Blutdruck abfallen kann. Bei der heftigsten allergischen Sofortreaktion – dem anaphylaktischen Schock (Seite 74) --- bricht der Kreislauf völlig zusammen. Häufige Allergiesymptome sind:

- Augen: Bindehautentzündung mit Jucken, Rötung und Tränen, Schwellungen der Lider
- Nase: Kribbeln, Niesreiz, Schnupfen
- Gaumen, Rachen, Hals: Schwellungen, Brennen, Jucken
- Bronchien: schwere Atmung, Atemnot, Asthma
- Haut: Rötungen, Schwellungen, juckende oder schmerzende Quaddeln, Ekzeme
- Verdauungstrakt: Übelkeit, Krämpfe, Durchfall

Pseudoallergene

Pseudoallergene sind Auslöser, gegen die das Immunsystem keine spezifischen Antikörper herstellt: Deshalb können Allergie-Labortests, die ja nur spezifische IgE nachweisen, Pseudoallergene nicht identifizieren. Auf ihre Spur bringt Sie nur Ausprobieren und Weglassen von Speisen (Seite 51). Wie Pseudoallergene die Haut in Aufregung versetzen, ist meistens unklar. Das Immunsystem, das immer an Allergien beteiligt ist, kann dabei mitspielen, muss aber nicht. Im Unterschied zu echten Allergenen lösen Pseudoallergene in kleinen Mengen selten Asthma oder Schwellungen der Schleimhäute aus. So ist es möglich, dass z. B. eine Mandarine gut vertragen wird, während nach zehn Mandarinen die Ekzeme und der Juckreiz anfangen können.

Inhaltsstoffe von Lebensmitteln, die oft pseudoallergische Reaktionen auslösen:

INFO **Speisen, die es jucken lassen**

Einige Speisen und Getränke können durch Hitze oder Inhaltsstoffe wie Capsaicin (in Chili) die kleinen Blutgefäße in der Haut erweitern. Auf die verstärkte Durchblutung reagieren Personen mit Neurodermitis sehr unterschiedlich. Manche kann es schon bei geringen Mengen jucken, während andere hohe Dosen völlig unbeeindruckt verkraften. Bei Sensiblen kommen als potenzielle Juckreizauslöser solche Getränke, Speisen und Lebensmittel infrage:

- Heiße Getränke
- Heiße Speisen
- Scharfe Gewürze und Speisen
- Zitrusfrüchte
- Alkohol

- Natürliche Aromastoffe in Obst und Gemüse, künstliche Aromastoffe
- Biogene Amine (natürliche Stoffe wie Histamin, Serotonin oder Thyamin, die in z. B. Salami, Käse, Fischkonserven, Sauerkraut, Wein und Sekt sowie in Bananen, Tomaten, Spinat, Avocado, Rohwurst und rohem Schinken vorkommen)
- Konservierungs-, Farb- und andere Zusatzstoffe

Beruf und Neurodermitis

Bei etwa sieben Prozent aller Betroffenen erscheint Neurodermitis zum ersten Mal in der Pubertät. Die familiäre Veranlagung ist auch in diesem Alter noch wichtig. Doch andere kindliche Risikofaktoren wie Stillzeit, Schimmelbelastung oder Haustie-

re haben kaum noch Bedeutung. Dafür schlagen berufliche Umstände mehr zu Buche: Wenn Jugendliche reizenden Substanzen ausgesetzt sind, erhöht sich das Risiko, dass eine Neurodermitis ausbricht. Hat ein Jugendlicher die Erkrankung, steigt die Gefahr, dass sich Ekzeme und Juckreiz verstärken sowie zusätzlich Asthma auftritt. In Risikoberufen kann sich die Erkrankung zur beruflich bedingten chronischen Haut- oder Atemwegkrankheit wandeln. Manchmal kann ein Hautschutz, der genau auf die Tätigkeit und die Gefahrenstoffe abgestimmt ist, Schlimmeres verhindern. Dennoch müssen viele Betroffene ihren Beruf wechseln. Jugendliche mit Neurodermitis oder anderen atopischen Erkrankungen sollten über ihre Be-

---

INFO   **Risikoberufe und berufliche Risikosubstanzen**

Bestimmte Berufe bergen ein hohes Risiko, dass sich Neurodermitis und andere atopische Krankheiten verschlimmern. Sie können sich zu berufsbedingten Erkrankungen entwickeln. Als risikoreich gelten Tätigkeiten, die mit häufigen Kontakten zu Reizstoffen oder Allergenen, mit starker Hautverschmutzung oder Schwitzen verbunden sind.

- Mehlstaub, Hefe, Konservierungsmittel, Farbstoffe (Bäcker/-in)
- Haarfarben, Bleich-/Blondiermittel, Haarfestiger, Gummi (Friseurin/Friseur)
- Öle, Schmierstoffe, Benzinzusätze, Rostschutzmittel (Metallgewerbe)

- Stäube, flüchtige organische Verbindungen (Maler/-in, Schreiner/-in)
- Desinfektionsmittel, lokale Betäubungsmittel, Antibiotika, Latex (Krankenhauspersonal, Altenpfleger/-in und andere Pflegeberufe)
- Holzstäube, Kleber, Lacke, Lösemittel (Holzverarbeitung)
- Tiere (Tierärztin/-arzt, -pfleger/-in) und Gräser, Getreide (Landwirt/-in)
- Blumen, andere Pflanzen, Gemüse (Florist/-in, Gärtner/-in, Köchin/Koch)
- Betonhärtemittel, Metalle, Salze, Zement, Farben, Lacke, Kleber (Baugewerbe)

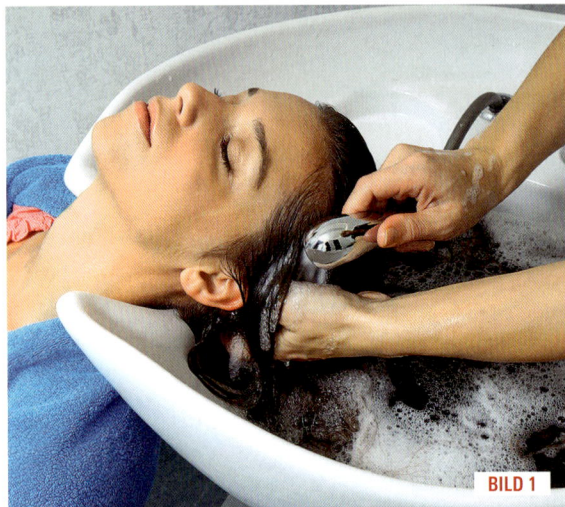

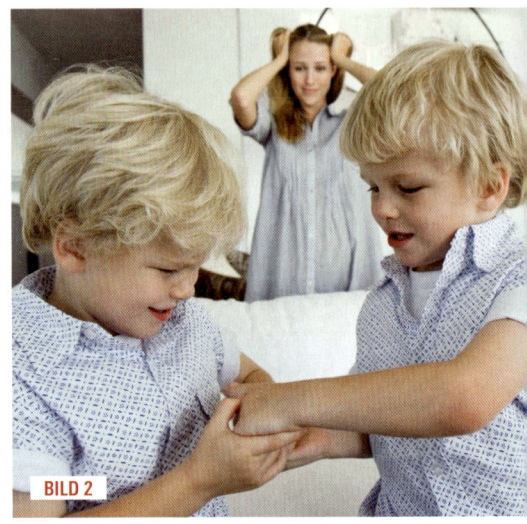

BILD 1

BILD 2

rufswünsche daher vor einer Ausbildung mit einem Allergologen sprechen. Informationen sind auch bei Berufsgenossenschaften und Agenturen für Arbeit (Berufsberater für Menschen mit Behinderung) erhältlich.

Berufstätige und deren Ärzte können beantragen, Behandlungen über das Hautarztverfahren der gesetzlichen Unfallversicherungen vergütet zu bekommen. Das geht, wenn bei bestehenden krankhaften Hautveränderungen möglicherweise durch berufliche Tätigkeiten eine weitere Hautkrankheit (häufig Handekzeme im Zusammenhang einer Neurodermitis) entsteht, wiederauflebt oder sich verschlimmert. Hautarztverfahren sollen verhindern, dass Berufskrankheiten entstehen und Betroffene die gefährdende Tätigkeit aufgeben müssen. Falls nötig, können Unfallversicherer Leistungen vergüten, die den Rahmen der gesetzlichen Krankenkassen übersteigen. Zunächst untersuchen Hautärzte, Arbeits- und Betriebsmediziner die Betroffenen, bewerten die Erkrankung sowie mögliche Sensibilisierungen in Bezug auf den Beruf und schreiben einen Hautarztbericht an die Unfallversicherung. Wenn diese den Auftrag zur Behandlung

erteilt, kann sie über den Unfallversicherungsträger abgerechnet werden. Im Zweifel sollten Sie den Hautarzt fragen, ob es sinnvoll ist, das Verfahren einzuleiten.

Psychische Auslöser

Körper und Psyche bilden eine Einheit und gerade die Haut gilt als „Spiegel der Seele": Mindestens jede dritte Person mit Neurodermitis reagiert auf Stress, Streit und Sorgen mit verstärkten Symptomen. Dass Stress ihren Hautzustand dem Eindruck nach verschlimmert, geben in Befragungen bis zu 80 von 100 Befragten an. Nachweislich kann Stress Entzündungen zumindest verstärken und die Immunabwehr so hemmen, dass mehr Infektionen auftreten. In einer Studie erkrankten Studierende, die in ein Nasenloch einen mit Erkältungs-Viren getränkten Wattetupfer erhielten, umso öfter und stärker an Schnupfen, je gestresster sie waren. Auf emotionale Belastungen reagieren Menschen allerdings sehr unterschiedlich.

Positiver und negativer Stress

Stress verändert das Muster an Hormonen und Botenstoffen, die viele Körpervorgänge regulieren. Neurodermitis kann

BILD 1 Das Friseurhandwerk gehört zu den Risikoberufen für Neurodermitiker
BILD 2 Stress und Streit zeigt sich oft auf der Haut

stressen. Deshalb kann sie die Ekzeme und den Juckreiz selbst verstärken. Psychologen unterscheiden aber positiven von negativem Stress: Positiver Stress ist eine Herausforderung, die anspornt und neue Kräfte weckt. Negativer Stress ist eine Belastung, die erdrückt und lähmt.

Der grundlegende Unterschied besteht also darin, dass einige Menschen großen wie kleinen Aufgaben optimistisch, positiv begegnen – mit dem Glauben, sie bewältigen zu können. Daran zweifeln andere. Sie haben eine eher skeptische bis pessimistische Haltung. Wenn diese Menschen unter der Last des Schicksals ächzen, leiden sie oft auch körperlich. Fachleute bringen negativen Stress häufig in Zusammenhang mit Kopfschmerzen, Gefäßerkrankungen, Bluthochdruck, Herzkrankheiten und chronischen Rückenschmerzen, aber auch mit entzündlichen Reaktionen. Negativer Stress kann Ekzeme verstärken und die Juckreizschwelle senken.

Streit, Sorgen und besondere Ereignisse

Vorfälle, die am Nervenkostüm zerren, können Schübe auslösen: Ärger bei der Arbeit, Konflikte mit Freunden, Streit mit dem Partner und ungewöhnliche Ereignisse. In der japanischen Stadt Hanshin bebte 1995 die Erde. An den Tagen danach untersuchten Ärzte dort fast 1 500 Neurodermitispatienten. Bei mehr als einem Drittel hatte die Aufregung die Ekzeme verschlechtert. Selbst freudige Ereignisse können Neurodermitis beeinflussen: Bei Bräuten wie Bräutigamen ist sie kurz vor und nach Hochzeiten oft ausgeprägter. Ebenso kann die Haut rebellieren, wenn sich Menschen fürchterlich langweilen.

Tipp: Auf vorhersehbaren „Nervenkitzel" wie Hochzeiten können Sie sich vorbereiten, indem Sie sich mit Übungen zur Stressbewältigung und Entspannung beruhigen. Ebenso können Sie Ihre Ekzeme etwas intensiver vorbehandeln, damit sie nicht zu unpassenden Zeitpunkten jucken. Für unvorhersehbare Ereignisse können Sie ein Notfallpaket schnüren, das Sie immer dabeihaben (Seite 10 und 171).

Stress, Angst und das Immunsystem

Im Jahr 1886 litt eine Patientin des amerikanischen Arztes John N. MacKenzie an einer Rosenallergie. Der Arzt vermutete, dass auch psychische Einflüsse eine Rolle spielen. Für die nächste Sitzung besorgte er sich eine künstliche Rose, die er sorgfältig säuberte. MacKenzie setzte die Kunstblume seiner 32-jährigen Patientin vor. Die Dame musste niesen, ihre Augen tränten und wurden rot, ihre Haut juckte und sie bekam Atemnot.

Das Immunsystem lässt sich durch äußere Einflüsse beeindrucken: Um es in Alarmbereitschaft zu versetzen, genügen schon Fotos, wie Studien gezeigt haben.

Keine erkennbaren Auslöser?

Alle genannten Auslöser und Verstärker jucken Sie nicht? Das kann gut sein – wenn sich Ihre Neurodermitis relativ gleichmäßig verhält. Wird sie aber scheinbar mir nichts, dir nichts besser oder-

schlechter, dann ist der Detektiv in Ihnen gefordert: Sie müssen Indizien sammeln, um die „Ekzemganoven" zu überführen. Auf ihre Fährte führt häufig das Symptomtagebuch. Leider ist es genauso möglich, dass Sie die Schurken nie ertappen, weil sie sich zu gut verstecken: Manchmal ar-

beiten mehrere zusammen. Fehlt einer, wird der Schub zum Schübchen. Fehlen zwei, bleibt er ganz aus – oder eben nicht, weil ein neues Bandenmitglied ein altes ersetzt. Das Geflecht der Provokationsfaktoren kann aus so vielen feinen Maschen bestehen, dass es fast undurchsichtig ist.

TIPP   Tagebuch für Symptome

Womöglich ist Ihnen schon aufgefallen, dass Ihrer Haut bestimmte Textilien nicht bekommen? Vertragen Sie gewisse Cremes oder Speisen nicht? Plagt Sie vielleicht Heuschnupfen und verschlechtert sich dann Ihr Juckreiz und Ihre Haut? Sich selbst aufmerksam zu beobachten und alles Auffällige in einem Tagebuch aufzuschreiben, ist der erste Schritt, um Auslösern auf die Spur zu kommen. Bei Neurodermitis müssen Sie viele Symptome und viele mögliche Auslöser im Auge behalten. Mithilfe der Aufzeichnungen bekommen Sie und der Arzt Hinweise auf mögliche Auslöser und/oder Allergien. Ein Symptomtagebuch erlaubt Ihnen außerdem, den Erfolg von Behandlungen und Auslassversuchen genau zu verfolgen. Dazu müssen Sie es bei Therapien oder Auslassversuchen weiterführen.

Notieren Sie sich:
Wann und wo treten Symptome auf oder verstärken sich?

- im Freien
- in Innenräumen
- nach Berührung von Gegenständen, Textilien, Flüssigkeiten etc.
- nach Situationen, die Sie aufgeregt, geärgert oder gestresst haben
- nach bestimmten Speisen
- nach Kontakt zu Tieren
- im Bett
- zu bestimmten Tageszeiten
- zu bestimmten Jahreszeiten

Treten andere Symptome auf, abgesehen von Juckreiz und Hautveränderungen?
- Juckende, gerötete, tränende Augen
- Kribbelnde, „laufende" Nase mit Niesreiz
- Jucken, Brennen, Schwellungen im Mundraum
- Übelkeit, Durchfall, Schmerzen im Verdauungstrakt
- Atembeschwerden, Atemnot
Notieren Sie auch Auffälligkeiten, die hier nicht erwähnt sind, Ihnen aber wichtig erscheinen.

NEURODERMITIS-TAGESPLAN

Datum								
Juckreiz 1 = kein, 6 = ganz stark	über Tag	1	2	3	4	5	6	
	über Nacht	1	2	3	4	5	6	
Hautzustand 1 = sehr gut, 6 = sehr schlecht	letzte 24 Stunden	1	2	3	4	5	6	
Weitere Beschwerden	z. B. Fieber, Infekte, Husten, Atemnot							
Verhalten des Kindes	z. B. ruhig, gereizt, normal							
Wetter	z. B. heiß, schwül, kühl							
Tierkontakte	z. B. Katze, Hund, Pferd							
Sonstiges	z. B. ruhig, gereizt normal							
Besondere Ereignisse	z. B. Familienfest, Urlaub							
Speisen und Getränke einzeln aufführen, z. B. Weizenbrot, Butter, Kirschkonfitüre	morgens							
	vormittags							
	mittags							
	nachmittags							
	abends							
Basistherapie nicht/wenig betroffene Hautstellen	z. B. Creme, Salbe, Badezusätze, Sonstige							
Wirkstofftherapie stark betroffene, gerötete oder aufgekratzte Hautstellen, akuter Schub	welche Hautstellen behandelt							
	Präparate, z. B. Kortisonsalbe, kortisonfreie Entzündungshemmer (Pimecrolimus, Tacrolimus)							
	Anwendung	1 x tgl.			2 x tgl.			
Weitere Medikamente	z . B. Antihistaminikum, Antibiotikum							

Quelle: aid / Dr. Frank Friedrichs, Aachen

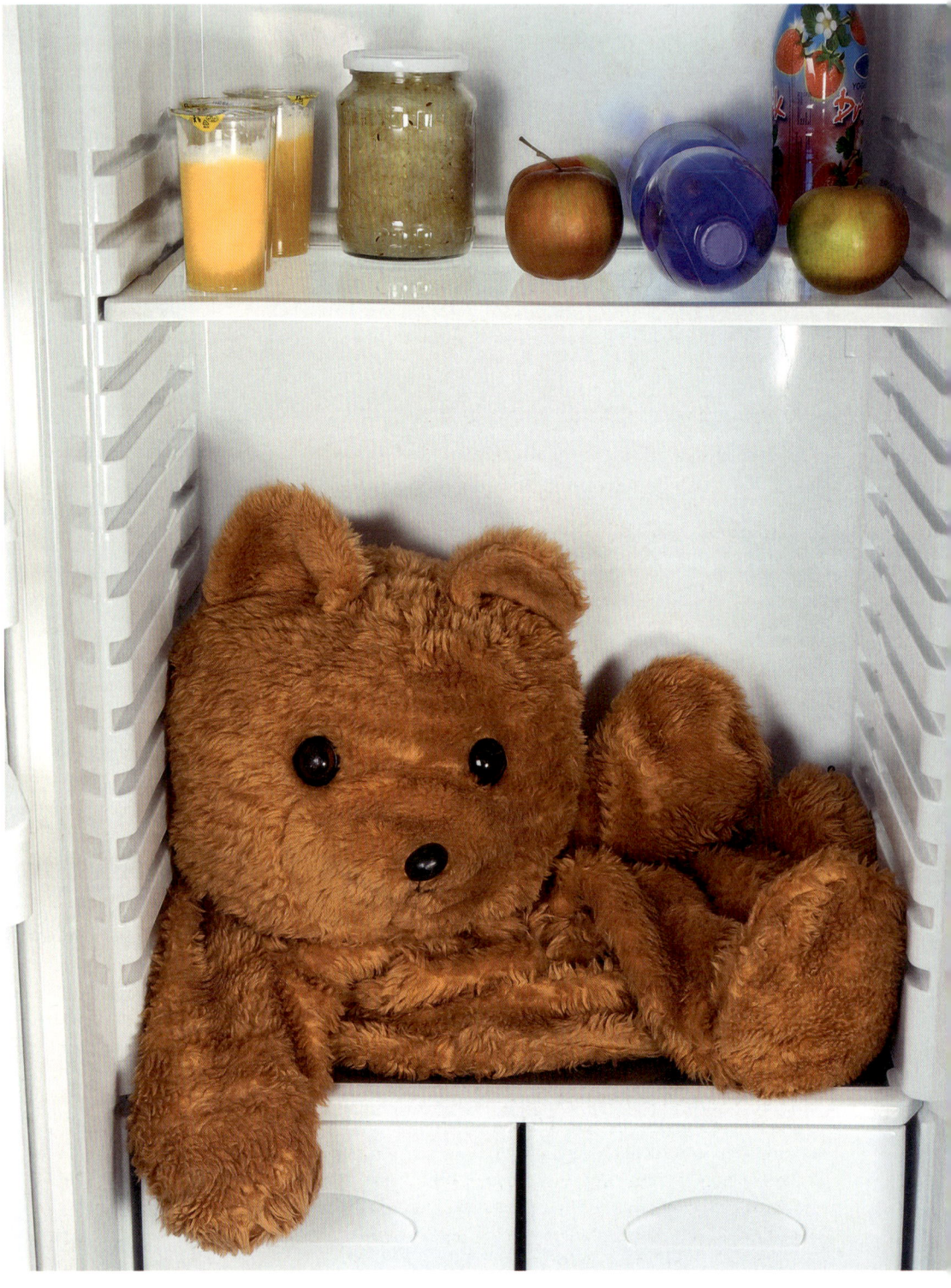

PUZZLE MIT VIELEN TEILEN

Neurodermitis hat nicht eine Ursache, sondern viele. Von besonderer Bedeutung ist, dass die Hautbarriere nur eingeschränkt funktioniert. Auch das Immunsystem der Haut und ihr Fettstoffwechsel arbeiten anders als bei normaler Haut. Zur diesen Veranlagungen gesellen sich äußere Umstände, die Risikofaktoren. Nur eine unglückliche Mischung aus inneren und äußeren Umständen führt zu Neurodermitis.

AUFBAU DER HAUT

Die Haut ist das größte und schwerste Organ des Menschen. Je nachdem, wie groß Sie sind, hat Ihre Haut eine Fläche von 1,5 bis 2 Quadratmetern und wiegt bis zu zehn Kilo. Die Haut schützt vor:

- Druck, Stößen, Reibung
- schädlichen Chemikalien
- dem Eindringen von Mikroorganismen, Viren, Schmutz
- Schäden durch UV-Licht
- Kälte und Wärme
- Wasserverlust.

Außerdem arbeitet die Haut als Klimaanlage. Indem sich die Blutgefäße in ihr erweitern oder verengen, gibt der Körper mehr oder weniger Wärme ab. Wenn es zu warm wird, kühlt die Haut mit Schweiß. Damit trägt sie auch zur Regulation des Wasserhaushalts bei. Weiter sitzen in der Haut Wachposten des Immunsystems – die Langerhans-Zellen. Und wir nehmen über die Haut Reize wahr – Druck, Vibrationen, Schmerz, sanfte Berührungen, Luftbewegungen, Temperatur. Gleichzeitig senden wir Signale an die Außenwelt: Wir erröten oder erblassen. Außerdem kann die Haut Düfte verströmen.

- Die oberste der drei Hautschichten heißt Oberhaut. Sie besitzt fast überall eine Dicke von weniger als einem Zehntel Millimeter. An den Händen und Füßen kann sie aber mehrere Millimeter dick sein. Zu 90 Prozent besteht sie aus hornbildenden Zellen, Keratinozyten. Sie entstehen in der innersten Lage der Oberhaut. Dort befinden sich unter anderem auch die Basalzellen. Wenn diese sich teilen, bleibt eine Tochterzelle als Basalzelle

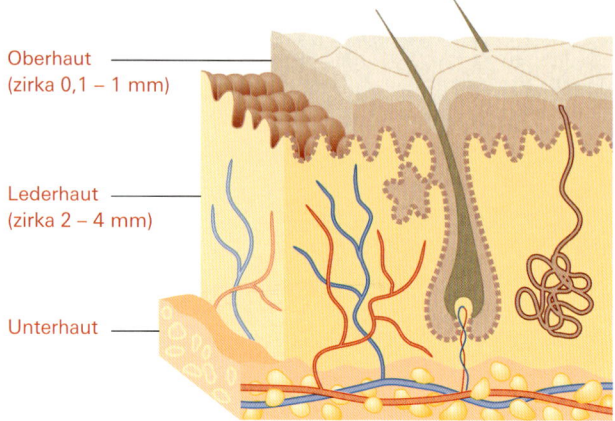

Oberhaut
(zirka 0,1 – 1 mm)

Lederhaut
(zirka 2 – 4 mm)

Unterhaut

für weitere Teilungen zurück. Die andere entwickelt sich zum Keratinozyt und wandert zur Hautoberfläche. Auf ihrem Weg verhornen diese Zellen immer mehr und sterben ab. Fette verkleben die Reste der toten Zellen an der Oberfläche zu einer Schutzschicht, die sich abnutzt. Die Oberhaut erneuert sich so alle 30 Tage.

■ Die Lederhaut besteht hauptsächlich aus Kollagen- und anderen Fasern. Das Fasernetz, das elastisches Bindegewebe umgibt, verleiht der Lederhaut große Festigkeit und Dehnbarkeit. Die Kollagenfasern sind zudem für den Feuchtigkeitsgehalt der Haut zuständig. Die Hautanhangsgebilde – Haarwurzeln, Talg-, Duft- und Schweißdrüsen – sitzen ebenfalls hier. Sie ist dicker als die Oberhaut und mit ihr über Papillen verbunden. Diese zapfenförmigen Gebilde enthalten Lymph- und Blutgefäße. Sie versorgen die Basal-

zellschicht der Oberhaut mit Nährstoffen. Im oberen Teil der Lederhaut liegen noch Sinneszellen, die auf Wärme, Kälte und Druck reagieren. Weiter finden sich Fibroblasten, Mastzellen, Lymphozyten, Granulozyten und andere Zellen aus Blut und Immunsystem. Viele der Immunzellen sind beweglich. Sie können andere Immunzellen anlocken oder sich auf Eindringlinge stürzen. Das geschieht in einer geleeartigen Flüssigkeit zwischen den Fasern.

■ Lockeres Bindegewebe, in das Fettzellen eingebettet sind, bildet die Unterhaut. Die Größe der Fetttropfen in den Zellen hängt von der Veranlagung, der Körperstelle und dem Gewicht ab. Als Isolationspolster hält das Unterhautfett die Wärme im Körper. Außerdem verlaufen Fasern aus der Lederhaut durch die Unterhaut zu den Geweben darunter. Sie verbinden die Haut mit dem übrigen Körper.

DIE HAUT BEI NEURODERMITIS

Bei Neurodermitis sind der Aufbau der Haut und die Zusammensetzung ihrer Fettanteile verändert. Dadurch erfüllt sie ihre Aufgabe als Barriere nicht mehr so gut. Stoffe von außen können leichter eindringen, die Haut reizen, Entzündungen verursachen oder Allergien auslösen. Zu-

sätzlich sorgt ein verändertes Immunsystem dafür, dass Abwehrreaktionen eher zu Entzündungen führen als in normaler Haut. Nicht alle Abweichungen sind bei jeder Person mit Neurodermitis zu finden. Das Eiweiß Filaggrin spielt eine entscheidende Rolle für die normale Verhornung in

BILD Schnitt durch die Haut: Bei Handtellern und Fußsohlen kann die Dicke der Oberhaut auch mehrere Millimeter betragen.

der Oberhaut und für die Hautbarriere. Bei 20 Prozent der Menschen mit Neurodermitis ist das zugehörige Gen verändert: Der Körper bildet zu wenig oder gar kein Filaggrin.

Inzwischen sind noch Mutationen in einer Handvoll weiterer Gene bekannt, die für den Aufbau der Hautbarriere wichtig sind. Diese Veränderungen bewirken einzeln oder gemeinsam, dass die Hautbarriere durchlässiger wird. Durch „Löcher" in der Barriere verliert die Haut außerdem zu rasch und zu viel Feuchtigkeit – das Doppelte, wenn sie nicht entzündet ist, das Vierfache, wenn Ekzeme vorhanden sind:

- Je höher die Wasserverlust der Oberhaut (TEWL, transepidermal water loss), desto eher treten wahrscheinlich Sensibilisierungen gegen Allergene ein.
- Je durchlässiger die Hautbarriere, desto leichter und tiefer können Allergene in die Haut eindringen.

Fettstoffwechsel und Immunsystem

Die Talgdrüsen der Haut arbeiten bei Neurodermitis träger (Sebostase) als bei Hautgesunden. Daher befinden sich deutlich weniger Fette auf der Oberfläche. Darunter leidet die Barrierefunktion. Die Haut wird leicht reizbar, anfällig für Juckreiz und Entzündungen. Dermatologen haben auch beobachtet, dass Personen mit Neurodermitis verstärkt Fette der Hautbarriere abbauen. Dadurch erhöht sich der pH-Wert des Säureschutzmantels. Er ist leicht basisch. Im Detail enthält die Hornschicht der Haut weniger Ceramide. Diese Fette stabilisieren die Hautbarriere und unterstützen die Wasserspeicherung. Weiter mangelt es der Haut an Gamma-Linolensäure. Ihre Vorstufe (Linolensäure) können zumindest einige Personen mit Neurodermitis nicht effizient umwandeln.

Manchmal sind bei Neurodermitis noch Mutationen in Genen des Immunsystems der Haut vorhanden. Es zeigt zahlreiche

INFO Filaggrin

Veränderungen im Filaggrin-Gen (FLG) sind dafür verantwortlich, dass die Verhornung der Haut bei der Fischschuppenkrankheit (Ichthyosis vulgaris) gestört abläuft. Dabei ist die Haut trocken, rau, schuppt und kann gelegentlich jucken. Ein Drittel der Personen mit Fischschuppenkrankheit hat gleichzeitig Neurodermitis. Bis zu 30 Prozent aller Kinder mit mittlerer bis schwerer

Neurodermitis haben FLG-Mutationen. Bei milderen Formen sind sie seltener. Mittlerweile ist bekannt:
Zwei von drei Kindern mit FLG-Mutationen entwickeln in ihren ersten Lebensjahren Neurodermitis.
Veränderungen im Filaggrin-Gen erhöhen bei Personen mit Neurodermitis das Risiko, später an Allergien und Asthma zu erkranken.

Abweichungen. Beispielsweise reagieren die Langerhans-Zellen „aggressiver". IgE-Antikörper haben sie angeregt. Die Signalketten, die in der Haut zu Immunantworten führen, laufen teils über andere Botenstoffe. Außerdem halten sich die Th1-Helferzellen des Immunsystems, die übliche Immunreaktionen vermitteln, zu Beginn eines Neurodermitisschubs zurück. Stattdessen übernehmen in der akuten Phase Th2-Helferzellen ihre Arbeit: Die Immunabwehr schlägt einen Seitenweg ein, der öfter zu Entzündungen führt. Daran beteiligen sich Zellen und Botenstoffe, die langsam die Immunreaktionen wieder auf Th1-Helferzellen abwälzen. Dann lassen die Entzündungen nach und das chronische Stadium setzt ein.

Weitere Veränderungen

Die Schweißdrüsen arbeiten eigenwillig: Bei manchen sind sie faul, bei anderen übereifrig. Zu viel Schweiß löst oft Jucken aus, zu wenig verteilt das Fett schlechter auf der Hautoberfläche. Mitunter zeigt die Haut eine „paradoxe" Reaktion der Blutgefäße: Wenn Sie mit einen Stift über normale Haut streifen, bilden sich rote Linien. Bei Neurodermitis sind diese Linien weiß! Statt sich zu erweitern, verengen sich die Blutgefäße (weißer Dermographismus).

Entstehung einer Neurodermitis

Auf Neurodermitis passt ein Vergleich mit Puzzles gut: Jede mögliche Veränderung ist eines von 100 Teilchen. Für ein komplettes Bild sind alle nötig. Um etwas zu erkennen, reichen mitunter schon 50, 60 oder 70 Steinchen aus, besonders wenn nur Teilchen am Rand fehlen. Liegen die Lücken in der Mitte, ist meist noch nichts erkennbar. Manche Teilchen sind wichtiger als andere. Doch am Ende entscheiden Anzahl, Ausschnitte und Kombination der Puzzleteilchen, ob das „Motiv" Neurodermitis klar, verschwommen oder gar nicht erkennbar wird.

Und einige Puzzlestücke sind noch gar nicht entdeckt. Die Fachwelt rätselt schon lange, ob Neurodermitis mit Atopie, der Neigung zu Allergien, oder der eingeschränkten Hautbarriere anfängt. Mittlerweile gehen viele Fachleute davon aus, dass die geschwächte Hautbarriere die Wurzel des Übels ist.

Allergien oder nicht?

Rund eine von drei Personen mit Neurodermitis hat keine Probleme mit Pollen, Lebensmitteln oder anderen Allergenen. Fachleute bezeichnen diesen Subtyp als „intrinsisch" (von innen her kommend). Unter älteren Kindern und Erwachsenen mit diesem Subtyp sind hauptsächlich Frauen. Warum, weiß niemand. Weiter zeichnet die intrinsische Form aus, dass sie nicht so oft zu Asthma führt und Mutationen im Filaggrin-Gen seltener sind. Das andere Ende der Neurodermitis bilden die Betroffenen, bei denen sich Filaggrin-Mutationen durchsetzen. Sie bekommen außer Ekzemen später meist noch Allergien und oft Asthma. Ihre Neurodermitis und Schübe hängen von äußeren Faktoren, den jeweiligen Allergenen, ab. Deshalb heißt diese Form „extrinsisch" (von außen kommend). Intrinsische Formen können in extrinsische übergehen. Das passiert nur manchmal. Was den Ausschlag gibt, muss die Forschung noch klären.

WOHER KOMMT NEURODERMITIS?

Um es vorweg zu sagen: Die genaue Herkunft der Neurodermitis ist ebenso unbekannt wie die von Allergien. Beide hängen eng zusammen. Ihre möglichen Ursachen und Risikofaktoren überschneiden sich. Die Gene reden auf jeden Fall ein gehöriges Wörtchen mit. Die Bedeutung der Gene haben Untersuchungen an Familien gezeigt:

- 70 bis 80 % beträgt das Risiko eines Kindes, Neurodermitis zu bekommen, wenn beide Eltern Neurodermitis hatten.
- 20 bis 40 % beträgt es, wenn nur ein Elternteil Neurodermitis hatte.
- 5 bis 15 % beträgt es, wenn niemand in der Familie Neurodermitis hatte.

Doch die Gene sind nicht alleine schuld. Dazu haben Wissenschaftler erkundet, welche Lebensumstände sich bei Menschen mit Neurodermitis von anderen unterscheiden.

Am deutlichsten zeigen das Migrationsstudien: Tokelau ist eine abgelegene Inselgruppe im Südpazifik, die von Neuseeland verwaltet wird. Kinder aus Tokelau, die mit ihren Familien nach Neuseeland auswandern, bekommen häufiger Neurodermitis als jene, die zuhause bleiben. Genetisch sind beide Gruppe ziemlich gleich. Andere Studien kommen zu ähnlichen Ergebnissen. Der Umzug von Entwicklungsländern in Industriestaaten geht unter Kindern meistens mit einem Anstieg von Neurodermitis und Allergien einher. Je jünger sie sind, desto höher liegt ihr Risiko.

DRAMATISCHER ANSTIEG

Viele Fachleute bezeichnen den Anstieg bei Neurodermitis und Allergien als „dramatisch". Nach dem Weißbuch Allergie 2010 legte der Anteil positiv getesteter Kinder in Deutschland zuletzt um fünf Prozent pro Jahrzehnt zu. Schlüssige Zahlen zum Anstieg der Häufigkeit lieferten Tests an Schulkindern in Schottland. Sie werden sich kaum von deutschen Zahlen unterscheiden.

- 1964: 5,3 Prozent
- 1989: 12,0 Prozent
- 1994: 17,7 Prozent

Während der letzten 50 Jahre haben Neurodermitis und Allergien in den Industrienationen mindestens um das Zwei- bis Dreifache zugenommen. Gene verändern sich aber sehr langsam. Ihr Wandel kann die wachsenden Zahlen nicht erklären.

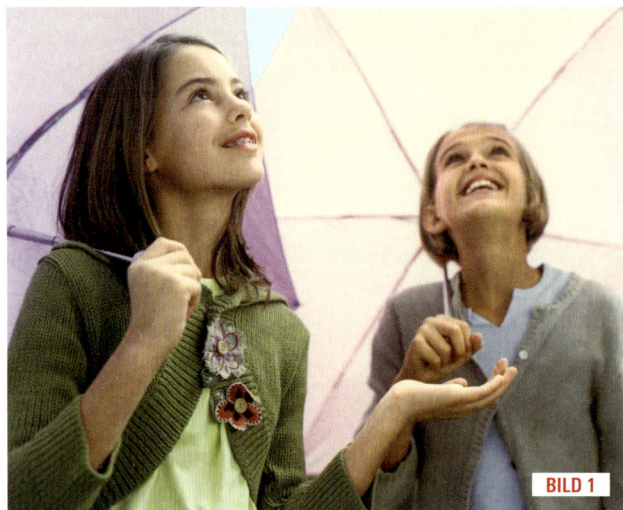

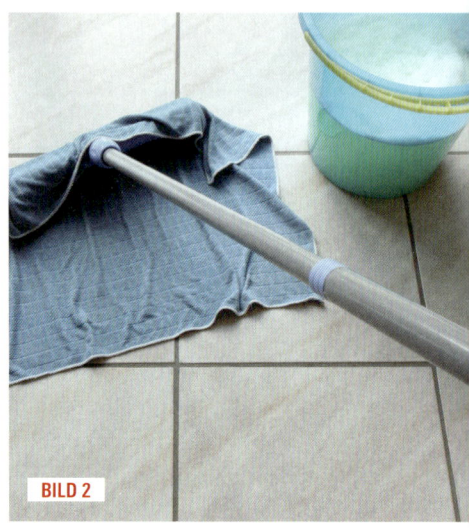

BILD 1

BILD 2

Dagegen haben sich die Lebensumstände rapid umgeformt. Die Bedeutung der „westlichen" Lebensweise belegen viele Studien. Zwar gibt es in Afrika und Asien ebenfalls Länder und Städte mit hohen Raten an Neurodermitis bei Kindern. Durchschnittlich ist der Anteil in Industrienationen aber deutlich höher. Er steigt

- mit der Höhe des Breitengrads
- mit dem Bruttoinlandeinkommen
- mit der Abnahme der durchschnittlichen Temperatur – je kälter, desto mehr
- mit Ernährungsgewohnheiten oder -zutaten – je mehr Fisch, desto weniger.

   Untersuchungen zu Neurodermitis und Allergien förderten in Industrienationen einige weitere Zusammenhänge zutage:

- Unter Landkindern sind sie seltener als unter Stadtkindern: Regelmäßiger Kontakt zu Staub, Dreck und Bakterien soll ihr Immunsystem trainieren. Im Stallstaub kommt unter anderem Arabinogalaktan vor. Das Zuckermolekül kann Allergien zumindest bei Mäusen verhindern.
- In der Stadt steigt der Anteil betroffener Kinder mit dem Einkommen und der Bildung ihrer Eltern: Diese Kinder wachsen häufiger in keimärmeren Haushalten mit hohem Hygienestandard auf.

Die Hygiene-Theorie

Trotz aller Unsicherheiten schälen sich zwei Trends heraus: Schmutz und Infektionen sind nicht schlecht. Darauf basiert die Hygiene-Theorie (auch Bauernhoftheorie). Danach begegnet das Immunsystem in Industrienationen durch die zunehmende Hygiene zu wenigen Krankheitserregern und Allergenen. Dem Immunsystem mangelt es eventuell an Übung und Erfahrung, um sicher zwischen „gefährlich" und „ungefährlich" unterscheiden zu können. Oder wird es „nervös", weil es unterbeschäftigt ist, und reagiert deshalb aufbrausend gegen harmlose Reize? Vielleicht beides. Manche Fachleute glauben allerdings, dass nicht die Zahl der Infektionen den Ausschlag gibt, sondern die Art der Erreger: In einer dänischen Studie mit 24 000 Müttern erhöhte jede Infektion, die Babys im ersten halben Lebensjahr durchgemacht hatten, die Gefahr, bis zum 18. Lebensmonat an Neurodermitis zu erkranken. Andererseits hatten jene Kinder ein niedriges Risiko, die früh in die Kinderkrippe kamen, in Großfamilien oder auf dem Bauernhof aufwuchsen. Deshalb vermuten einige Wissenschaftler, dass es „böse" und „gute" Keime gibt.

BILD 1 Stadtkinder haben ein höheres
Erkrankungsrisiko als Landkinder
BILD 2 Schmutz ist nicht nur schlecht

Lebensumstände und Lebenswandel

Es gibt ein paar weitere Unterschiede
bei den Lebensumständen, die zumindest
statistisch eine Rolle für die Entstehung
von Neurodermitis spielen. Wie und wie
stark sie diesen Vorgang allerdings beeinflussen, ist im Detail meist noch nicht
bekannt.

■ Schadstoffe in der Außenluft: In der
Umgebung viel befahrener Straßen bekommen mehr Kinder Neurodermitis als in
schadstoffarmen Gegenden.

■ Raumluft: Tabakrauch erhöht das Risiko für Neurodermitis und Allergien. Allergene wie Schimmelpilzsporen, Hausstaubmilbenkot sowie Tierhaare und -federn
können zu Allergien führen und Neurodermitis beeinflussen. Zu trockene Raumluft
kann Ekzeme auslösen und verstärken.

■ Ernährung: Es gibt keine gesicherten
Hinweise darauf, dass bestimmte Lebensmittel oder Ernährungsweisen in der Kindheit oder Schwangerschaft Neurodermitis
verursachen oder das Risiko beeinflussen.

INFO **Würmer gegen Allergien?**

Eine Unterabteilung der Hygienetheorie
widmet sich Parasiten. Das sind kleine
oder größere Tiere wie Bandwürmer.
Diese leben im Darm von befallenen
Menschen oder Tieren und holen sich
dort ihre Nahrung. Mit Würmern im
Bauch muss man sich weniger Sorgen
um Allergien machen. Das entdeckten
Forscher aus Venezuela, die in den
1980er Jahren einheimische Stadt- und
Waldbewohner untersuchten: Bei 90
Prozent der indianischen Dschungel-
bewohner fanden sie Würmer, Allergien aber bei keinem Einzigen. Die hatten dagegen mehr als 40 von 100 der
Städter. Von ihnen wiesen nicht einmal
zehn Prozent Wurminfektionen auf.
Die „Wurmtheorie" blickt in die Ver-
gangenheit zurück: Damals hatten viele
Menschen Würmer. In der Evolution
passten sich beide aneinander an. Der
Wurm wurde zum Begleiter des Menschen und hielt dessen Immunsystem
in Schach.
Doch in neueren Studien wirkten manche Wurmtherapien kaum, andere
waren sogar schädlich. Offenbar gibt
es auch „gute" und „schlechte" Würmer. Welche Würmer aber unter
welchen Bedingungen Allergien ab-
blocken, müssen Forscher erst noch
herausfinden. Schottische Wissechaft-
ler entdeckten, dass die Parasiten in
Mäusen ein spezielles Protein abson-
dern. Es regt das Immunsystem dazu
an, Abwehrreaktionen zu unterdrücken.
Diese Experten und andere For-
schungsgruppen arbeiten daran, aus
Wurmproteinen neue Medikamente
gegen Neurodermitis zu entwickeln.

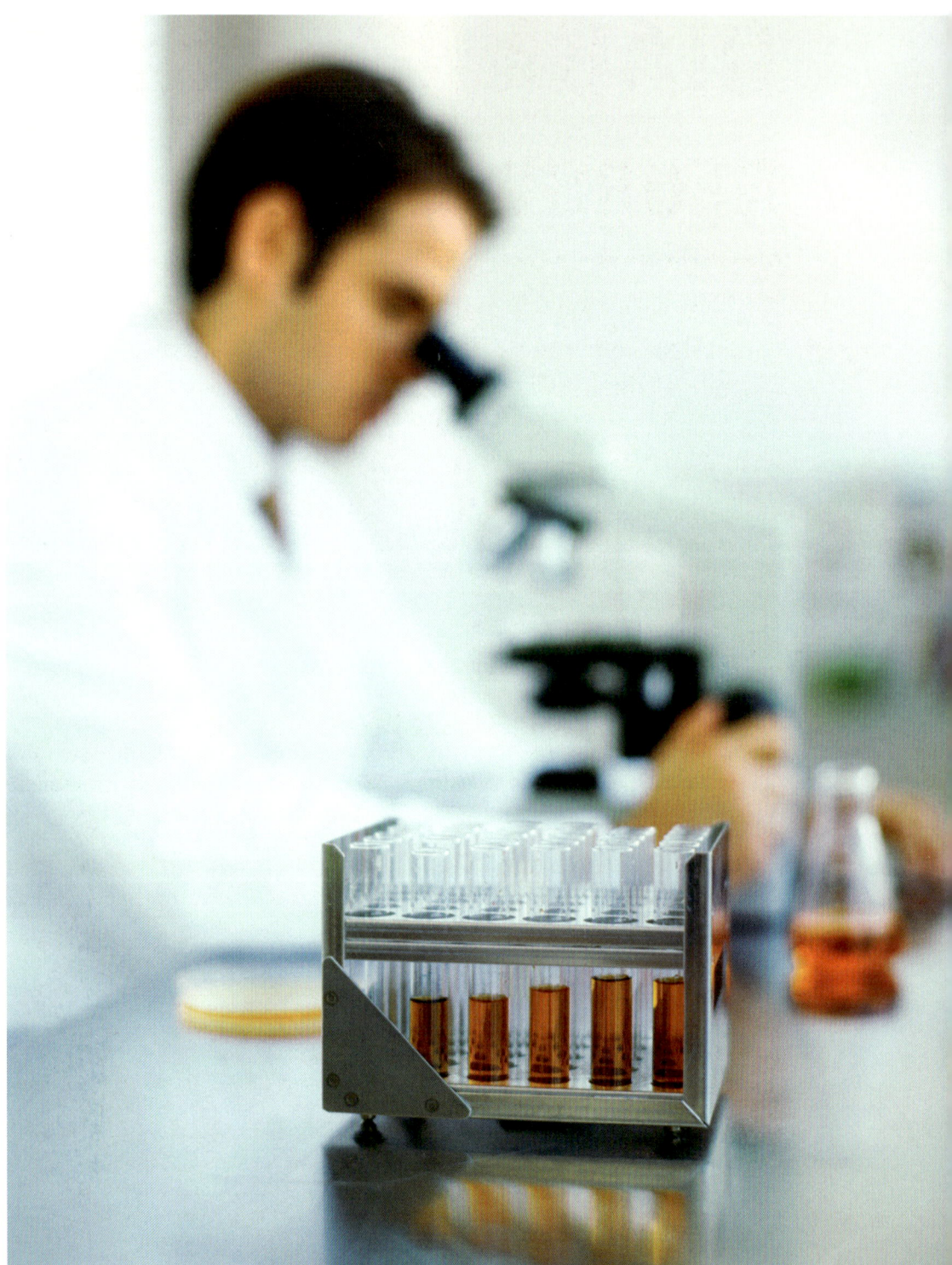

DIAGNOSE DER NEURODERMITIS

Es gibt keine einzelne Untersuchung, die beweist: Ja, das ist eindeutig Neurodermitis! Meistens liefern die typischen Hautveränderungen und der Juckreiz Anhaltspunkte. Weitere ergeben sich aus der Krankengeschichte der Patienten und ihrer Familien. Im Zweifel müssen Ärzte andere Erkrankungen ausschließen. Ob Allergien eine Rolle spielen, decken Haut- und Bluttests auf. Allerdings kann es mitunter schwierig sein, alle Auslöser von Schüben zu identifizieren.

WORAN ERKENNT DER ARZT DIE NEURODERMITIS?

Ekzeme, die aussehen und sich auf der Haut verteilen wie im Dermatologie-Lehrbuch, bringen Hautärzte schnell auf die richtige Spur. Leider verhält sich Neurodermitis nicht immer so. Sie kann so weit vom typischen Erscheinungsbild abweichen, dass sie anderen Erkrankungen ähnelt. Wenn Sie sich informieren, stoßen Sie wahrscheinlich auf verschiedene Kriterien für die Diagnose. Ein Test, der nur Personen mit Neurodermitis erfasst, haben Wissenschaftler der Universität im englischen Nottingham erarbeitet. Die Kriterien beinhalten ein „must have" – eine Voraussetzung, die auf jeden Fall vorhanden sein muss. Zusätzlich gibt es noch Kriterien, die nicht immer zu finden sind. Als zwingende Voraussetzung für die Diagnose muss erfüllt sein:

- Juckender Hautzustand in den letzten 12 Monaten.

Drei der folgenden Kriterien müssen zusätzlich zutreffen:
- Beginn vor Ende des zweiten Lebensjahrs (außer bei Kindern unter vier Jahren)
- Jucken und Reizungen in den Gelenkbeugen, am Nacken oder um die Augen
- Hauttrockenheit während der vergangenen zwölf Monate
- Vorhandene oder zurückliegende atopische Erkrankungen (Asthma, Heuschnupfen, Bindehautentzündung). Bei Kindern unter vier Jahren können Erkrankungen eines nahen Verwandten (Eltern, Geschwister) herangezogen werden.
- Sichtbare Hautveränderungen in den Gelenkbeugen.

WAS WILL DER ARZT WISSEN?

Hat ein naher Verwandter von Ihnen Neurodermitis? Haben Sie öfter Schnupfen ohne andere Anzeichen einer Erkältung? Ihr Arzt wird Ihnen solche und ähnliche Fragen stellen. Damit will er den Verlauf Ihrer Beschwerden, die Begleiterscheinungen und Ihre familiäre Veranlagung erkunden. Um nützliche Angaben machen zu können, sollten Sie sich und Ihre Haut gut beobachten. Vielleicht haben Sie ja schon eine Ahnung, dass bestimmte Lebensmittel oder Stress Ihre Beschwerden verstärken? Informationen über Krankheiten, Medikamente und Allergien in der Verwandtschaft sind hilfreich. Je mehr Ärzte wissen, desto gezielter können sie vorgehen.

- Wo haben Sie Hautprobleme (Beuge-, Streckseiten der Extremitäten, Nacken)?
- Haben Sie Ihre Hautveränderungen bereits behandeln lassen? Wenn ja, bringen Sie am besten die Beipackzettel, Verpackungen etc. Ihrer Mittel mit.
- Haben Sie Umstände bemerkt, die Ihre Hautprobleme verstärken? Führen bestimmte Speisen bei Ihnen zu Bläschen an den Lippen oder zu Verdauungsstörungen?
- Haben Sie Symptome von anderen atopischen Erkrankungen wie chronischem Schnupfen oder Heuschnupfen, allergischem Asthma oder Bindehautentzündung?
- Haben Sie schon Allergietests gemacht? Wenn ja, welche und mit welchen Ergebnissen?

- Haben einer oder mehrere Ihrer engsten Verwandten (Eltern, Geschwister) Neurodermitis, Heuschnupfen, allergisches Asthma oder allergische Bindehautentzündung?
- Welche anderen nichtatopischen Krankheiten haben oder hatten Sie? Welche Medikamente nehmen Sie aktuell?

Wenn Sie Unterlagen zu Ihren Erkrankungen, Medikamenten, Allergie- oder Bluttests haben, sollten Sie diese mitnehmen. Das erspart Doppeluntersuchungen.

IN DER AKUTEN PHASE

Wenn sich Ihre Neurodermitis gerade im Schub – also im akuten Stadium – befindet, sind ein paar Laboruntersuchungen häufig sinnvoll:
Ein Abstrich der Haut klärt, ob Bakterien beteiligt sind und welches Antibiotikum sie eventuell bekämpfen kann.
Eine Pilzkultur zeigt, ob solche Mikroorganismen Ihre Ekzeme verschlimmern.
Bestimmte Werte bei einem Blutbild geben Auskunft über das Ausmaß der Entzündung.

Schweregrad der Neurodermitis

Jeder merkt, wann Neurodermitis nachlässt oder schlimmer wird: Der Juckreiz wird schwächer oder nimmt zu. Ärzte brauchen aber noch weitere sichtbare und messbare Merkmale. So werden Symptome durch standardisierte Umrechnungssysteme zu Zahlen, lassen sich Schweregrade erstellen, vergleichen und klassifizieren.

In europäischen Texten stoßen Sie am häufigsten auf den SCORAD – den „Score of Atopic Dermatitis" (Punktewert der Neurodermitis). Dieses Diagnoseschema berücksichtigt die Größe befallener Hautflächen, die Intensität der Hautentzündungen sowie als subjektive Marker die Stärke des Juckreizes und der Schlafstörungen. Zudem vergibt das SCORAD-System jeweils Punkte für die Schwere der Hautrötung (Erythem), Bildung von Bläschen oder Knötchen (Papeln), Nässen oder der Krustenbildung, Hautabschürfungen durch Kratzen (Exkoriation), Hautverdickungen und Vertiefungen der Hautfurchen (Lichenifikation) sowie Hauttrockenheit. Null steht für nicht vorhanden, drei für stark ausgeprägt. Die Summe bildet den SCORAD. Eine leichte Neurodermitis kommt auf maximal 24 Punkte. Zwischen 25 und 50 gilt sie als mittelschwer und darüber als schwer. Der höchstmögliche Wert liegt bei 103 Punkten.

Es gibt noch weitere Systeme wie den EASI Score (Eczema Area and Severity Index), den SASSAD (Six Area, Six Sign Atopic Dermatitis), den IGA (Investigators' Global Assessment). Ihre Werte sind nicht direkt mit dem SCORAD vergleichbar. Auch für Patienten gibt es ein Bewertungssystem: In Schulungen (Seite 117) lernen sie den „Hautdetektiv" kennen. Er soll die Selbstwahrnehmung der Patienten für ihre Symptome schärfen. Den

Symptomen geben die Patienten selbst dann je nach Schwere mehr oder weniger viele Punkte. So erhalten sie einen Wert, der bei Geübten oft nahe am fachlichen SCORAD liegt.

 VERTEILUNG NACH SCHWEREGRAD
Nach dem SCORAD verteilen sich die Schweregrade der Neurodermitis bei Menschen so:
- Über 80 % haben leichte Formen.
- Rund 15 % haben mittelschwere Formen.
- Nur etwa 2 % haben schwere Formen.

Schwache Hautbarriere und schwere Ekzeme

Der TEWL (transepidermal water loss) gibt an, wie viel Feuchtigkeit die Haut verliert und damit, wie gut die Hautbarriere arbeitet. Je höher dieser Wert liegt, desto schneller trocknet die Haut aus und desto anfälliger ist sie für Entzündungen, Reizungen sowie Infektionen. Der TEWL unterscheidet sich von Körperstelle zu Körperstelle. Menschen mit Neurodermitis haben einen höheren TEWL als die übrige Bevölkerung – selbst in ekzemfreien Phasen. Wenn Ekzeme vorhanden sind, ist der Wert für den Feuchtigkeitsverlust an den betroffenen Stellen noch einmal deutlich erhöht. Der TEWL korreliert mit dem SCORAD. Er ist ein indirektes Maß für die Schwere von Ekzemen. Grundsätzlich besagt der TEWL, wie viel Wasser die Oberhaut (Epidermis) pro Quadratzentimeter Fläche jede Stunde nach außen abgibt.

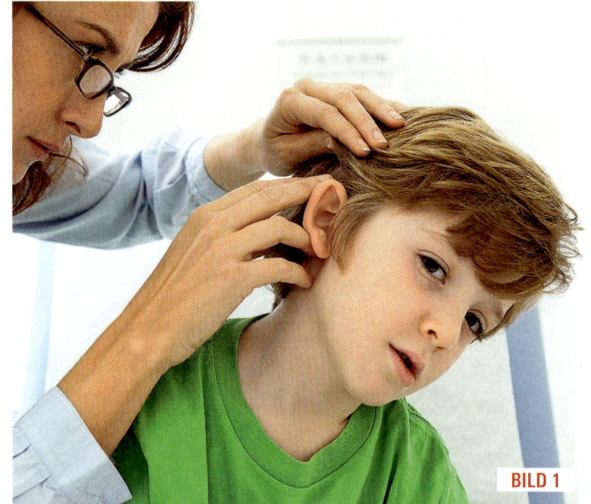

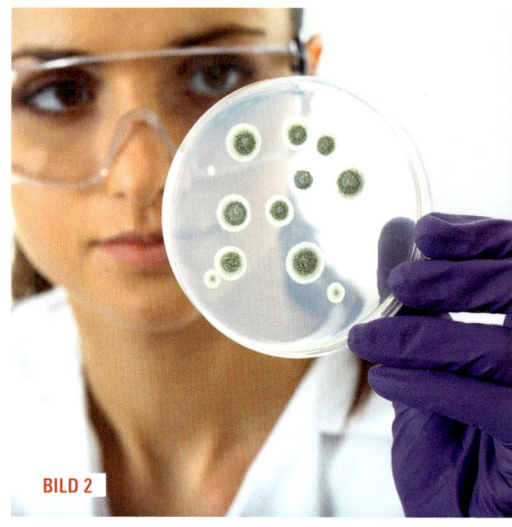

BILD 1   BILD 2

AUSSCHLUSS ANDERER KRANKHEITEN

In 80 Prozent der Fälle sind Ekzeme bei Säuglingen Formen von Neurodermitis. Das heißt aber: Eines von fünf Babys hat andere Ekzeme. Ebenso gibt es Hautrötungen, die jucken können, aber keine Ekzeme sind. Auch Hauterkrankungen von Erwachsenen können Neurodermitis stark ähneln, obwohl etwas anderes dahintersteckt. Am häufigsten müssen diese Erkrankungen von einer Neurodermitis unterschieden werden (Differentialdiagnose):

- **Allergisches Kontaktekzem:** Kontaktekzeme können den Ekzemen bei Neurodermitis gleichen. Um beide abzugrenzen, reicht meistens die unterschiedliche Verteilung auf der Haut zusammen mit der Vorgeschichte der Patienten aus.
- **Seborrhoisches Ekzem:** Die Haut kann rot aussehen, nässen, jucken und schuppen. Zudem bildet sich bei vielen Säuglingen ein Belag (Grind, Kopfgneis) auf der Kopfhaut, der dem Milchschorf ähnelt. Allerdings kann Kopfgneis früher auftreten (schon eine Woche nach der Geburt), juckt kaum und besteht aus weichen, fetthaltigen Schuppen. Bei Babys ist oft die Windelregion befallen. Seborrhoische

Ekzeme treten aber auch häufig als scharf begrenzte, schuppige Hautveränderungen bei Männern ab 40 Jahren auf.

- **Schuppenflechte (Psoriasis):** Vorherrschende Zeichen sind stecknadelkopf- bis handgroße, gerötete, scharf begrenzte, schuppende Hautstellen besonders an den Streckseiten der Arme und Beine sowie am Kopf. Die Stellen schuppen stärker als bei Neurodermitis und können jucken.
- **Nummuläres Ekzem:** Diese etwa münzgroßen, geröteten, schuppenden und häufig nässenden Hauterscheinungen betreffen meist Menschen ab 50 Jahren. Sie treten häufig an den Armen oder Beinen auf.
- **Lichen simplex chronicus:** Die stark juckenden Flechten zeigen sich bevorzugt an den Außenseiten der Unterarme, den Innenseiten der Oberschenkel, an Nacken, Hoden, Schamlippen und im Bereich des Kreuzbeins. Die Hautveränderungen können unterschiedliche Formen und Größen haben. Außen säumt sie ein dunkler Rand mit vielen Knötchen. Im Innern hat die Haut eine gröbere Struktur (lichenifiziert).
- **Ichtyosis (Fischschuppenkrankheit):** Die häufigste Form (Ichtyosis vulgaris)

BILD 1 + 2 Andere Hauterkrankungen müssen sorgfältig ausgeschlossen werden

setzt in der frühen Kindheit ein. Sie ist gekennzeichnet durch trockene, raue Haut mit großflächigen Bereichen, die von weißen bis graubraunen Schuppen bedeckt sind. Vereinzelt tritt Juckreiz auf. Ein Drittel der Betroffenen hat gleichzeitig noch Neurodermitis.

- **Skabies (Krätzmilben, Scabies):** Infektionen mit Krätzmilben rufen starken Juckreiz und Knötchen auf der Haut hervor. Verwechslungsgefahr besteht speziell bei Kindern.
- **Pilzinfektionen:** Besonders Infektionen an Händen und Füßen können Hand- oder Fußekzemen bei Neurodermitis gleichen. Unterschiede bringen mikroskopische Untersuchungen und Pilzkulturen ans Licht.

NOCH MEHR VERWECHSLUNG

Zu den Hautkrankheiten, die im Aussehen an Neurodermitis erinnern können, kommen noch Infektionen, Stoffwechselkrankheiten, Immunschwächen und andere. Oft können Bluttests oder Laboruntersuchungen zeigen, dass andere Ursachen vorliegen:

- Starke, angeborene Immunschwächen (z. B. Wiskott-Aldrich-Syndrom)
- Andere Erbkrankheiten (z.B. Netherton-Syndrom)
- Immunologische Erkrankungen (z. B. Dermatomyositis)
- Bösartige Erkrankungen (z. B. kutanes T-Zell-Lymphom)
- Stoffwechselerkrankungen (z. B. Vitamin-B_6- oder Niacin-Mangel)

ALLERGIETESTS

Wenn die Diagnose „Neurodermitis" steht, beginnt die Suche nach der besten Therapie und den verstärkenden Faktoren. Zu Allergien neigen mehr als zwei Drittel der Betroffenen. Bei ihnen können Allergene Ekzeme auslösen und verstärken. Wenn Sie allergisch sind, kann sich Ihre Neurodermitis bessern, sobald Sie Ihren Allergenen aus dem Weg gehen oder Ihre Allergie anders abmildern. Für die Suche nach den Allergenen ist ein Symptomtagebuch (Seite 28) nützlich.

Haut- und Bluttests widerlegen oder bestätigen erste Verdachtsmomente. Ob bestimmte Stoffe bei Ihnen wirklich aller-

gische Reaktionen auslösen, stellen aber erst Auslass- und Provokationstests sicher: Nur wenn ein Allergen immer wieder zu allergischen Symptomen führt, liegt wirklich eine Allergie vor.

Die Diagnose von Allergien hat mehrere Stufen.

- **Symptomtagebuch und Anamnese:** Ihre Beobachtungen, Ihr Symptomtagebuch und Ihre Befragung durch Ärzte liefern erste Anhaltspunkte. Bei Neurodermitis erscheinen Schübe oft verzögert. Dann sind die Allergene schwer zu erkennen.
- **Haut- und Bluttests:** Sie zeigen keine Allergien an, sondern Sensibilisierungen.

BILD 1 + 2 Mit Hauttests wird die Zahl der verdächtigen Allergene eingegrenzt

- Tests, ob Allergene bei Ihnen zu Beschwerden führen: In Absprache mit Ihrem Allergologen meiden Sie ein Allergen, bevor Sie es bewusst wieder einführen (Provokation). Wenn bewusste Gaben eines Allergens jedes Mal allergische Symptome nach sich ziehen, gilt die Allergie als bewiesen. Provokationen können gefährliche allergische Schocks auslösen.

IN DIE IRRE GEFÜHRT

Medikamente, die das Immunsystem hemmen (z. B. Glukokortikoide, Calcineurinhemmer) oder sich gegen den Botenstoff Histamin richten (Antihistaminika), können Ergebnisse von Allergietests verfälschen. Die Reaktionen fallen schwächer aus oder treten gar nicht auf. Deshalb sollten Sie Ihren Arzt vor Allergietests über alle Medikamente informieren, die Sie gerade verwenden.

Hauttests

Hauttests zeigen Sensibilisierungen an: Sie grenzen also die Zahl der Allergene ein, auf die Sie möglicherweise allergisch reagieren. Die Tests dürfen nur stattfinden, wenn die Ekzeme im Testfeld auf der Haut völlig abgeklungen sind. Sonst können Reizungen und Entzündungen falschpositive Ergebnisse erzeugen: Die Haut reagiert, obwohl keine Sensibilisierung vorliegt. Gelegentlich gibt es auch falschnegative Resultate. Die Ergebnisse Ihrer Hauttests müssen immer darauf überprüft werden, ob sie wirklich eine Bedeutung für Ihre Gesundheit haben.

Allergie-Hauttests können körperliche Reaktionen bis hin zu anaphylaktischen Schockreaktionen auslösen. Diese Ereignisse sind selten. Die größte Gefahr bergen Intrakutantests, die geringste Epikutantests, die dafür aber Ekzeme auslösen oder verschlimmern können.

Pricktest

Der Pricktest (engl. prick, Einstich) ist der am häufigsten angewendete Test. Er zeigt Sensibilisierungen gegen Pollen, Tierhaare, Hausstaubmilben, Schimmelpilze, Nahrungs- und Arzneimittel, Bienen- und Wespenstiche oder Naturlatex an. Ein Pricktest ist in der Regel schmerzlos und unaufwändig. Zunächst wählt der Arzt 10 bis 20 Allergene aus, die im Verdacht stehen, bei Ihnen allergische Reaktionen auszulösen. Für verbreitete Allergene gibt es standardisierte Lösungen. Als Nächstes tropft er die Allergenextrakte auf die Haut der Innenseite Ihres Unterarms und beschriftet die Stellen. Dann sticht er jeweils mit einer frischen Lanzette durch die Tröpfchen. So erreichen die Allergene die Blutgefäße der Haut. Wenn Sie gegen eine oder mehrere der Substanzen sensibilisiert sind, bilden sich an diesen Stellen innerhalb von 20 Minuten kleine Rötungen oder Erhebungen (Quaddeln). Um falsche Ergebnisse auszuschließen, finden Kontrollen statt: Lösungen mit Kochsalz dürfen nichts bewirken, solche mit Histamin müssen starke Reaktionen auslösen.

Eine Sonderform bildet der Prick-zu-Prick: Dabei sticht der Arzt mit einer Lan-

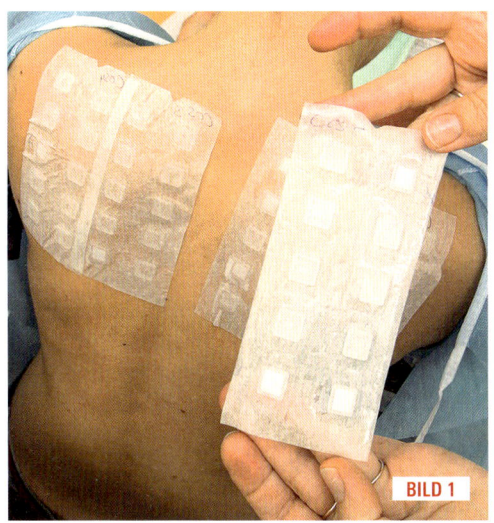

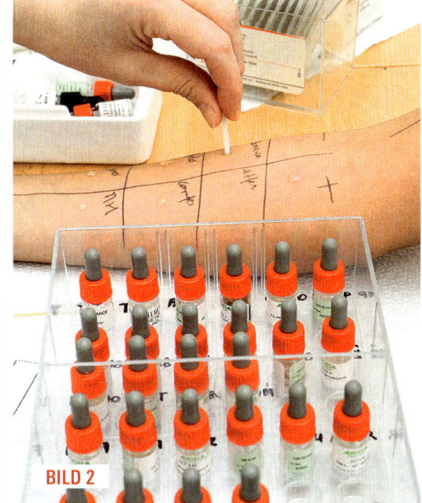

BILD 1   BILD 2

zette zuerst in ein Lebensmittel – etwa einen Apfel – und anschließend in die Haut.

Scratchtest

Beim Scratchtest (engl. to scratch, kratzen) werden Hautstellen leicht angeritzt und mit Allergenen beträufelt. Obwohl die Haut durch das Anritzen nicht blutet, kann die Reizung zu Überreaktionen führen. Ärzte machen Scratchtests nur, wenn Pricktests nicht aufschlussreich waren oder mit Allergenen, für die keine standardisierten Lösungen existieren. Die Ergebnisse der Untersuchung zeigen sich nach 20 Minuten.

Reibtest

Der Reibtest funktioniert wie ein Scratchtest, nur ohne Anritzen. Tierhaare, Lebensmittel oder andere Allergene kommen mit einem feuchten Mulltuch auf die unbehandelte Haut der Innenseite Ihres Unterarms und werden dort verrieben. Nach 20 Minuten leuchtet eine rote, juckende Quaddel auf, falls eine Sensibilisierung vorliegt. Reibtests sind Sicherheitsvarianten: Sie kommen hauptsächlich zum Zug, wenn Ärzte sehr ausgeprägte allergische Reaktionen befürchten.

Intrakutantest

Beim Intrakutantest spritzen Ärzte Allergenlösungen mit einer kleinen Kanüle direkt in die Haut am Unterarm oder Rücken. 20 Minuten später tritt als positives Ergebnis eine gerötete Quaddel auf, die juckt. Nach zwei bis sechs Stunden können Spätreaktionen folgen. Bei Intrakutantests sind starke, mitunter gefährliche Reaktionen möglich. Daher stehen Testpersonen meist noch einige Zeit unter ärztlicher Überwachung. Intrakutantests können schwächere Sensibilisierungen aufdecken als die bisher aufgezählten Untersuchungen, führen aber häufig zu falsch-positiven Ergebnissen.

Epikutantest (Pflastertest, Patchtest)

Als einzige Routinetests arbeiten Epikutantests mit Kontaktallergenen. Sie können Kontaktallergien zwar nicht sicher vorhersagen, aber Zusammenhänge herstellen, ob bestimmte Stoffe bei Hautkontakt möglicherweise Ekzeme auslösen. Weiter lassen sich im Ausschlussverfahren verträgliche Stoffe etwa in Hautpflegemitteln ausfindig machen. Beim Epikutantest kommen Pflasterstreifen mit Metallkammern zum Einsatz. Die Kammern enthalten Stoffe, die Kontaktallergien auslösen können. Es gibt eine Standardtestreihe mit den 25 häufigsten Kontaktallergenen wie Nickel, Duftstoffen und weiteren. Für gefährdete Berufsgruppen (Seite 25) sind jeweils eigene Testreihen verfügbar. Ebenso kann der Arzt individuell Allergene zusammenstellen. Der Arzt klebt die Pflasterstreifen auf Ihren Rücken. Der sollte nicht eingecremt sein. Bei dichter Rückenbehaarung ist eine Rasur notwendig. Die Pflaster bleiben bis zu zwei Tage auf Ihrer Haut. In dieser Zeit dürfen Sie weder duschen noch baden oder schweißtreibende Aktivitäten ausüben: Feuchtigkeit kann Allergene auswaschen oder Pflasterstreifen lösen. Nach der Einwirkzeit werden die Streifen abgezogen. Die Untersuchenden markieren die Kontaktstellen und lesen die Testfelder ab. Eine Sensibilisierung zeigt sich als Rötung, Schwellung oder Bläschen. Manchmal dauert es länger, bis sie entstehen. In den folgenden Tagen finden noch mehrmals Kontrollen statt. Wenn das Signal dabei stärker wird, verdichtet sich der Verdacht auf eine echte kontaktallergische Reaktion. Bei sehr starken Sensibilisierungen kann ein „Angry back"-Syndrom auftreten: Die Haut reagiert dann so heftig, dass auch benachbarte Testfelder aufleuchten, obwohl sie harmlose Substanzen enthielten. Nicht abgeheilte Ekzeme rufen ebenfalls leicht falsch-positive Resultate hervor.

In seltenen Fällen können Epikutantests selbst Sensibilisierungen verursachen.

Ebenso sind Ekzemschübe möglich. Die Feuchtigkeit und Wärme unter dem Pflaster reizen oft die Haut empfindlicher Personen. Wegen möglicher Gefahren sollten in der Schwangerschaft keine Epikutantests stattfinden. Außerdem kann die hormonelle Umstellung das Ergebnis verfälschen. Auch intensive Sonnenbäder können Testreaktionen unterdrücken.

Atopie-Patchtest

Der Atopie-Patchtest (APT) ist eine Variante des Epikutantests. Er sucht speziell nach Inhalationsallergenen als Auslösern und Verstärkern von Ekzemen bei Neurodermitis. Zu diesem Zweck kommen Präparationen von Katzenhaaren, Hausstaubmilben, Pollen oder anderen Luftallergenen in großen Aluminiumkammern auf die Haut. Zwei sowie drei Tage später wird nach dem Ergebnis geguckt: Es ist positiv, wenn sich ein kleines Ekzem gebildet hat. Der APT führt also zu Reaktionen der Haut im engeren Sinn. Die Ergebnisse der anderen Tests zeigen sich zwar auch auf der Haut, können aber woanders herkommen – etwa von einem allergischen Schnupfen.

Nach bisherigen Erfahrungen ist der APT bei Neurodermitis empfindlicher als der Prick-Test oder RAST (siehe unten). Er ist aber noch kein Routineverfahren. Weitere Studien müssen seine Aussagekraft und Zuverlässigkeit untermauern. Derzeit bieten fast nur Fach- oder Universitätskliniken den APT an.

Photo-Patchtest

Einige Menschen entwickeln Kontaktallergien erst dann, wenn Sonne und bestimmte Stoffe zusammenkommen. Bei einem Photo-Patchtest trägt der Arzt die potenziellen Allergene jeweils zweimal auf Ihre Rückenhaut auf. Die Substanzen befinden sich in lichtundurchlässigen Kammern. Nach 24 oder 48 Stunden entfernen die Ärzte die Kammern sowie Reste der Substanzen und schauen sich die Haut an. Dann wird eine Testreihe mit UV-A-Licht bestrahlt, die andere nicht. Anschließend sowie nach 24, 48 und 72 Stunden vergleicht der Arzte bestrahlte und unbestrahlte Hautstellen. Wenn Substanzen nur in bestrahlten Gebieten zu Reaktionen führen, sind photoallergische Sensibilisierungen wahrscheinlich.

Bluttests

Bei Allergien lassen sich im Blut erhöhte Mengen bestimmter Botenstoffe nachweisen. Das bedeutet, dass irgendwo im Körper entzündliche Prozesse ablaufen. Den Verursachern kommt man damit nicht näher. Auch Messungen der gesamten Menge an IgE-Antikörpern im Blut sind allein nicht einmal brauchbar, um zu klären, ob Sie eine Allergie haben.

NABELSCHNURBLUT

Die medizinischen Fachverbände raten von IgE-Tests im Nabelschnurblut ab, wenn niemand in der Familie Allergien hat. Zwar können Werte über 0,9 IU/ml (internationale Einheiten, Units, pro Milliliter, ml) eine erhöhte Neigung für atopische Erkrankungen andeuten, müssen aber nicht. Werte unter 0,9 IU/ml schließen nicht aus, dass ein Kind später Allergien entwickelt. Die Testergebnisse können verfälscht sein, wenn das Nabelschnurblut mit mütterlichem Blut in Berührung kam. Diese Tests sind höchstens in Risikofamilien sinnvoll, um eine erhöhte Bereitschaft für Allergien festzustellen.

Tests zum Nachweis spezifischer Antikörper

Diese Tests weisen aus den verschiedenen Antikörpern in Ihrem Blut genau jene IgE nach, die gegen ein einzelnes Allergen – z. B. Birkenpollen – gerichtet sind. Finden die Tests spezifische Anti-Birkenpollen-IgE, zeigt das eine Sensibilisierung an. Ob die Antikörper bei Ihnen allergische Reaktionen auslösen, müssen weitere Tests und Ihre Krankengeschichte bestätigen. Die Ergebnisse der Tests sind unabhängig vom Hautzustand und von Medikamenten. Sie können diese Untersuchungen also selbst dann machen, wenn Sie aktuell Mittel nehmen, die das Immunsystem oder allergische Prozesse unterdrücken. Kindern, die sich vor Hauttests fürchten, bieten sie eine Alternative. Notwendig sind solche Tests vor einer spezifischen Immuntherapie. Sie eignen sich zum Nachweis von Antikörpern gegen viele Pollen, Schimmel, Milben, Insektengifte sowie für eine Reihe von Lebensmitteln und Medikamenten. Je nach Test werden die Ergebnisse auf andere Art und Weise sichtbar gemacht: Beim EIA (En

1. Phase: Spezifisches IgE wird gesucht

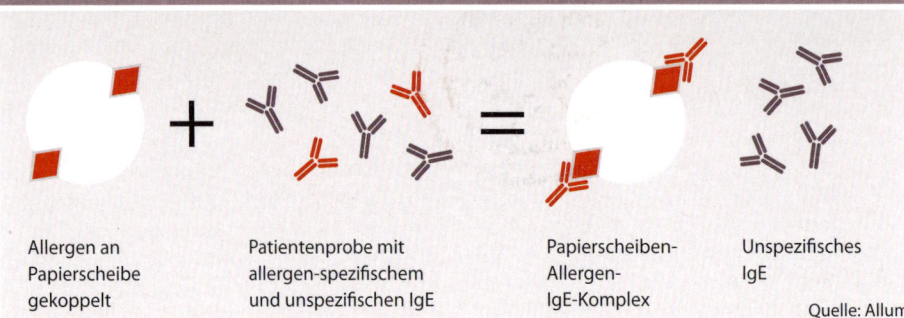

Allergen an
Papierscheibe
gekoppelt

Patientenprobe mit
allergen-spezifischem
und unspezifischen IgE

Papierscheiben-
Allergen-
IgE-Komplex

Unspezifisches
IgE

Quelle: Allum

zym-Immuno-Assay) durch Farbe, beim RAST (Radio-Allergo-Sorbent-Test) durch Radioaktivität oder beim FEIA (Fluores-zenz-Enzym-Immuno-Assay) durch Licht. In der modernen Labordiagnostik hat der nicht radioaktive FEIA den RAST weitge-hend abgelöst.

Fertig-Schnelltests

Mittlerweile sind einige Allergie-Schnell-tests und -Teststreifen erhältlich. Ihr Vorteil liegt darin, dass einige mit einem Tropfen Blut Sensibilisierungen gegen mehrere Allergene nachweisen können. Teils erlau-ben sie aber nur Ja/Nein-Entscheidungen, teils erheben sie den Anspruch, auch Aus-sagen über die Menge der spezifischen IgE machen zu können. Der große Nach-teil ist die sehr unterschiedliche Qualität. Schwache Sensibilisierungen können den Tests entgehen. Andererseits können All-ergene aufleuchten, obwohl sie in der Ver-gangenheit nie Probleme gemacht haben und unbedeutend für die Neurodermitis sind. Zudem orientieren sich die standar-disierten Allergene in den Tests nicht an der individuellen Krankengeschichte. Da-her können die Ergebnisse eher verunsi-chern, als Anhaltspunkte zu liefern.

Mikrochip-Schnelltests

Diese modernen molekularbiologischen Untersuchungssysteme testen mit weni-

ger als einem Tropfen Blut gleich 100 und mehr Sensibilisierungen. Damit sind sie besonders für Untersuchungen von klei-nen Kindern interessant. Die Systeme funktionieren mit Mikrochips, auf denen zahlreiche Allergene befestigt sind. Sie sind sehr empfindlich. Microarray-Verfah-ren liefern aber viele positive Ergebnisse und finden viele Sensibilisierungen, die klinisch dann oft keine Rolle spielen. Sie werden daher zur Zeit noch fast aus-schließlich in der Wissenschaft genutzt.

Tests auf IgG und weitere Bluttests

Untersuchungen, die Antikörper der Klas-se G erkennen, bringen bei der Diagnose von allergischen, IgE-vermittelten Krank-heiten nichts. Entgegen den Angaben mancher Anbieter sind sie bei Nahrungs-mittelallergien und nichtallergischen Nah-rungsmittelunverträglichkeiten nutzlos. Es gibt noch einige weitere Tests, die Anzei-chen von Allergien im Blut aufdecken kön-nen – etwa der LST (Lymphozyten-Stimu-lations-Test), der CAST (Cellular-Antigen-Stimulation-Test). Sie gehören nicht zur medizinischen Routinediagnostik, sondern dienen vornehmlich dazu, wissenschaftli-che Fragen zu beantworten.

Die gesundheitliche Bedeutung

Die Ergebnisse der genannten Tests lie-fern Hinweise darauf, welche Allergene

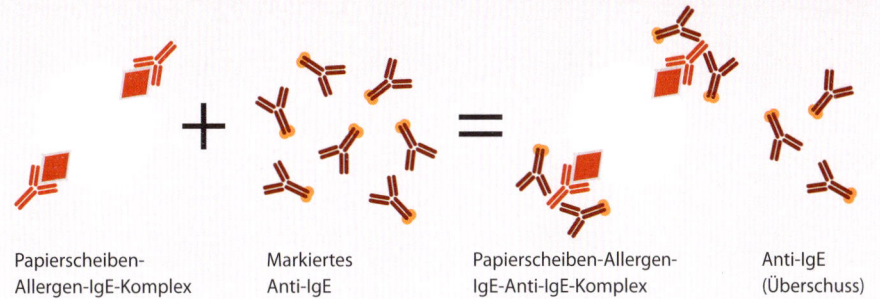

| Papierscheiben-Allergen-IgE-Komplex | Markiertes Anti-IgE | Papierscheiben-Allergen-IgE-Anti-IgE-Komplex | Anti-IgE (Überschuss) |

bei Ihnen möglicherweise Beschwerden auslösen könnten. „Positive" Substanzen können aber ohne Folgen bleiben. Ob ein Allergen bei Ihnen tatsächlich zu allergischen Reaktionen führt, müssen weitere Untersuchungen erst noch bestätigen.

Elimination
Bei einer Elimination verbannen Sie in Absprache mit Ihrem Arzt oder Ihrer Ernährungsfachkraft ein oder mehrere verdächtige Nahrungsmittel von Ihrem Speiseplan. Das müssen Sie für eine bis zwei Wochen konsequent durchhalten. Dabei beobachten Sie, ob sich Ihr Hautzustand bessert. Das klingt einfach, doch der Teufel kann im Detail stecken: Manche Substanzen, die infrage kommen, verstecken sich in Lebensmitteln. Andere sind einfach auszuschalten. Deshalb ist fachlicher Rat notwendig. Hat eine Elimination nach vier Wochen nichts verändert, war das weggelassene Lebensmittel sehr wahrscheinlich unschuldig. Wenn sich Ihr Hautzustand jedoch verbessert hat, empfehlen sich orale Provokationstests.

Oligoallergene Diät und Kostaufbau
In seltenen Fällen, wenn ein unspezifischer Verdacht oder sehr viele Sensibilisierungen vorliegen, ist ein umgekehrtes Verfahren sinnvoll: Zuerst findet eine Basisdiät mit wenigen Nahrungsmitteln statt,

die verträglich sind. Die Lebensmittel dafür stellt Ihr Therapeut nach Ihrer individuellen Verträglichkeit zusammen. Anschließend bauen Sie in Absprache mit ihm den Speiseplan gezielt auf. Zu Lebensmitteln, die allgemein kaum Allergien verursachen, gehören Wasser, Mineralwasser, schwarzer Tee, geschälter Reis, Lamm- und Putenfleisch, Blumenkohl, Brokkoli, Gurke, Sonnenblumenöl und milchfreie Margarine. Diese oligoallergene Ernährung schränkt stark ein. Ohne fachlichen Rat besteht die Gefahr, Mangelerscheinungen zu entwickeln. Nach zwei bis vier Wochen ergänzen Sie Ihren Speiseplan entsprechend der Anleitung. Nacheinander kommen Lebensmittel aus bestimmten Gruppen dazu – etwa Kuhmilch/Milchprodukte, Hühnerei, Weizenprodukte, Gemüsesorten wie Kartoffeln oder Karotten, Obstsorten und Geflügel sowie Nahrungsmittel, die individuell von Bedeutung sind. Dieser Kostaufbau gleicht einer Provokation (siehe unten). Er sollte unter ärztlicher Aufsicht erfolgen, weil allergische Schocks möglich sind.

Provokationen
Provokationen dürfen Sie nie unter eigener Regie durchführen! Denn Sie konfrontieren sich absichtlich mit Lebensmitteln, die im Verdacht stehen, bei Ihnen Reaktionen auslösen. Lebensbedrohliche Folgen

sind möglich – besonders wenn bei Ihnen schon einmal sehr heftige Reaktionen auftraten. Auch Ekzeme können sich massiv verschlechtern. Provokationen dienen als Kontrolle, ob Lebensmittel, die sich in Ihren Tests als möglicherweise allergen gezeigt haben, tatsächlich Schübe veranlassen. Häufig steigern die Ärzte die Menge verdächtiger Speisen nur langsam. Das verringert die Gefahr, dass ernsthafte Probleme auftauchen.

Provokationstests

Provokationstests sind sinnvoll, um die Testergebnisse abzusichern, die Sie zusammengetragen haben. Sie weisen Allergien sicher nach. Auch der Erfolg einer spezifischen Immuntherapie (Seite 106) lässt sich mit Provokationstests klären. Dabei kommen Patienten an den natürlichen Eintrittspforten in Berührung mit Allergenen, die meistens verdünnt sind. Diese Tests simulieren den Ernstfall in abgeschwächter Form, unter gleichbleibenden Bedingungen und unter ärztlicher Kontrolle. Die Ärzte setzen zunächst sehr geringe Konzentrationen der Allergene ein. Passiert nichts, erhöhen sie die Menge, um milde allergische Reaktionen hervorzurufen. Zur Kontrolle und um psychische Einflüsse auszuschalten, wechseln Ärzte gerne zwischen Allergenen und Placebos ab.

In seltenen Fällen kann es zu Kreislaufzusammenbrüchen, Asthmaanfällen oder anaphylaktischen Schocks kommen. Sie sollten solche Tests nur bei erfahrenen,

gut ausgerüsteten Ärzten oder in Fachkliniken machen. Wenn Sie zu starken allergischen Reaktionen neigen, sind Provokationstests besonders abzuwägen. Bei Frauen in der Schwangerschaft verzichten Ärzte in der Regel auf Provokationstests.

■ Bei nasalen Provokationstests träufelt oder sprüht der Arzt ein Allergen auf Ihre Nasenschleimhaut. Diese untersucht er nach einer kurzen Einwirkzeit auf Rötungen und Schwellungen sowie darauf, wie sehr Ihre Nase „läuft". Zusätzlich kann er messen, ob Schwellungen das Luftvolumen verringert haben, das durch Ihre Nase strömt. Nasale Provokationstests sind für Pollen, Milben, Schimmel, Tierhaare und Stäube geeignet.

■ Bronchiale Provokationstests kommen für alle Inhalationsallergene infrage. Die Ärzte messen Ihre Lungenfunktion, bevor Sie eine vernebelte Allergenlösung einatmen müssen. Anschließend kontrollieren die Ärzte die Lungenfunktion mehrfach in bestimmten Abständen. In der Regel wiederholen sie diese Prüfungen über die nächsten zwölf Stunden oder länger. Auf bronchiale Provokationen können Spätreaktionen folgen.

■ Orale Provokationen decken Reaktionen auf Allergene in Nahrungs- und Arzneimitteln auf, aber auch Pseudoallergien. Gerade bei Nahrungsmittelallergien besitzen diese Tests zusammen mit der Krankengeschichte die höchste Beweiskraft. Testpersonen nehmen bei Provokationen Allergene in steigender Menge ein, bis Reaktionen auftreten oder die normale

Tagesdosis erreicht ist. Die Allergene sind „verblindet", also so versteckt, dass es nicht auffällt, wenn zwischendurch Placebos zum Einsatz kommen. Damit hält der Arzt psychische Einflüsse auf die Reaktionen der Patienten fest. Parallel zu den Tests prüft der Arzt in bestimmten zeitlichen Abständen die Reaktionen der Haut, im Rachen und im Verdauungstrakt sowie weitere Symptome. Er kontrolliert die Atmung und den Blutdruck. Weil Spätreaktionen möglich sind, bleiben die Testpersonen für einen oder mehrere Tage unter Beobachtung in der Klinik. Die Testreihen ziehen sich über Tage oder Wochen hin. Der zeitliche Aufwand ist groß.

■ **Konjunktivale, subkutane und Stich-Provokationstests** sind seltener als die bereits genannten. Bei konjunktivalen Tests kommen Luftallergene ins Auge. Subkutane Provokationen können bei Verdacht auf Unverträglichkeiten oder Allergien gegen Medikamente (z. B. lokale Betäubungsmittel) stattfinden. Mit Stich-Provokationstests wollen Ärzte meist erfahren, ob eine spezielle Immuntherapie erfolgreich war.

Therapien nur mit eindeutigen Ergebnissen

Sinn der ganzen Tests ist es, gezielt gegen die richtigen Allergene vorgehen zu können und eine Allergie so abzuschwächen, dass auch die Neurodermitis nachlässt. Maßnahmen wie etwa Spezifische Immuntherapien (Seite 106) und Diäten (Seite 124) bauen immer auf eindeutigen Ergebnissen aus der Diagnostik auf – auf Anamnese, allergologischen Tests, Elimi-

nationsdiäten und Provokationen. Diäten ohne vernünftige, wissenschaftliche Grundlage – also zweifelsfreie Testergebnisse – können der Gesundheit schaden.

Pseudoallergenarme Diät

Um einen Verdacht in Richtung Pseudoallergie (Seite 24) zu bestätigen, gibt es keine zuverlässigen Haut- oder Bluttests. Daher kann in Einzelfällen eine pseudoallergenarme Diät sinnvoll sein. Dabei lassen Sie für einen Zeitraum von vier bis sechs Wochen alle bekannten Pseudoallergene weg. Sie müssen in dieser Zeit also auf die meisten Gewürze, viele Kräuter, Süßigkeiten, Schalentiere, Fisch, Alkoholgetränke, einige Gemüsesorten (z. B. Erbsen, Tomaten, Spinat), alle Obstarten und Obstprodukte einschließlich getrockneter Früchte verzichten. Unter den Bann fallen auch Zusatzstoffe von Lebensmitteln und damit fast alle Fertiggerichte. Verarbeitete Fleischprodukte sind ebenfalls tabu.

Um diese Entbehrungen etwas abzufangen, ist eine Ernährungsberatung ideal. Sie bringt Farbe in den ausgedünnten Speiseplan. Damit sinkt auch die Gefahr, in schwachen Momenten doch zu „verbotenen" Nahrungsmitteln zu greifen. Unbeabsichtigte Diätfehler sind ebenfalls häufig. Deshalb sollten Sie zur Kontrolle alles protokollieren, was Sie essen oder trinken. Im Anschluss erfolgen stationäre Provokationstests, um „Ihre" Pseudoallergene zu entlarven. Vor den Tests sollten Sie einige Zeit mit Antihistaminika, Glukokortikoiden und anderen Medikamenten aussetzen.

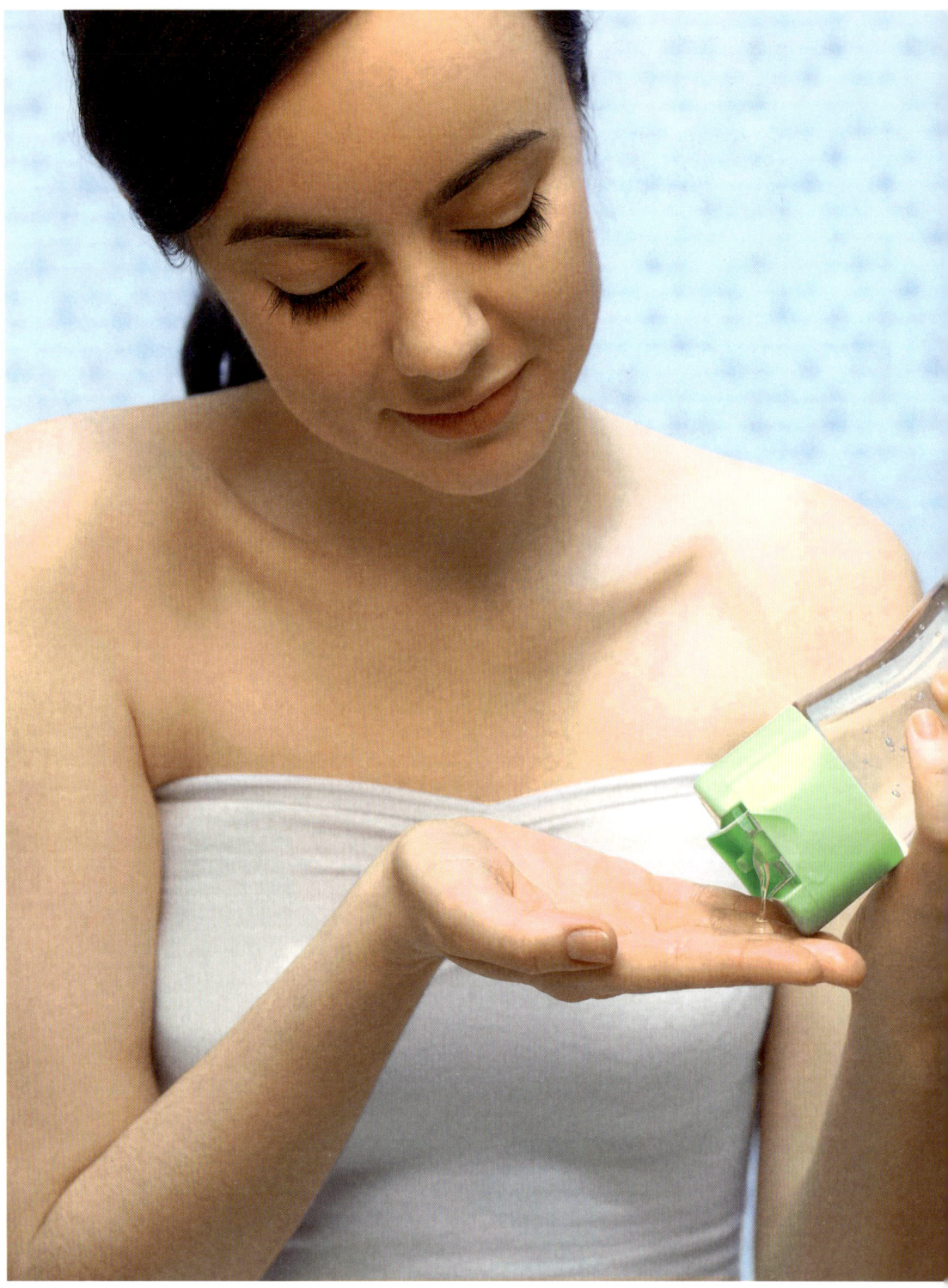

OPTIMALE
HAUTPFLEGE

Die Behandlung der Neurodermitis fußt immer auf einer guten
Basistherapie: Optimale Pflegemittel verringern den Juckreiz, die
Rötung und Trockenheit der Haut – sie verbessern ihren Zustand generell. Dadurch verlängern sich die Zeiträume ohne Ekzeme. Wenn
noch Medikamente nötig sind, können Sie diese also sparsamer
verwenden. Dazu sollten Sie aber wissen, welche Salben, Cremes,
Lotionen oder Puder sich für welche Hautstellen am besten eignen.

BASISTHERAPIE ODER NUR HAUTPFLEGE?

Basistherapie klingt gewichtiger als Hautpflege. Das hat bei Neurodermitis seine
Berechtigung: Wenn Sie Ihre Haut aus-
giebig mit den richtigen Pflegemitteln behandeln, verbessert sich ihr Zustand deutlich. Vielen Personen mit Neurodermitis
geht es allein mit einer optimalen Basistherapie gut. Anderen erspart sie viel
Jucken und sie benötigen weniger Medikamente. Auch die Zeit zwischen den
Schüben kann sich deutlich verlängern.
Dagegen verschärft trockene Haut die
Beschwerden:

- Bei Neurodermitis ist Hauttrockenheit
der Normalzustand. Sie trägt dazu bei,
dass sich Ekzeme verschlechtern, aber
auch die Barrierefunktion der Haut. Damit
begünstigt Trockenheit wahrscheinlich
ebenfalls, dass sich Allergien entwickeln.

- Hauttrockenheit kann Entzündungen
auslösen. Ältere Menschen ohne Neurodermitis, aber mit trockener Haut, leiden
mitunter an einem „Eczéma craquelé".
- Hauttrockenheit führt zu Juckreiz und
Brennen.

Deshalb ist es so wichtig, dass Sie
Ihre Haut zwei- bis viermal täglich eincremen, ihr Fett und Feuchtigkeit zufüh-
ren – auch zu Zeiten, in denen keine
Hautveränderungen sichtbar sind. Ebenso
muss eine gute Basistherapie jede andere
Behandlung begleiten und unterstützen.
Zur effektiven Basistherapie gehört weiter, dass Sie den Auslösern, die Ihre Beschwerden verstärken, aus dem Weg
gehen (Seite 145). Zuletzt ist noch wichtig, dass Sie Ihre Haut schonend reinigen
(Seite 64).

DIE RICHTIGEN PFLEGEMITTEL

Zur falschen Zeit am falschen Ort können Cremes, Salben oder Lotionen nässende Bereiche vergrößern oder trockene Areale weiter austrocknen. Auf sehr trockener Haut sind Salben mit sehr fetter Grundlage günstig. Für weniger trockene Haut, die spannt, sollten Ihre Salben oder Cremes mehr Wasser enthalten, um ausreichend Feuchtigkeit zu spenden. Doch jede Haut hat individuelle Vorlieben, selbst wenn alle Personen mit Neurodermitis üblicherweise einen trockenen Hauttyp haben. Was Freunden geholfen hat, kann Ihre Haut reizen. Auch verschiedene Körperstellen haben unterschiedliche Bedürfnisse. Außerdem beeinflussen Klima, Jahreszeit und das Stadium der Neurodermitis den Hautzustand. Es gibt also fast nie das eine richtige Pflegemittel. Meistens brauchen Sie mehrere, um die Ansprüche Ihrer Haut erfüllen zu können. Es kann dauern, optimale Cremes und Salben zu finden.

Drei Grundregeln zur Basistherapie

Die Bedürfnisse der Haut ändern sich bei Neurodermitis laufend. Auch äußere Einflüsse spielen eine große Rolle. Deshalb kann es schwierig sein, zur richtigen Zeit das richtige Mittel zu verwenden. Generell sind drei Grundregeln zu beachten:

- Bei nässenden Hautveränderungen gilt „feucht auf feucht": Feuchte Umschläge eignen sich, weil sie durch Verdunstung nässende Areale austrocknen. Als Flüssigkeiten können Lösungen mit antiseptischen Mitteln oder Gerbstoffen dienen. Puder dürfen nicht auf feuchte Stellen, weil sie dort verklumpen.
- Bei nässenden, krustigen Hautveränderungen gilt das Prinzip „fett-feucht":

TIPP Salbentagebuch

Keine Angst: Sie müssen nicht jeden Tag in eintragen, wie viel Gramm Salbe Sie aufgetragen haben. Das „Salbentagebuch" ist eher ein „Salbenprotokoll". Es soll Ihnen erleichtern, Zusammenhänge zwischen Pflegemitteln, äußeren Einflüssen und Ihrem Hautzustand zu erkennen. Wenn es Probleme gibt, können Sie oder Ihr Arzt damit vielleicht herausfinden, woher sie kamen. Im einfachsten Fall besteht Ihr Salbentagebuch aus Packungsbeilagen oder Verpackungsteilen, auf denen die Inhaltsstoffe stehen. Dazu notieren Sie, über welche Zeit Sie das Mittel eingesetzt haben. Zudem sollten Sie kurz Ihre Beobachtungen vermerken: Sind unangenehme Erscheinungen aufgetreten? Hat sich Ihr Hautzustand verschlechtert oder verbessert? So können Sie vielleicht Inhaltsstoffe identifizieren, die Sie gut oder gar nicht vertragen.

Hier eignen sich z. B. fett-feuchte Umschläge sehr gut (Seite 80).

- Bei trockenen, schuppigen Hautveränderungen gilt „fett auf trocken": Hier sind fetthaltige Salben angebracht.

Überblick bewahren

Um den Überblick zu bewahren, was auf Ihre Haut kommt, was ihr wann guttut oder eben nicht, hilft Ihnen ein „Salbentagebuch" (s. Kasten). Wenn Sie noch ein paar weitere Dinge im Auge behalten, führt Ihre Suche nach optimalen Pflegemitteln schneller zum Erfolg:

- Pflegemittel sollten möglichst keine Substanzen enthalten, die Ihre Haut reizen könnten oder oft zu Kontaktallergien führen (Kasten, Seite 15).
- Die Ansprüche Ihrer Haut ändern sich im Verlauf der Neurodermitis. Je mehr Entzündungen vorhanden sind, und je schwerer sie ausfallen, desto weniger Fett verträgt ihre Haut normalerweise.
- Fette Salben führen häufig zu Wärmestau und verstärktem Schwitzen. Das kann den Hautzustand verschlechtern.
- Im Winter verträgt Ihre Haut mehr Fett. Kalte Außenluft bremst die Leistung der Talgdrüsen und die Luft in beheizten Räumen trocknet aus.
- Im Sommer hat Ihre Haut weniger Fett nötig. Beim Schwitzen verliert sie eher Substanzen wie Harnstoff, die sie sonst feucht, weich und geschmeidig halten.
- Ihr Mittel sollte sich gut verstreichen lassen. Auf großen Flächen können Sie dünne, flüssige Mittel leichter auftragen,

an kleinen Stellen und im Gesicht geht das auch mit dickflüssigeren gut.

- Sie müssen Ihr Mittel gut vertragen. Ungewohnte können Sie halbseitig testen: Rechts das alte, links das neue.
- Die Haut verändert sich mit dem Alter. Bei Kleinkindern ist sie empfindlicher, im Alter dagegen trockener.
- Geruch und Beschaffenheit müssen passen. Wenn Sie sich damit unwohl fühlen, werden Sie ein Mittel nur widerwillig verwenden, also nicht oft genug.

Kosten der Basistherapie

Die Kosten sind ein weiteres Kriterium: Personen mit Neurodermitis verbrauchen 40 g Creme oder Salbe pro Tag. Da können beachtliche Summen zusammenkommen. Die gesetzliche Kassen übernehmen derzeit nur bestimmte Kosten für Patienten bis zum 12. Lebensjahr und solche für vom Hautarzt zusammengestellte Mittel. Sonst werten sie Basistherapeutika als „Pflegemittel" – als nicht erstattungswürdige Kosmetik. Viele Fachleute und Patientenverbände fordern eine Kostenübernahme. Denn „Pflege" ist bei Neurodermitis medizinisch notwendig. Sie besitzt hohen therapeutischen Wert. Im Sommer 2011 hat der Petitionsausschuss des Deutschen Bundestags eine Petition zur Einstufung schwerer Neurodermitis als „schwerwiegende Erkrankung" an das Gesundheitsministerium zur Prüfung weitergeleitet. Entscheidet es positiv, müssten die Kassen nicht verschreibungspflichtige Mittel zumindest bei schweren Fällen bezahlen.

STÖBERN, PRÜFEN, AUSPROBIEREN
Gute Produkte für die Basispflege und Körperhygiene müssen nicht aus Apotheken stammen. Auch Cremes und Salben aus Drogerien oder Discountern können hautfreundlich sein. Egal woher – sie sollten frei sein von Farb-, Duft- und Konservierungsmitteln sowie einen neu-tralen pH-Wert haben. Deshalb ist es ratsam, die Liste der Inhaltsstoffe genau zu studieren. Manchmal sind auf den Verpackungen Hotline-Nummern angegeben. Teils erhalten Sie dort nützliche Auskünfte. Auf Anfrage verschicken Hersteller zudem oft kostenlose Proben. Testen und Stöbern kann sich lohnen.

GELE, SALBEN, CREMES UND CO.

Um die wechselhaften Ansprüche der Haut abdecken zu können, hilft es, wenn Sie sich etwas auskennen: Welche Inhaltsstoffe sind günstig? Wodurch unterscheiden sich Salben von Pasten? Was ist wann empfehlenswert? Umgangssprachlich heißt fast jedes streichfähige Mittel Salbe, Creme oder Lotion. Aber es gibt auch Pasten, Schütteltinkturen und anderes. Ihre Grundlagen unterscheiden sich im Fett- und Wassergehalt und verleihen den Mitteln jeweils andere Eigenschaften. Es gibt drei verschiedene Grundlagen:
- Hydrophile (wasserliebende/-lösliche): Wasser, Alkohole
- Lipophile (fettliebende/-lösliche): Fette, Öle
- Feste: Puder, Pulver

Salben, Cremes und Lotionen sind Emulsionen – Mischungen aus Fett und Wasser. Die Anteile entscheiden darüber, wie zäh oder dünnflüssig das Mittel ist. Fettige Grundlagen stammen aus Pflanzen (Oli-venöl, Mandelöl, Erdnussöl, Leinöl u. a.), Mineralien (Vaseline, Paraffin u. a.) und Tieren (Wollwachs u. a.) oder können synthetisch sein. Weder pflanzliche noch mineralische Fette haben grundsätzliche Vor- oder Nachteile. Als wässrige Grundlage dient meistens Wasser. Alkohole oder organische Lösungsmittel, die vereinzelt auch vorkommen, können die Haut austrocknen oder reizen.

Weil sich Wasser und Fett nicht gut mischen, enthalten Salben, Cremes und die meisten Lotionen Emulgatoren. Sie verbinden Fett mit Wasser zu einer einheitlichen Masse, einer Emulsion. Einige dieser Hilfsstoffe sind unbedenklich, andere können zu Problemen bei der Verträglichkeit führen oder Kontaktallergien verursachen. Das trifft prinzipiell für viele andere Substanzen und Zusatzstoffe zu, etwa Konservierungsmittel, Antioxidanzien, Verdickungsmittel, Stabilisatoren und Duftstoffe. Ihre Salben, Cremes oder Lotionen sollten möglichst wenige oder keine enthalten.

Es gibt zwei Formen von Emulsionen:

- Wasser-in-Öl-Emulsionen (W/O-Emulsionen) enthalten als Grundlagen viel Öl/Fett und kleine Mengen an Wasser. Die Öle/Fette heißen hier äußere Phase, weil sie die Wassertröpfchen umschließen. Eine klassische W/O-Emulsion ist beispielsweise Butter. Auch die meisten reichhaltigen Nachtcremes gehören zu dieser Gruppe.
- Öl-in-Wasser-Emulsionen (O/W-Emulsionen) enthalten als Hauptbestandteil Wasser und nur wenig Öl. Hier ist das Wasser, das die Öltröpfchen umgibt, die äußere Phase. Ein bekanntes Beispiel für eine O/W-Emulsion ist Milch. Viele fettarme Tagescremes sind O/W-Emulsionen.

Salben und Fettsalben

Salben (Unguenta) sind halbfeste Zubereitungen zur Verwendung auf der Haut. Als W/O-Emulsionen enthalten sie immer mehr Fett als Wasser, aber können auch ausschließlich aus Fett bestehen (z. B. Vaseline). Wegen des hohen Fettgehalts schleusen sie Wirkstoffe sehr gut in die Haut hinein. Salben eignen sich durch ihre rückfettende Wirkung für chronische, trockene, schuppige Hautveränderungen und zur Pflege trockener Haut.

Cremes

Die meisten Cremes haben einen Fettanteil von 30 bis 50 Prozent – also weniger als Salben. Der größere Wasseranteil erhöht die Streichfähigkeit, führt aber auch dazu, dass Bakterien leichter wachsen. Deshalb kommen Cremes fast nie ohne Konservierungsmittel aus. Die meisten Cremes sind O/W-Emulsionen, doch es gibt auch hydrophobe W/O-Emulsionen. Cremes kühlen kurzzeitig, wirken leicht rückfettend und hinterlassen selten einen Fettfilm auf der Haut. Sie eignen sich für entzündliche, nicht nässende Stellen.

TIPP   Kühl lagern und rasch aufbrauchen

Wärme und Licht schadet Mitteln zur äußerlichen Behandlung. Sie können ranzig werden, sich verfärben und chemisch verändern. Sie sollten Ihre Mittel kühl lagern und die Verfallsdaten beachten. In angebrochenen Mitteln siedeln sich leicht Bakterien oder Pilze an. Die gelangen z. B. immer in Salben und Cremes, wenn Sie mit den Fingern in die Döschen greifen. Sauberer lassen sich Portionen aus Tuben mit kleinen Öffnungen entnehmen. Zudem sollten die Hände gewaschen sein. Optimal sind Löffel oder Spatel. Mit der Zeit vermehren sich die Keime und können Infektionen der Haut unterstützen. Deshalb ist es ratsam, angebrochene Mittel innerhalb von sechs Monaten aufzubrauchen. Kleine Tuben sind oft sinnvoller als Vorratspackungen.

Lotionen

Als O/W-Emulsionen mit 10 bis 30 Prozent Fettgehalt sind Lotionen im Grund wässrige Cremes. Damit sie sich besser verteilen, enthalten Lotionen meist Spreitmittel, die hautreizend sein können. Deshalb sollten Sie Lotionen höchstens vorsichtig im Gesicht verwenden. Ins Auge sollten sie nicht gelangen.

Puder

Puder setzen sich aus einem oder aus mehreren Pulvern (z. B. Zink, Magnesium oder Stärke) zusammen. Sie sind selbst pulverförmig, saugen Feuchtigkeit auf, wirken austrocknend und leicht kühlend. Aufgrund dieser Eigenschaften sollten Sie Puder nicht auf trockene Hautstellen auftragen, aber ebenso wenig auf nässenden Ekzeme und offene Hautstellen verwenden. Puder verklumpen mit der Feuchtigkeit und bilden Krusten. Darunter können sich dann Entzündungen verstärken. Daher kommen Puder nur für oberflächliche Entzündungen, die nicht nässen, in Betracht.

SALBEN, CREMES & CO. – IHR EFFEKT AUF DIE HAUT UND IHRE ANWENDUNG

	Fettsalbe	Salbe	Cresa	Creme
Wassergehalt	• • • • •	• • • •	• •	• • • • •
Fettgehalt	●●●●●	●●●●	●●●	• •
Pulvergehalt	• • • •	• • •	• •	• • •
Beschaffenheit	W/O-Emulsion, stark fettend, relativ fest	W/O-Emulsion, fett, wasserabstoßend	Mischung aus Creme und Salbe	O/W-Emulsion, wenig fetthaltig, geschmeidig
Tiefenwirkung, Wirkstoffabgabe an die Haut	●●●●●	●●●●	• • •	• •
Hautquellende Wirkung	●●●●●	●●●●	• • •	• •
Trocknende, kühlende Wirkung	• • •	• •	• • •	• • • • •
Anwendung	sehr trockene Stellen, Hautrisse	Basispflege für trockene Haut		nässender Ausschlag, z. B. bei Säuglingen
In welchem Krankheitsstadium?	chronisch verhornend	chronisch		akut, nässend

Pasten

Pasten bestehen aus einer Salbengrundlage, die unterschiedlich große Mengen eines oder mehrerer Pulver enthält. Die Pulvermenge bestimmt, wie zäh, „staubig" und hart Pasten werden: Je härter, desto stärker trocknen sie die Haut aus. Harte Pasten eignen sich für schwach nässende, entzündliche Hautstellen. Weiche, fettere Pasten helfen bei trockener, entzündeter Haut, die nicht nässt. Sie decken die Haut ab, schützen sie, wirken entzündungshemmend und kühlen anfangs.

Schüttelmixturen

Diese Mixturen heißen auch „flüssige Puder" oder Lotio. Sie bestehen aus Wasser oder einer wässrigen Lösung, die feste Teile enthält. Die Pulverteilchen setzen sich immer wieder ab. Damit sie sich gleichmäßig verteilen, müssen Sie Schüttelmixturen vor jedem Gebrauch schütteln. Die Mixturen wirken wie Puder, verteilen sich aber besser. Sie kommen für entzündete Stellen infrage, die trocken sind oder höchstens leicht nässen.

Wässrige Lösungen

Sie bestehen hauptsächlich aus Wasser, können auch Alkohole, Lösungsmittel, gelöste Salze oder andere wasserlösliche Substanzen enthalten. Sie können sie als Badezusatz, zum Auftragen und in feuchten Umschlägen ohne Luftabschluss anwenden. Umschläge (S. 60) eignen sich besonders für Hautpartien, die entzündet sind und nässen. Dort kühlen sie, hemmen Entzündungen, mildern den Juckreiz und lösen Schuppen sowie Krusten.

Gele

Sie bestehen aus Flüssigkeiten, die durch Quellmittel (z. B. Stärke, Gelatine) zu einem Gel werden. Man unterscheidet Hydrogele, deren Grundlagen wässrige Flüssigkeiten wie Wasser, Glycerol oder Propylenglykol sein können, und Oleogele (Lipogele). Diese basieren beispielsweise auf flüssigen Paraffinen oder fetten Ölen. Gele kühlen gut, aber sie trocknen Ihre Haut bei dauerhafter Anwendung aus.

Lotion	Puder	Schüttelmix	Paste
●●●●●		● ● ● ●	
· · · · ·			● ● ● ●
●●●●●●	●●●●	● ● ● ●	● ● ● ●
O/W, noch mehr Wasser, flüssig	pulvrig	flüssig	fest
· · · · · ·	· · · · · · · · · ·	· · · · · · · · · ·	· · · · · · ●●●●
· · · · · ·	· · · · · · · · · ·	· · · · · · · · · ·	· · · · · · ●●●●
●●●●●●	●●●●●●● · · · · ·	· · · · · · · · · ·	· · · · · · · · · ·
großflächig nässender Ausschlag, Ablösen von Schuppen	oberflächlich nicht nässende oder trockene Ekzeme	trocken oder höchstens noch leicht nässend	leicht nässende bis trockene Ekzeme
akut nässend	von akut bis chronisch	chronisch	von akut bis chronisch

TIPP Umschläge: feucht, fett-feucht oder luftdicht

In der Basistherapie und der äußerlichen Behandlung von Neurodermitis gibt es drei Formen von Umschlägen.

■ **Feuchte Umschläge:** Wenn Ihr Kind oder Sie leichte Entzündungen und nässende Ekzeme haben, kühlen feuchte Umschläge durch Verdunstung, beruhigen die Haut und trocknen sie aus. Das funktioniert mit sauberem, gekühltem Wasser. Doch gekühlte Lösungen mit synthetischen Gerbstoffen (Seite 90) trocknen nässende Stellen schneller, besänftigen den Juckreiz, hemmen leicht Entzündungen und beugen Infektionen vor. Sie sollten feuchte Umschläge nie auf trockener Haut anwenden, weil sie dann noch stärker austrocknet. Sie können herkömmliche Verbände oder enge Kleidungsstücke für feuchte Umschläge verwenden. Diese bleiben auf der Haut, bis fast alle Flüssigkeit verdunstet ist.

■ **Fett-feuchte Umschläge:** Sie lindern starke, möglicherweise schwach nässende Ekzeme, die trockene Krusten bilden, meistens zügig: Fett-feuchte Umschläge liefern der Haut Fett, kühlen und beruhigen sie gleichzeitig. Auch der Juckreiz geht zurück. Vor dem Zubettgehen erhöhen fett-feuchte Umschläge die Chancen, besser zu schlafen. Zudem schützen sie gegen Kratzen. Fett-feuchte Umschläge sollten mindestens eine Stunde einwirken, aber ruhig auch über Nacht. Cremen Sie zunächst mit einer fetthaltigen Creme die erkrankten Hautstellen ein. Diese bedecken Sie mit einem Verband, den Sie vorher befeuchten. Als Flüssigkeiten können Sie Wasser, Antiseptika, Kochsalzlösungen (0,9 %) und synthetische Gerbstoffe einsetzen oder natürliche z. B. aus schwarzem Tee, der lange gezogen hat. Allerdings kann Schwarztee Kontaktallergien auslösen. Zuletzt kommt über den feuchten noch eine Lage trockener Stoff. Sie können normale Verbände zuschneiden oder Schlauchverbände kaufen. Die müssen Sie lediglich überstreifen. Es gibt auch spezielle Neurodermitis-Anzüge, die für fett-feuchte Umschläge nutzbar sind. Bei schweren Ekzemen in akuten Phasen sind fett-feuchte Umschläge mit glukokortikoidhaltigen Cremes (Seite 77) möglich. Die Medikamente wirken dann schneller und stärker. Aber auch die Gefahr für Nebenwirkungen steigt. Solche Umschläge sollten sie nur unter ärztlicher Aufsicht anwenden.

■ **Dichte Umschläge (Okklusionsverbände):** Sie steigern die ebenfalls Wirkung von Pflegemitteln, sollten aber nur bei hartnäckigen, trockenen Ekzemen zum Einsatz kommen – bevorzugt bei solchen an Händen oder Füßen. Zunächst cremen Sie mit einer Pflegecreme die betroffenen Stellen dick ein und umwickeln sie danach mit normaler Haushalts- oder Frischhaltefolie. Zehn bis 20 Minuten später können sie die Folien und die Salbenreste entfernen.

BESONDERE INHALTSSTOFFE

Die Grundlagen von Basistherapeutika bestehen aus verschiedenen Substanzen. Ihnen sind fast immer weitere Inhaltsstoffe beigemischt. Sie sollen die Pflegewirkung verbessern oder eigene Effekte mitbringen. Pflegemittel brauchen keine Zulassung als Arzneimittel. Entsprechend müssen die Hersteller nicht nachweisen, dass sie wirksam sind. Daher gibt es kaum Untersuchungen zu solchen Effekten: Die Einschätzung, wie nützlich einzelne Stoffe sind, beruht meistens auf Erfahrungen.

Harnstoff (Urea pura)

Harnstoff kommt natürlich im menschlichen Körper vor. Die Substanz hält Feuchtigkeit in der Oberhaut fest. In Salben oder Lotionen bewirkt Harnstoff, dass die Haut mehr Feuchtigkeit speichern kann und nicht austrocknet. Bei Neurodermitis vermindert Harnstoff – allein und zusammen mit Natriumchlorid (Kochsalz, NaCl) – die Hauttrockenheit und verringert Rötungen. Das haben Studien gezeigt. In der Basistherapie cremen Sie Ihre Haut ein- bis zweimal täglich dünn mit harnstoffhaltigen Mitteln ein. Als einzige Nebenwirkung ist bekannt, dass die Haut kurzzeitig leicht brennen kann. Bei Kindern bis fünf Jahre tritt das Brennen häufig auf. Bei hohen Konzentrationen kann es schmerzhaft werden. Darum sollten Kinder keine Mittel erhalten, die zehn Prozent Harnstoff oder mehr enthalten (Seite 168). Zur Hautpflege reichen in der Regel zwei bis fünf Prozent. Von offenen Hautstellen, den Schleimhäuten und Augen sollten Sie harnstoffhaltige Mittel fernhalten.

Bevor Sie Kosmetika auf behandelte Stellen auftragen, sollten Sie eine Stunde warten: Zusammen mit Harnstoff gelangen andere Stoffe besser in die Haut. Diesen Effekt können Sie auch zu Ihrem Vorteil nutzen: Gemeinsam mit Harnstoff wirken Glukokortikoide und Calcineurinhemmer schneller und stärker. Allerdings treten Nebenwirkungen dann früher auf. Sprechen Sie mit Ihrem Arzt darüber. Bei Ichtyosis vulgaris kann der Arzt Harnstoff per Rezept verordnen.

Ammoniumlaktat

Ähnlich wie Harnstoff bindet Ammoniumlaktat Wasser in den äußeren Hautschichten. Eine sechsprozentige Creme zeigte in kontrollierten Studien nur geringe Wirkung. Dagegen erhöhte eine zwölfprozentige Emulsion den Fettgehalt, die Elastizität und Festigkeit der Haut. Auch ihre Struktur und Barrierefunktion verbesserten sich. Die Emulsion schwächte zudem Hautverdünnungen ab, die lokal angewendete starke Glukokortikoide verursachen.

Dexpanthenol

Der Körper wandelt Dexpanthenol (D-Panthenol, Panthenol, Pantothenol oder Provitamin B_5) in Pantothensäure um. Sie zählt zu den Vitaminen der B-Gruppe und spielt eine wichtige Rolle im Stoffwechsel der Haut. Dexpanthenol ermöglicht der Haut, mehr Feuchtigkeit zu speichern, und erhöht ihre Elastizität: Die Substanz pflegt, ist gut verträglich, kann aber selten Kontaktallergien auslösen. Zur Basispflege bei Neurodermitis können Sie Produkte mit Dexpanthenol mehrmals täglich auftragen. Möglicherweise beschleunigt die Substanz die Hauterneuerung, fördert die Wundheilung, hemmt Entzündungen und lindert den Juckreiz. Diese Eigenschaften sind nicht sicher erwiesen. Einige Salben mit Dexpanthenol enthalten Parabene als Konservierungsmittel (Seite 75).

Zink

Zinkhaltige Puder, Pasten und Schüttelmixturen kühlen, trocknen die Haut aus und ziehen sie zusammen (adstringierende Wirkung). Geschädigte Hautstellen heilen dadurch schneller ab und Entzündungen lassen nach. Mit Mitteln, die Zinkoxid enthalten, können Sie Ihre Haut pflegen sowie leichte Entzündungen und Ekzeme behandeln, die weder nässen noch infiziert sind. Dazu tragen Sie die Mittel mehrmals täglich dünn auf betroffene Hautstellen auf und decken diese eventuell mit Mull ab. Bevor Sie andere Salben, Cremes oder Ähnliches auftragen, sollten Sie die Pasten abwaschen: Zinkoxid kann verhindern, dass Wirkstoffe äußerlicher Mittel in die Haut gelangen.

Glycerin

Glycerin (Glycerol, Glyzerin) hat eine ölige Beschaffenheit, lässt sich aber gut mit Wasser mischen. Die Industrie setzt den süßlich schmeckenden Stoff vielseitig ein, als Frostschutzmittel, Feuchthaltemittel in Kaugummis oder als Feuchtigkeitsspender in Kosmetika. Weil Glycerin in der Lage ist, viel Feuchtigkeit aufzunehmen, kann es die Haut austrocknen. In Studien veränderte es die Ekzeme nicht. Zwar verbesserte ein 20-prozentiges Glycerinpräparat die Barrierefunktion der Haut. Doch eine Creme mit je vier Prozent Harnstoff und Natriumchlorid schnitt klar besser ab.

Ceramide

Bei Neurodermitis ist die Hautbarriere unter anderem deshalb schwächer, weil es der Oberhaut an Ceramiden mangelt (Seite 33). In einer offenen Studie verbesserte eine äußerliche Behandlung mit Ceramiden bei 22 von 24 Kindern den Hautzustand und die Ekzeme deutlich. Weitere, besonders kontrollierte Studien sind nötig, um diese Wirkung zu abzusichern.

Ungesättigte Fettsäuren

Ein paar pflanzliche Öle, die ungesättigte Fettsäuren enthalten, eignen sich gut zur Pflege trockener Haut (z. B. Nachtkerzensamenöl, Borretschöl). Sie wird dadurch weich und elastisch. Ob die äußerliche Anwendung oder eine Einnahme von Omega-3- oder Omega-6-Fettsäuren die Symptome einer Neurodermitis ab-

schwächt, ist noch nicht ausreichend untersucht (Seite 135).

Allantoin

Allantoin (Alantoin) kommt natürlich im Körper vor. Es beschleunigt den Zellaufbau sowie die Zellneubildung und beruhigt die Haut. Die Substanz ist in vielen Pflegemitteln und Hautcremes enthalten. Zu ihrer Wirkung bei Neurodermitis existieren keine gesicherten Erkenntnisse.

Nikotinamid

Nikotinamid (Niacinamid, Nikotinsäureamid) ist ein chemischer Abkömmling des

---

INFO **Studien-Latein**

Studien unterscheiden sich in Aufbau und Aussagekraft. Hier ein Wegweiser:
- **Randomisierte kontrollierte Studie** (RCT): zufällige Verteilung der Teilnehmer auf Gruppen, die entweder das neue Arzneimittel oder ein vergleichbares Standardmittel oder ein Placebo (wirkstofffreies Mittel) erhalten.
- (Einfach-)**Blindstudie**: Die Versuchspersonen wissen nicht, ob sie die neue Arznei, ein Standardmittel oder ein Placebo bekommen.
- **Doppelblindstudie**: Die Ärzte und Patienten wissen nicht, wer die neue Arznei, ein Standardmittel oder ein Placebo bekommt.
- **Dreifachblindstudie**: Ärzte, Patienten und die auswertenden Personen

wissen nicht, wer was bekommen hat.
- **Offene Studie, Patientenbeobachtung**: Die Patienten erhalten eine Arznei. Sie und ihre Ärzte wissen davon. Ein Vergleich zu anderen Mitteln muss nicht, kann aber stattfinden – etwa Creme mit Wirkstoff auf eine Körperhälfte und auf die zweite Creme ohne Wirkstoff (Vehikel) oder mit einem anderen auftragen (Halbseitenvergleich).

Je stärker Studien verblindet sind, desto höher ihre Aussagekraft. Ohne Verblindung besteht große Gefahr, dass die Erwartungen der Durchführenden – auch ganz unbeabsichtigt – ihre Wahrnehmung beeinflusst und damit Ergebnisse verfälscht.

Vitamins B$_3$ (Niacin). Es heißt auch Vitamin PP für Pellagra verhinderndes Vitamin, weil der Mangel zur Hautkrankheit Pellagra führt. In einem Links-rechts-Vergleich erhöhte eine Creme mit zwei Prozent Nikotinamid den Anteil an Ceramiden und anderen Fetten auf der Haut. Die Hautfeuchtigkeit und -barriere verbesserten sich ebenfalls. Auch hier fehlen weitere Studien, die diese Wirkung absichern.

WASSER, SEIFEN, DUSCHEN

Mit der Zeit sammelt sich auf der Haut Schmutz an. Er bildet zusammen mit Sekreten der Hautdrüsen und abgestoßenem Hornmaterial einen dünnen Film, in dem Bakterien gut gedeihen: Sie verdauen Fette, Zellreste und Bestandteile von Schweiß. Dabei entstehen Substanzen, die strenge Gerüche entfalten können. Ohne Waschen geht es auf Dauer nicht. Doch jede Hautreinigung – schon mit Wasser allein – belastet die Barrierefunktion. Und nur Reinigungsmittel können fettigen Schmutz entfernen. Dabei waschen sie auch wichtige Fette weg. Gerade die Reinigung trockener Haut ist ein Balanceakt: Sie soll die Haut säubern, gleichzeitig möglichst wenig strapazieren und am besten noch pflegen. Bewertungen hautfreundlicher Reinigungsprodukte finden Sie auf www.test.de.

Gefahr für trockene Haut

Bereits zu viel Wasser kann schaden:
- Die Haut verliert viele Fette aus dem Talg und der Hornschicht, umso mehr, je wärmer das Wasser ist.
- Wasser spült auch andere natürliche Stoffe weg, sodass die Haut weniger Feuchtigkeit speichern kann.

Veränderungen der Fettzusammensetzung, im Wassergehalt und des pH-Werts schwächen die Hautbarriere zusätzlich.

Säubern macht die Haut trockener, spröder und anfälliger für Reize von außen. Wie schnell sie zu rebellieren beginnt, entscheiden: Häufigkeit, Dauer, Wassertemperatur, Wasserhärte, Reinigungsmittel, seine Menge, sein pH-Wert und die Hautpflege danach. Manche Reinigungsmittel können die Haut reizen, bei Neurodermitis sogar Schübe auslösen oder Kontaktekzeme verursachen.

Zurückhaltung ist günstig

Letztlich müssen Sie selbst erforschen, mit welchem Maß und Mittel Sie sich am wohlsten fühlen. Das hängt auch von Ihrem Hauttyp ab und dem Stadium der Neurodermitis. Sie können sich nicht darauf verlassen, was andere vertragen und Ihnen empfehlen. Dennoch gibt es Ratschläge, die generell nützlich sind:

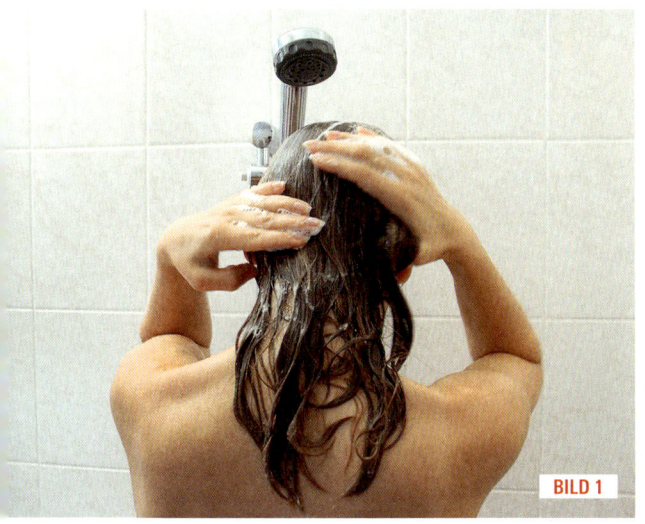

BILD 1

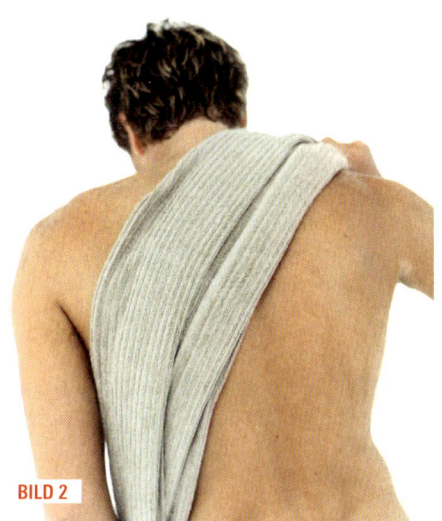

BILD 2

- Waschen (z. B. mit einem Tuch) stresst Ihre Haut weniger als Duschen, und Duschen belastet sie weniger als Baden.
- Sie sollten höchstens einmal am Tag duschen und nicht öfter als drei Mal pro Woche in die Wanne steigen. Mehr schadet trockener Haut.
- Heißes Wasser wäscht mehr Fett ab als kühles. Seine Temperatur sollte nicht höher als 35 °C sein.
- Ihre Dusche sollte nicht länger als zehn Minuten dauern, Ihr Bad maximal 20 Minuten. Je kürzer, desto besser.
- Reinigungsmittel sollten möglichst sanft und pH-neutral sein.
- Reinigungsmittel sollten Sie sparsam einsetzen. Verteilen Sie Ihr Duschmittel gleichmäßig und spülen es nach kurzer Einwirkungszeit wieder sorgfältig ab.
- Um zu verhindern, dass Gerüche entstehen, reicht es aus, die Stellen zu säubern, von denen Düfte ausgehen (Achseln, Genitalbereich, Füße).
- Schaumbäder sind ungünstig, weil sie die Haut stark strapazieren.
- Feste Mittel lassen sich oft leichter sparsam dosieren. Achten Sie bei flüssigen Mitteln darauf, so wenig wie nötig zu verwenden.

- Abrubbeln raubt der Haut Fette und reizt sie. Es ist viel besser, wenn Sie sich mit dem Handtuch nur trocken tupfen.
- Unmittelbar nach dem Säubern ist die Pflege der Haut mit rückfettenden Mitteln absolute Pflicht! Damit geben Sie Ihrer Haut nicht nur die Fette zurück, die sie verloren hat: Die Haut nimmt beim Duschen und Baden auch Feuchtigkeit auf, die anschließend wegen der durchlässigen Hautbarriere schnell verdunstet. Das können fetthaltige Mittel verhindern, weil sie Ihre Haut quasi „versiegeln".

Unnötiges weglassen

Bei der Wahl der richtigen Reinigungsmittel spielen persönliche Vorlieben eine große Rolle: Fühlt es sich gut an auf der Haut? Ist der Duft angenehm? Hinterlässt es nach dem Waschen ein wohliges Gefühl? Doch jede Substanz, die Sie auf Ihre Haut auftragen, kann ihr nützen oder schaden. Grundsätzlich empfiehlt es sich deshalb, zuerst einmal alle Stoffe zu meiden, die häufig Probleme machen und verzichtbar sind – unter anderem Duftstoffe, Konservierungsstoffe, Farbstoffe. Auch die Menge macht das Gift: Bei Reinigungsmitteln ist weniger immer besser.

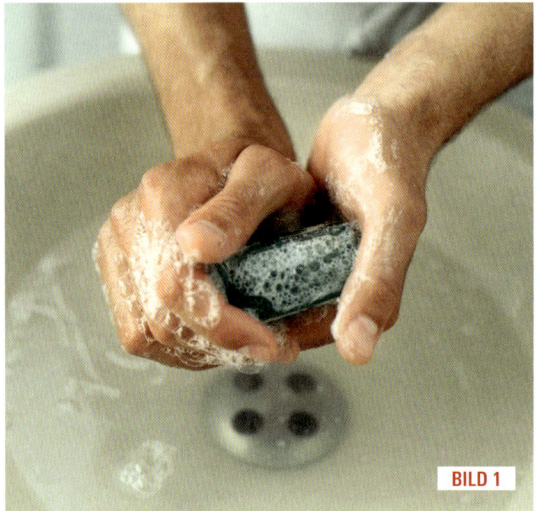

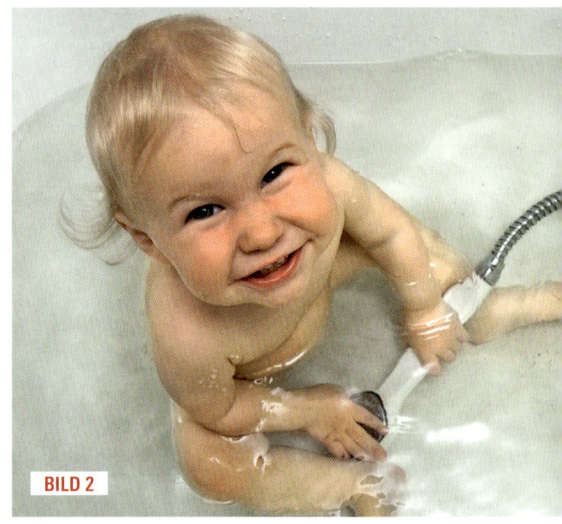

BILD 1

BILD 2

Möglicherweise hat der Härtegrad des Wassers einen Einfluss darauf, welche Menge eines Mittels sich angenehmen anfühlt und wie gut es reinigt (Seite 18).

Syndets sind oft schonender

Natürliche Seifen oder Tenside können die Haut von Personen mit Neurodermitis strapazieren: Seifen reagieren mit Wasser alkalisch. Sie stören den Säureschutzmantel. Davon erholt sich trockene Haut langsamer, weil sie sowieso schon gestresst ist. Deshalb raten viele Hautärzte bei Neurodermitis von natürlichen Seifen ab. Doch es gibt Betroffene, die damit besser zurechtkommen als mit synthetischen.

Synthetische Tenside (Syndets) lassen sich leicht auf den pH-Wert der Haut abstimmen. Viele von ihnen säubern sehr mild und trotzdem gut. Ausnahmen sind aggressive, reizende und stark entfettende Tenside wie Natriumlaurylsulfat.

Ölbäder, Duschöle und Waschcremes

Reinigungsprodukte wie Duschcremes, Duschöle, Handwaschcreme und -öle arbeiten mit Lipiden, um den Fettverlust auszugleichen. Leider geben sie der Haut nur einen Teil der Fette zurück, die sie

beim Waschen verliert. Fetthaltige Mittel können die Hautpflege nach dem Duschen oder Baden also nicht vollständig ersetzen. Das gilt auch für Ölbäder, also Badezusätze mit Pflegeölen. Unter Zeitdruck oder bei Kindern, die manchmal ungeduldig sind, können Duschcremes, Ölbäder und Konsorten hilfreich sein. Generell ist es besser, normal zu baden oder duschen, sich anschließend abzutupfen und mit rückfettenden Mitteln einzucremen. Ist noch Harnstoff im Spiel, halten die Cremes mehr Feuchtigkeit in der Haut zurück. Ölbäder dürfen Sie nicht gleichzeitig mit Seifen oder Syndets verwenden, sonst geht die rückfettende Wirkung verloren. Ihr Ölbad geben Sie in die Wanne, sobald Sie das Wasser aufdrehen. So verteilt es sich am besten. Wassertemperaturen um 32 °C sind optimal. Beim Aussteigen müssen Sie achtgeben, dass Sie nicht ausrutschen: Alle Ölbäder (siehe Kasten) machen Wannen glitschig! Sie enthalten Öle aus Erdnüssen, Soja, Jojoba oder anderen Pflanzen. Wenn Sie gegen deren Inhaltsstoffe allergisch sind, dürfen Sie entsprechende Bäder nicht verwenden. Solche mit Substanzen aus Erdnüssen stehen im Verdacht, das Risiko für

BILD 1 „Seife" ist nicht gleich „Seife" – achten Sie auf den pH-Wert
BILD 2 Ölbäder können bei Kindern die Hautpflege vereinfachen

Erdnussallergien zu erhöhen. Manche Ölbäder enthalten noch weitere Stoffe wie
Polidocanol (Seite 90) oder Dexpanthenol
(Seite 62). Sie beruhigen die Haut und stillen den Juckreiz. Bei großflächigen Hautverletzungen, akuten Hautkrankheiten,
Fieber, infektiösen Erkrankungen, Herz-
schwäche oder Bluthochdruck sollten Sie
mit vorher mit Ihrem Arzt sprechen.

BADEN WIE CLEOPATRA

Ob die Pharaonin unter Neurodermitis litt, ist nicht überliefert. Doch Cleo-
patra badete hautfreundlich: Dienerinnen
füllten ihre Wanne nicht allein mit schnö-
dem Wasser! Ihre Hoheit aalte sich in einem Gemisch aus Eselsmilch, edlen Ölen
und Wasser. Eine zeitgemäße Variante ist,
in jede Wanne einen Liter Vollmilch und
100 Milliliter kalt gepresstes Olivenöl zu
geben. Günstig sind Wassertemperaturen
vom maximal 35 Grad und Badezeiten von
höchstens zehn Minuten. Anschließend
sollten Sie sich trocken tupfen oder die
Flüssigkeit abperlen lassen. Zwar schwimmen auf dem Cleopatra-Bad Fettaugen,
was moderne Badezusätze vermeiden.
Wenn's Haut und Seele guttut, spricht
nichts gegen das majestätische Rezept.

Shampoos

Das richtige Shampoo für trockene, womöglich schuppende Kopfhaut zu finden,
kann zur Forschungsaufgabe werden. Viele Shampoos arbeiten mit Ölen, Harnstoff,
lokalen Betäubungsmitteln und anderen
Zusätzen. Einige Menschen mit Neurodermitis verwenden auch Babyshampoos,
weil diese sehr mild sind. Nur Ausprobieren hilft, das Beste für Ihre Kopfhaut zu
finden. Klar ist, dass Sie auch hier Zusätze
wie Parfüms eher meiden sollten.

INFO **Emulsions- und Spreitungsbäder**

- **Emulsionsbäder** enthalten Öl und
wasserfreundliche (hydrophile) Tenside.
Durch sie verteilen sich die Öltröpfchen
gleichmäßig in der Badewanne. Eine
Öl-in-Wasser-Emulsion entsteht. Die
feinen Tröpfchen pflegen die Haut während des Bads und beim Aussteigen
legt sich noch ein Film auf sie.
- **Spreitungsbäder** kommen häufig
ohne Tenside oder Emulgatoren aus.
Dadurch sind sie oft verträglicher für
die Haut. Die Öle in Spreitungsbädern

bilden einen Film auf der Wasserober-
fläche. Er wirkt erst beim Verlassen der
Wanne pflegend, wenn sich das Öl auf
die Haut legt. Viele Badende finden
Emulsionsbäder angenehmer. Dafür
sollen Spreitungsbäder besser rückfet-
ten. Bei beiden heben Reinigungsmittel
wie Seifen und Syndets den Pflegeef-
fekt auf. Er geht auch verloren, wenn
Sie sich danach abtrocknen oder trocken tupfen. Lassen Sie die Flüssigkeit
abtropfen und Ihre Haut trocknen.

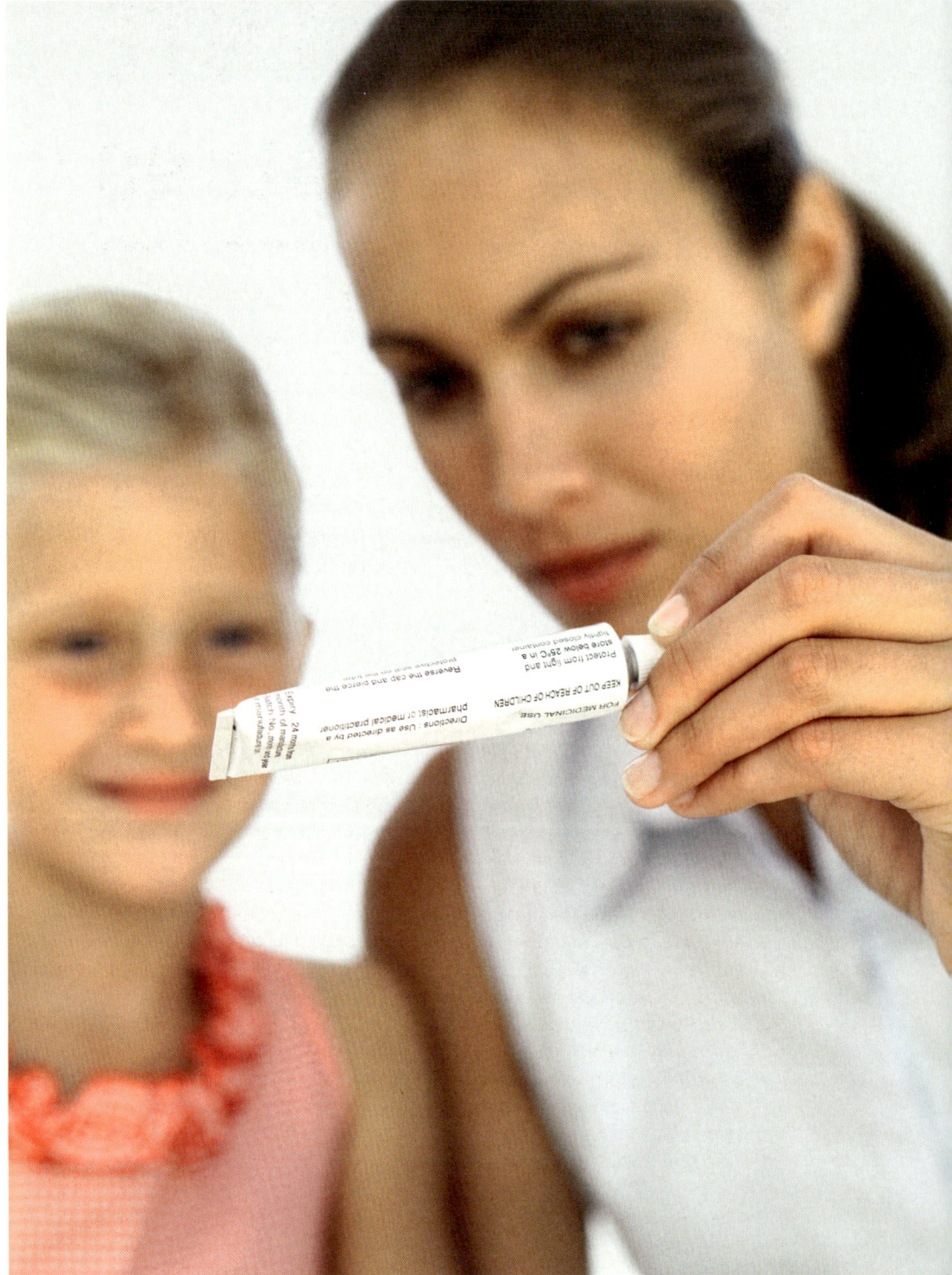

MEDIKAMENTE ZUR BEHANDLUNG

Wenn die Basistherapie nicht ausreicht, helfen Medikamente weiter. Sie können Neurodermitis zwar nicht heilen, ihr dafür viel Biss nehmen: Optimale Behandlungen erreichen, dass Ihre Ekzeme und Ihr Juckreiz über Monate verschwinden. Doch es gibt kein Mittel, das bei allen anschlägt. Welche Medikamente für Sie am sinnvollsten sind, hängt von der Wirksamkeit, der individuellen Verträglichkeit und der Schwere Ihrer Neurodermitis ab.

WAS MUSS EINE BEHANDLUNG ERREICHEN?

Die Therapie der Neurodermitis hat klare Ziele: Sie soll Ihre Beschwerden maximal lindern, ohne dass Nebenwirkungen auftreten. Medikamente allein können das nicht leisten. In der Regel ist es nötig, dass Sie mehrere Methoden kombinieren – Basistherapie, medikamentöse Behandlung, Vermeiden von Auslösern, Nutzen günstiger Einflüsse, Hilfsmittel wie geeignete Kleidung und Entspannungstechniken oder Psychotherapie. Doch jede Behandlung stößt irgendwann an ihre Grenzen. Auch wenn unseriöse Quellen gerne das Gegenteil behaupten: Es existiert kein Mittel und kein Verfahren, das eine Neurodermitis für immer und ewig ins Reich lästiger Erinnerungen verbannt. Aber eine optimale Therapie drängt die Ekzeme und den Juckreiz stark zurück.

Keine Therapie von der Stange

Menschen sprechen unterschiedlich gut auf Medikamente an. Patient X quälen Nebenwirkungen, während Patient Y mit der gleichen Dosis überhaupt nichts bemerkt. Bei Neurodermitis zeigt sich das besonders deutlich, weil die Veränderungen der Haut und im Immunsystem so verschieden sind. Deshalb gibt es auch kein standardisiertes Vorgehen – keine Behandlung von der Stange. Die Therapie muss genau auf Sie und Ihre Haut zugeschnitten sein. Die Schwere und Größe Ihrer Ekzeme, der Verlauf Ihrer Neurodermitis und Ihr Alter entscheiden darüber, welche Mittel am ehesten Erfolg versprechen. Dennoch folgen die individuell gestalteten Behandlungen bei Neurodermitis einem generellen Vierstufenplan.

STUFENTHERAPIE DER NEURODERMITIS

Stufe	Symptome	Behandlung
I	Haut-trockenheit	■ Basistherapie ■ Patientenschulung ■ Vorbeugung
II	Leichte Ekzeme Erste Zeichen von Juckreiz	Wie Stufe I plus: ■ Äußerliche Glukokortikoide (Klassen I – II) ■ Calcineurinhemmer* ■ Mittel gegen Juckreiz Antiseptische Mittel
III	Wiederkehrende Ekzeme und Juckreiz	Nötige Mittel aus Stufe II plus: ■ Äußerliche Glukokortikoide (Klassen II – III), Calcineurinhemmer, ■ psychosomatische Beratung
IV	Dauerhafte schwere Ekzeme	Nötige Mittel aus Stufe III plus: ■ Innerliche Therapie (z.B. Ciclosporin, Glukokortikoide etc.) ■ UV-Therapie**

* Calcineurinhemmer (Pimecrolimus, Tacrolimus) bevorzugt an Problemstellen (Gesicht, Hautfalten), sonst nur, wenn Glukokortikoide nicht wirken oder Nebenwirkungen verursachen.

** Eine UV-Therapie kann möglicherweise schon ab Stufe II angebracht sein, aber nicht bei Kindern.

KEINE TABUS!

Weil Personen extrem unterschiedlich auf verschiedene Therapien ansprechen, sind strikte Verbote nur hinderlich. „Kein Kortison", „keine Tabletten" bringen eine Behandlung so wenig weiter wie Einschränkungen nach der Art „nur Salben", „nur pflanzliche Mittel" oder „nur Entspannung".

Was ist noch wichtig?

Klar, der Erfolg und die Verträglichkeit stehen an erster Stelle, wenn Sie sich mit Ihrer Ärztin oder Ihrem Arzt für eine Behandlung entscheiden. Sprechen Sie an, was Sie sich von der Therapie erhoffen. Realistische Einschätzungen der Erfolgsaussichten und der eigenen Disziplin beugen Enttäuschungen vor. Wichtig ist nämlich auch, was auf Sie zukommt: Komplizierte, belastende Behandlungen machen es schwerer als einfache, „bei der Stange zu bleiben" – sie nach den Anweisungen des Arztes auszuführen und erfolgreich zu beenden. Möglicherweise haben Sie die Wahl zwischen weitgehend gleichwertigen Therapien oder Varianten? Für Ihre Entscheidung können einige Dinge eine Rolle spielen:

■ Wie sehr belastet Sie eine Behandlung? Bei manchen müssen Sie sich öfter eincremen oder für Kontrollen zum Arzt, bei anderen seltener. Cremes können auf der Haut sichtbar sein – was viele als zusätzliche Belastung empfinden. Einige Therapien erfordern, dass Sie gleichzeitig und regelmäßig mehrere Mittel richtig anwenden. Behandlungen verlangen unterschiedlich viel Disziplin, schränken die Freiheit verschieden stark ein und lassen sich deshalb besser oder schlechter in den Alltag integrieren.

■ Wie lange geht eine Behandlung? Das hängt natürlich prinzipiell davon ab, wie schnell sich Ihre Neurodermitis bessert. Doch die voraussichtlichen Längen üblicher Behandlungen unterscheiden sich.

■ Sind andere Schwierigkeiten zu erwarten? Während bestimmter Behandlungen dürfen Sie beispielsweise nicht in die Sonne. Es wäre wenig glücklich, damit vor einem Urlaub im Süden zu beginnen. Therapien sollten so weit wie möglich mit Freizeitaktivitäten vereinbar sein.

■ Wenn Sie noch Medikamente wegen anderer Erkrankungen nehmen müssen, kann das Behandlungen komplizierter machen oder ganz ausschließen.

■ Wie teuer ist eine Behandlung? Auch die Kosten, die auf Sie zukommen, können unterschiedlich hoch ausfallen.

TIPP   Die „richtigen" Ärzte

Jeder erwartet von seinen Ärzten Vertrauen, Respekt und vollen Einsatz. Wenn Sie sich vergewissert haben, dass das Spezialgebiet passt, können Ihnen folgende Fragen bei der Einschätzung helfen, ob es auch für Sie die richtige Ärztin/der richtige Arzt ist:

■ Wie viel Zeit nimmt er sich?

■ Welche Fragen stellt er?

■ Kommt zur Sprache, worunter Sie ganz persönlich am stärksten leiden? Wenn Ihr Kind betroffen ist, sollte er mit ihm dem Alter angemessen über die Erkrankung und ihre Behandlung reden.

■ Hakt er auch einmal nach?

■ Informiert er Sie über Erfolgsaussichten, Risiken, Behandlungsdauer, Häufigkeit der Untersuchungen und Ihre Kosten?

■ Gibt er Ihnen Tipps für den Alltag?

■ Fördert er Ihr positives Denken? Damit steigen die Chancen auf Erfolg.

■ Sagt er, wenn er sich einmal nicht sicher ist oder sich erst noch weiter informieren muss?

Ärzte sind aber auch auf Ihre Mithilfe angewiesen. Wenn Sie alles notieren, was Ihnen im Zusammenhang mit Ihrer Krankheit auffällt, liefern Sie ihnen wichtige Anhaltspunkte. Zudem können Sie selbst nachfragen, um sich mit Ihren Ärzten sicher zu fühlen und zu bekommen, was Sie erwarten:

■ Wie gut kennt er sich mit einer Krankheit aus?

■ Welche Erfahrungen besitzt er mit einer Behandlungsmethode?

■ Was können Sie selbst für Ihre Besserung tun?

Chronische Erkrankungen stellen aber nicht nur Betroffene, sondern häufig auch Ihre Therapeuten auf eine harte Probe: Schließlich sind die meisten Mediziner dazu ausgebildet, Krankheiten zu heilen. Die „Mission Heilung" kann bei chronischen Erkrankungen nicht erfolgreich sein. Selbst wenn es unbegründet ist, zehrt das Gefühl zu versagen an den Kräften. Ärzte können sich aus Selbstschutz von „Unheilbaren" unbewusst innerlich abwenden. Statt immer wieder nachzufragen und neue Behandlungsvarianten aufzutun, versuchen sie beispielsweise, das Leid der Patienten zu bagatellisieren: „So schlimm ist es nun auch nicht", „Sie sind ja nicht der/die Einzige, der/die das hat", „Damit müssen Sie jetzt halt leben". Möglicherweise äußern sie sich sogar abfällig: „Stellen Sie sich doch nicht so an" oder „Wenn Sie sich wirklich Mühe geben, geht das schon". Das Vertrauensverhältnis zwischen Arzt und Patient kann dann gestört sein.

Dafür sollten Sie als Patient etwas Verständnis aufbringen und selbst aktiv werden: Sprechen Sie Ihren Arzt ganz ruhig auf solche Probleme an. Erklären Sie ihm genau, was Sie stört. Wenn er einsichtig und verständnisvoll reagiert, besteht eine Chance, gemeinsam unter neuen Vorzeichen weiterzumachen. Nehmen Sie sich aber auch zu Herzen, was der Arzt Ihnen sagt. Wenn es zwischen zwei Menschen knirscht, ist selten einer allein daran schuld. Auch fachliche Schulungen (Seite 117) können das Patient-Arzt-Verhältnis verbessern. Sonst bleibt nur, den Arzt zu wechseln. Dieser Schritt ist gut zu überdenken: Schließlich müssen Sie mit einem neuen Therapeuten wieder fast von ganz vorne anfangen.

Die äußerliche Behandlung

Die äußerliche Behandlung heißt auch örtliche, lokale oder topische Therapie. Sie hat den Vorteil, dass die Medikamente nur genau auf die Hautstellen kommen, wo sie auch wirken sollen. Ins Blut und den restlichen Körper gelangt von den Wirkstoffen wenig oder im besten Fall gar nichts. Damit beschränken sich Nebenwirkungen normalerweise nur auf den Behandlungsort. So sind unerwünschte, ungünstige Wirkungen recht leicht einzelnen Medikamenten zuzuordnen und zu kontrollieren.

Wirkstärke und Hautstelle

In lokalen Behandlungen macht es einen Unterschied, wo die Ekzeme sitzen: Je dünner die Haut ist, desto stärker die Wirkung – und desto höher das Risiko, dass Nebenwirkungen auftreten. Als „Problemstellen" (Seite 73) gelten das Gesicht, Bereiche mit dünner, behaarter, feuchter Haut und Hautstellen, die einander ständig berühren. Hier wirken Medikamente kräftig, weil ihre Wirkstoffe flink in die Haut schlüpfen. Daher lassen auch unerwünschte Wirkungen nicht so lange auf sich warten. Vorsichtig sollten Sie ebenfalls bei der empfindlichen Haut von Säuglingen und Kleinkindern sein. Dagegen hat die Haut der Handflächen und Fußsohlen eine dicke Hornschicht, so dass pharmazeutische Wirkstoffe nur schwer in tiefe Schichten vordringen. An dickhäutigen Arealen lässt sich die Wirkung von Medikamenten mit fett-feuchten Umschlägen steigern (Seite 60).

„PROBLEMSTELLEN" BEI DER ÄUSSERLICHEN BEHANDLUNG

Einige Hautbereiche gelten als „Problemstellen" in der Behandlung der Neurodermitis: Hier ist die Haut so dünn und so kräftig durchblutet, dass sie Wirkstoffe extrem gut aufnimmt. Dadurch treten relativ schnell Nebenwirkungen auf. Das trifft hauptsächlich für die folgenden Hautstellen zu:

- Gesicht (besonders Mund- und Augenregion, Lider)
- Große Körperbeugen (Achselhöhlen, Kniekehlen)
- Leistenregion
- Gesäßfalte
- Genitalbereich
- Unterhalb der weiblichen Brust
- Bei Jungen und Männern zählt zusätzlich die Haut am Hodensack zu den „Problemstellen", bei Säuglingen die gesamte Haut am Kopf.

Die innerliche Behandlung

Bei innerlichen Behandlungen kommen die Wirkstoffe aus Tabletten, Kapseln, Tropfen, Säften und anderen Flüssigkeiten über Magen und Darm in die Blutbahn – oder direkt per Spritze und Infusion. Die Wirkstoffe verteilen sich dann im ganzen Körpersystem. Darum heißen innerliche Behandlungen auch „systemische". Sie können überall Nebenwirkungen auslösen. Daher finden systemische Therapien nur bei schwerer Neurodermitis statt – also wenn äußerliche Medikamente keine befriedigende Besserung bringen. In der Regel unterstützen aber die Basistherapie und äußerliche Mittel die innerlichen Therapien.

Ausnahmen bilden systemische Antihistaminika: Viele Menschen mit leichter oder mäßiger Neurodermitis nehmen sie ein, um ihren Juckreiz einzudämmen. Ebenso können systemische Behandlungen mit speziellen Mitteln nötig sein, wenn Bakterien oder Viren zu schweren zusätzlichen Infektionen geführt haben.

Medikamente: Worauf Sie achten sollten

Jedes Medikament, das in der Behandlung von Neurodermitis vorkommt, hat seine speziellen Stärken und Schwächen. Darauf gehen die Abschnitte zu den einzelnen Wirkstofffamilien und Wirkstoffen ein. Lassen Sie sich trotzdem auch von Ihrem Arzt die Wirkstoffe der Medikamente erklären, die er Ihnen verschreibt. Einen Überblick über die wichtigsten Produkte,

BILD 1 Medikamente und Schutzimpfungen passen nicht immer zusammen
BILD 2 Auch selbstgekaufte Mittel können zu Wechselwirkungen führen

ihre Vor- und Nachteile finden Sie im Anhang (Seite 186). Wie die Stiftung Warentest zu ihren Bewertungen kommt, erfahren Sie in knapp und vereinfacht auf Seite 76 sowie ausführlich unter www.test.de/themen/gesundheit-kosmetik/medikamente/methodik.

Zusätzlich gibt es aber auch grundsätzliche Risiken im Umgang mit Medikamenten. Die meisten können Sie umschiffen. Bei anderen ist es wichtig, dass Sie die Anzeichen erkennen, um rechtzeitig und richtig zu reagieren.

- Lagern Sie Medikamente in der Originalverpackung samt Beipackzettel, wie es die Hersteller empfehlen – in der Regel „kühl und trocken" (15 bis 25°C, nicht im Badezimmerschrank bei hoher Luftfeuchtigkeit und schwankenden Temperaturen).
- Schützen Sie Arzneimittel vor Schwankungen der Temperatur und Luftfeuchtigkeit sowie vor direktem Sonnenlicht.
- Für Kinderhände sollten alle Medikamente unerreichbar sein.
- Versuchen Sie zu vermeiden, dass Keime in Salben oder Cremes gelangen – etwa durch ungewaschene Hände.
- Wenn das Verfallsdatum überschritten ist, sollten Sie Arzneien nicht mehr verwenden.

Zusätzliche Krankheiten, mehrere Medikamente, Impfungen und Allergietests

Wenn zusätzlich zur Neurodermitis chronische Krankheiten wie Diabetes oder Bluthochdruck vorliegen, können bestimmte Medikamente kontraindiziert sein. Das heißt, sie dürfen nicht zum Einsatz kommen, weil sie unter diesen Bedingungen schädlich sind. Ihr Arzt sollte zur Sicherheit über alle aktuellen Krankheiten Bescheid wissen und er muss sämtliche Medikamente kennen, die Sie verwenden. Viele, teils völlig unterschiedliche Medikamente beeinflussen sich gegenseitig in der Wirkung. Sie können sich abschwächen oder so verstärken, dass sie zusammen gefährliche Wirkungen entfalten. Je mehr Mittel Sie zugleich anwenden, desto höher steigt das Risiko für unerwünschte Wirkungen.

Am besten zeigen Sie Ihrem Arzt Ihre rezeptfreien und rezeptpflichtigen Mittel oder die Verpackungen. Das empfiehlt sich genauso vor Allergietests oder Schutzimpfungen. Manche Mittel verfälschen die Ergebnisse oder verhindern, dass ein Impfschutz eintritt.

Allergische Reaktion und anaphylaktischer Schock

Personen mit Neurodermitis neigen verstärkt zu allergischen Reaktionen. Im einfachsten Fall löst ein äußerliches Mittel eine örtliche Kontaktallergie aus – ein allergisches Kontaktekzem (Seite 42).

Ebenso können Medikamente sehr starke allergische Reaktionen im ganzen Körper auslösen: Der Rachen kribbelt. Die Haut fängt überall an zu jucken. Auf ihr bilden sich Quaddeln. Im Körper können sich die Gefäße so stark erweitern, dass kaum noch Blut ins Herz zurückströmt. Dann fällt der Blutdruck ab und der

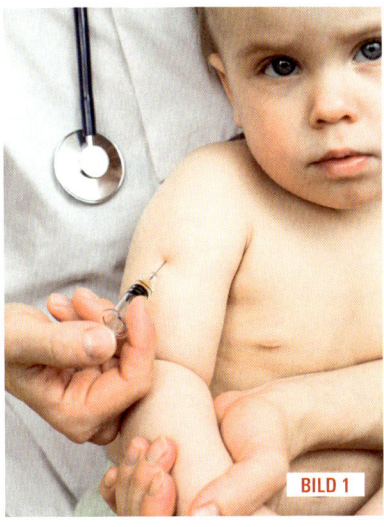

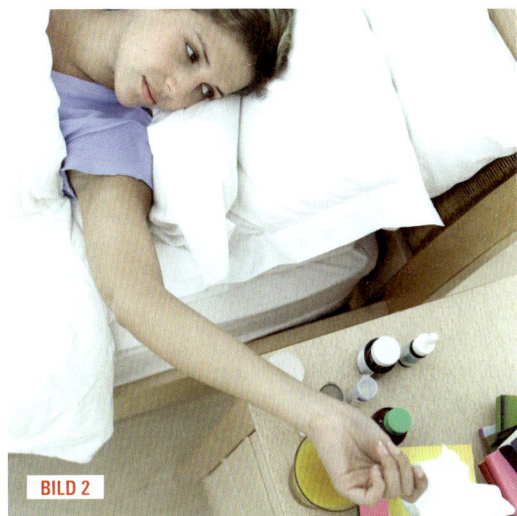

BILD 1

BILD 2

Kreislauf kann zusammenbrechen. Die Schleimhäute schwellen an, besonders in den Atemwegen. Schweißausbrüche, Schwindel, Benommenheit und Übelkeit kommen dazu. Bei solchen Beschwerden, die einen drohenden anaphylaktischen Schock kennzeichnen, müssen Sie unbedingt sofort den Notarzt (Telefon 112) alarmieren. Eine anaphylaktische Schockreaktion kann zu bleibenden Schäden und sogar zum Tod führen.

Auslöser sind nicht allein die Wirkstoffe von Medikamenten. Konservierungsmittel und andere Hilfsstoffe in Cremes, Salben und innerlichen Medikamenten können ebenfalls allergische Reaktion verursachen.

STICHWORT: PARABENE

Parabene sind Konservierungsmittel mit einer Eigenheit: An ihnen sitzt eine bestimmte chemische Gruppe in einer bestimmten räumlichen Position – der Parastellung. Viele Menschen reagieren allergisch auf diese Stoffe. Unglücklicherweise besitzen auch viele andere Arzneimittel (z. B. Benzocain und Procain), Konservierungsmittel (z. B. p-Hydroxybenzoesäure in Lebensmitteln) und Textilfarbstoffe so

eine Paragruppe. Dadurch kann es zu Kreuzallergien kommen: Wenn Sie gegen einen der Parastoffe allergisch sind, können Sie ebenso auf die anderen – also auch auf Parabene – allergisch reagieren, selbst wenn Sie Ihnen vorher noch nie begegnet sind.

Verkehr und Beruf

Einige Medikamente machen benommen oder schläfrig. Im Verkehr und wenn Sie im Beruf rasch handeln müssen, dürfen Sie solche Mittel nicht verwenden. Bei der Behandlung der Neurodermitis betrifft das hauptsächlich die Antihistaminika der 1. Generation (Seite 97). Hier können Sie leicht auf neuere Wirkstoffe ausweichen, die Ihre Aufmerksamkeit nicht einschränken.

Säuglinge, Kleinkinder, Schwangerschaft und Stillzeit

Für viele Medikamente fehlen Erkenntnisse, wie sie im frühen Kindesalter, der Schwangerschaft und Stillzeit wirken. Auch zu möglichen Risiken in diesen Lebensabschnitten gibt es häufig keine wissenschaftlichen Studien. Eine ganze Reihe von Mitteln ist für Säuglinge und Kleinkinder gar nicht zugelassen und wird einfach aus Erfahrung eingesetzt. Doch Kinder sprechen auf Wirkstoffe häufig anders an als Erwachsene. Wie sich das in ihrer Behandlung bei Neurodermitis niederschlägt, finden Sie in Kapitel 9.

INFO **So bewerten wir und Qualitätskriterien für Studien**

Unsere Beurteilungen beruhen auf den internationalen Standards zur evidenzbasierten Medizin (EBM). Sie definieren Kriterien für mehrere Stufen, auf denen die Beweiskraft für die Wirksamkeit von Substanzen und Methoden von der ersten Stufe bis zur letzten abnimmt:

- Sie sind in der Standardliteratur aufgeführt – in anerkannten medizinischen, therapeutischen und pharmakologischen Fachbüchern.
- Zu ihnen gibt es mindestens eine Übersichtsarbeit auf der Basis methodisch hochwertiger, kontrollierter und randomisierter Studien.
- Mindestens eine methodisch hochwertige, kontrollierte und randomisierte Studie mit großer Teilnehmerzahl hat die Wirksamkeit festgestellt.
- Es ist mindestens eine methodisch hochwertige, kontrollierte Studie ohne Randomisierung vorhanden.
- Es existieren andere Daten wie Beobachtungsstudien ohne Kontrollgruppe oder experimentelle Studien.

Anhand dieser Daten und ihrer Qualität ordnet die Stiftung Warentest medizinische Methoden und Medikamente in vier Gruppen ein. Sämtliche Bewertungen von Produkten zur Neurodermitis finden Sie in den Listen im Anhang. Vereinzelt, besonders bei Naturheilmitteln und komplementärmedizinischen Verfahren, tauchen sie auch im Text auf. Zur Hervorhebung stehen sie dann in Anführungszeichen wie z. B. „geeignet" oder „wenig geeignet":

- **Geeignet:** hoher therapeutischer Nutzen, positives Nutzen-Risiko-Verhältnis, sehr guter Erprobungsgrad
- **Auch geeignet:** therapeutische Wirksamkeit erwiesen, Erprobungsgrad geringer (neue Wirkstoffe) oder es gibt günstigere Alternativen, die besser verträglich sind beziehungsweise solche, die keine Zusatzstoffe ohne medizinische Nutzen (z. B. Konservierungsstoffe) enthalten.
- **Mit Einschränkung geeignet:** therapeutische Wirksamkeit vorhanden, aber möglicherweise noch nicht ausreichend belegt oder geringer, Risiken nicht gut einschätzbar oder höher
- **Wenig geeignet:** therapeutische Wirksamkeit nicht ausreichend belegt, geringes Nutzen-Risiko-Verhältnis oder unsinnige Kombination vor Wirkstoffen

Für die Bewertungen müssen Studien bestimmte Kriterien erfüllen:

- Sie müssen prospektiv sein, also „in die Zukunft gerichtet": Die Studie wirft erst während ihres Verlaufs Daten ab, die zur Klärung vorher festgelegter Fragen beitragen. (Bei retrospektiven Studien werten Forscher bereits vorhandene Daten aus, die oft teils aus Studien zu anderen Fragestellungen stammen.)
- Sie müssen randomisiert sein: Ein Zufallsprinzip verteilt die Studienteilnehmer auf verschiedene Gruppen.
- Sie müssen kontrolliert sein: Es findet ein Vergleich statt zwischen dem neuen Arzneimittel (Verum) und einem etablierten Medikament mit gleichartiger Wirkung (Standard) oder einem Mittel ohne Wirkstoff (Placebo).
- Die Frage(n), die es zu klären gilt, muss/müssen vorher feststehen und ebenso der Endpunkt der Studie.
- Eine statistische Auswertung muss eine geringe Irrtumswahrscheinlichkeit ergeben.

ÄUSSERLICHE BEHANDLUNG MIT GLUKOKORTIKOIDEN

Hormone sind Botenstoffe, die zahlreiche Prozesse im menschlichen Körper steuern oder beeinflussen. Einige davon stellt die Nebennierenrinde her, darunter die Glukokortikoide. Sie gehören zur Familie der Steroidhormone und erfüllen viele lebenswichtige Aufgaben. Der bedeutendste Vertreter beim Menschen ist das Cortisol (Hydrocortison). Es spielt eine Rolle im Zucker-, Fett- und Eiweißstoffwechsel. Aus den natürlichen Glukokortikoiden haben Pharmakologen künstliche Abkömmlinge entwickelt. Sie tragen Namen wie Dexamethason, Prednisolon, Fluorcortolon oder Betamethason. Pharmakologisch korrekt heißen Glukokortikoide eigentlich Glukokortikosteroide. In der Umgangssprache laufen sie häufig unter der Bezeichnung Kortison.

UNTERSCHIEDLICH STARK
Die Wirkstärke von Glukokortikoiden unterscheidet sich bei lokalen und innerlichen Anwendungen: Ein Wirkstoff, der als Tablette stark wirkt, kann in einer Creme oder Salbe auf der Haut eine viel schwächere Wirkung entfalten.

Glukokortikoide gelten als „geeignet" für kurzzeitige Behandlungen bei Neurodermitis. Sie zählen hier zu den wichtigsten Medikamenten. Die Stoffe verhindern, dass der Körper einige jener Botenstoffe herstellen kann, die Entzündungen und

Allergien vorantreiben. Entsprechend lassen entzündliche und allergische Reaktionen nach – einschließlich des Juckreizes. Zusätzlich teilen sich die Zellen der Haut langsamer, so dass sie weniger oder gar nicht mehr schuppt.

NON-RESPONDER

Bei einem kleinen Prozentsatz von Patienten wirken Glukokortikoide nicht, obwohl sie die Mittel korrekt einsetzen. Personen, die auf bestimmte Behandlungen nicht ansprechen, heißen „Non-Responder". Ihr Anteil liegt je nach Therapie unterschiedlich hoch, in der Regel aber unter einem von 100 Patienten.

Wirkstärke und Stärkeklassen

Der wichtigste Unterschied zwischen den Glukokortikoiden in der äußerlichen Anwendung besteht in ihrer Stärke. Die Wirkstoffe verteilen sich von „schwach" bis „sehr stark" auf vier Klassen (siehe Tabelle). Die Gefahr für Nebenwirkungen steigt mit der Stärke, Behandlungsdauer und in Abhängigkeit von der Hautstelle: Die dicke Haut an den Händen und Füßen durchdringen die Wirkstoffe nur schwer. Nebenwirkungen erscheinen hier später als im Gesicht oder anderen „Problemstellen". An ihnen sollten Sie Glukokortikoide aus Klasse 3 und 4 gar nicht oder nur ausnahmsweise verwenden.

Die Behandlung der Neurodermitis stützt sich hauptsächlich auf Wirkstoffe aus Klasse 2. Welcher Wirkstoff im Einzelfall am sinnvollsten ist, muss Ihr Arzt entscheiden. Bei sehr schweren Fällen von Neurodermitis werden Glukokortikoide auch innerlich eingesetzt (Seite 100).

STÄRKEKLASSEN LOKALER GLUKOKORTIKOIDE

Klasse		Wirkstoff
I	schwach wirkende Glukokortikoide	■ Hydrokortison ■ Prednisolon
II	mittelstark wirkende Glukokortikoide	■ Clocortolon ■ Dexamethason ■ Flumetason ■ Fluprednidin ■ Hydrokortisonbutyrat ■ Hydrokortisonbuteprat ■ Methylprednisolon aceponat ■ Prednicarbat ■ Triamcinolon
III	stark wirkende Glukokortikoide	■ Amcinomid ■ Betamethason ■ Desoximethason ■ Diflucortolon ■ Fluocinolon ■ Fluocinomid ■ Mometason
IV	sehr stark wirkendes Glukokortikoid	■ Clobetasol

Zubereitungen beeinflussen die Stärke

Die Zubereitung und die Grundlage von Mitteln zur äußerlichen Anwendung – die sogenannte Formulierung – unterstützen die Wirkung der Glukokortikoide besser oder schlechter. Wegen ihres hohen Fettgehalts ziehen die Wirkstoffe aus Salben besser in die Haut ein als aus den fettarmen Tinkturen und Lotionen. Gele und Cremes liegen dazwischen. Die Formulierungen entscheiden auch über die bevorzugten Einsatzgebiete:

- Salben und Cremes helfen gut bei chronischer Neurodermitis mit Schuppenbildung. Ihre Pflegewirkung unterstützt den Effekt der Glukokortikoide. Wenn Sie Ihrer Haut noch zusätzlich eine gute Basispflege zukommen lassen, können Sie möglicherweise sogar die Menge an Glukokortikoiden verringern, ohne Wirkung einzubüßen.
- Tinkturen und Lotionen kommen hauptsächlich zum Einsatz bei akuten Schüben, die mit nässenden Hautveränderungen verbunden sein können.
- Schaumpräparate sind bei Ekzemen an der Kopfhaut günstig.

Gefahren und Risiken

Bis in die 1980er Jahre verschrieben viele Ärzte starke Kortisone – Wirkstoffe aus der Familie der Glukokortikoide – großzügig, in hohen Dosen und auch für langfristige Behandlungen. Deshalb traten häufig ernste Nebenwirkungen auf. Heute setzt die Medizin die Substanzen dosierter ein und fast immer nur für kurze Zeit. Zusätzlich stehen bei modernen Wirkstoffen die Nutzen und Risiken in einem günstigeren Verhältnis zueinander als bei vielen älteren Substanzen. Das hat die Häufigkeit und die Schwere von Nebenwirkungen beträchtlich verringert.

„Kortisonangst" führt zu Fehlern

Völlig unproblematisch sind Glukokortikoide dennoch nicht. Bei korrektem Gebrauch stehen aber die Vorteile klar im Vordergrund. Nebenwirkungen wie dünne Haut, Dehnungsstreifen oder Pusteln erscheinen frühestens nach vier bis sechs Wochen. Nur an den „Problemstellen" (siehe oben) geht das schneller. Vorsicht sollten Sie bei Säuglingen und Kleinkindern walten lassen.

Aber eine „Kortisonangst" ist übertrieben und führt sogar zu Fehlern: Behandlungen, die mit schwachen Glukokortikoiden zu beginnen, schlagen oft nicht befriedigend an. Viele Patienten steigen darum nach einiger Zeit auf stärkere Mittel um. Dadurch erhöhen sich die Behandlungsdauer, die Gesamtdosis an Glukokortikoiden und das Risiko für Nebenwirkungen. Sinnvoller ist der umgekehrte Weg – mit stärkeren Glukokortikoiden anzufangen und nach wenigen Tagen auf schwächere überzugehen. Auch Verdünnungen von Glukokortikoidcremes können unerwünschte Effekte auslösen, weil sie die Balance der Zusammensetzung verändern. Zudem steigt die Gefahr, dass in den Cremes Bakterien oder Pilze wachsen.

FETT-FEUCHTE UMSCHLÄGE MIT VERDÜNNTEN GLUKOKORTIKOIDEN

Fett-feuchte Umschläge sind hauptsächlich in der Basistherapie der Neurodermitis sinnvoll (Seite 53).

Bei schwerer oder hartnäckiger Neurodermitis speziell an den Händen oder Füßen können sie in akuten Phasen für kurze Zeit aber auch mit einem verdünnten mittelstarken Glukokortikoid hilfreich sein. Die Ekzeme klingen rasch ab, weil die Wirkstoffe mit fett-feuchten Wickeln besser in die Haut eindringen. Dadurch erhöht sich jedoch die Gefahr für Nebenwirkungen. Die Verdünnung des Glukokortikoids gleicht diese Gefahr zum Teil aus. An Händen und Füßen sind solche Behandlungen ambulant möglich. Woanders dürfen sie nur unter ärztlicher Aufsicht in einer Klinik stattfinden.

Der therapeutische Index: Nutzen und Nachteile im Vergleich

Der therapeutische Index gibt das Verhältnis der erwünschten zu den unerwünschten Wirkungen an. Deutsche Fachleute haben ihn für die acht Glukokortikoide bestimmt, die am häufigsten in der äußerlichen Behandlung vorkommen.

Die Wirkstoffe lassen sich in zwei Kategorien einteilen. In Kategorie 1 ist das Verhältnis etwa „ausgeglichen" – die Nutzen und Risiken halten sich die Waage. Bei Wirkstoffen der Kategorie zwei überwiegen dagegen die erwünschten Wirkungen äußerlicher Anwendungen deutlich gegenüber den unerwünschten.

- Kategorie 1: Hydrocortison, Betamethasonvalerat, Triamcinoloacetonid, Clobetasolproprinionat
- Kategorie 2: Prednicarbat, Methyprednisolonaceponat, Mometasonfuroat, Hydrocortisonbutyrat

Nebenwirkungen und Einschränkungen

Wenn Sie starke Glukokortikoide plötzlich absetzen, können Sie einen Rückfall erleiden: Ihre Ekzeme machen sich wieder so breit wie vor der Behandlung. Früher empfahlen Ärzte dagegen das „Ausschleichen": Patienten sollten immer weniger Glukokortikoide einsetzen oder stufenweise auf immer schwächere Mittel umsteigen, bis Sie ohne Glukokortikoide auskommen. Heute gilt als besser, die Abstände zwischen den Behandlungen langsam zu vergrößern (intermittierende oder proaktive Behandlung, Seite 83).

DIE OPTIMALE DOSIS

Die Gefahr für Nebenwirkungen sollte so niedrig sein, wie es nur geht. Für die akute Phase der Neurodermitis gibt es dazu eine allgemeine Grundregel zur Dosierung: Setzen Sie so viel Ihres Mittels ein, wie nötig ist, um die gewünschte Wirkung zu erreichen, aber gleichzeitig so wenig wie möglich, um sie zu erzielen.

Mögliche Nebenwirkungen langfristiger und wiederholter Anwendungen

Wenn Sie eine der folgenden Veränderungen bei sich oder Ihrem Kind entdecken, sollten Sie mit Ihrem Arzt reden:

- Die Haut wird dünn, brüchig und leicht verletzlich („Pergamenthaut", Hautatrophie)
- Die kleinen Äderchen unter der Haut erweitern sich, so dass kleine rote Punkte oder Striche sichtbar werden (Teleangiektasien)
- Im Bindegewebe bilden sich Risse, die ähnlich wie Schwangerschaftsstreifen aussehen (Striae)
- Viele akneähnliche Pickel zeigen sich auf der Haut (Steroid-Akne) oder eine bestehende Akne verschlimmert sich
- Pilze und Herpesviren infizieren die Haut häufiger
- Wunden heilen langsamer, besonders offene Stellen an den Unterschenkeln in Verbindung mit Venenschwäche.

„Glukokortikoidsucht" im Gesicht

Nach längeren, oft unkontrollierten Anwendungen von Glukokortikoiden im Gesicht kann sich die Haut rund um den Mund (= perioral) entzünden. Dann erscheinen dort Knötchen und Bläschen. Sie blühen noch prächtiger auf, sobald Sie das Mittel weglassen. Die meisten fangen deshalb wieder an, sich mit ihrem Glukokortikoid einzucremen. Dennoch legt die Entzündung weiter an Intensität zu. Viele Verzweifelte steigern nun die Glukokortikoiddosis: Ein Teufelskreislauf bahnt sich an. Abhilfe bringt einzig, das Mittel radikal abzusetzen – trotz erblühender Bläschen. Im Gesicht sollten Sie also Glukokortikoide gar nicht oder nur mit äußerster Vorsicht einsetzen. Allerdings können auch andere Hautstellen „süchtig" werden und sich an Glukokortikoide „gewöhnen".

Sofort zum Arzt

Gefahrenzonen sind auch die Augen und ihre nähere Umgebung. Sie sollten möglichst von Glukokortikoiden verschont bleiben. Anderenfalls kann sich nach längerem Einsatz die Linse im Auge trüben (grauer Star) oder der Augeninnendruck kann ansteigen (grüner Star, Glaukom). Wenn sich Ihre Sehschärfe verschlechtert, sollten Sie sich so rasch es geht an einen Augenarzt wenden. Die Zeit drängt besonders, wenn das Auge oder der Kopf noch zusätzlich schmerzt oder ein starker Sehkraftverlust eintritt: Es kann sich um einen akuten Glaukomanfall handeln. Er gilt als medizinischer Notfall, bei dem eine sofortige Behandlung nötig ist. Das ist auch der Fall, wenn bei Ihnen Hautausschlag, Juckreiz, Herzrasen, Atemnot, Schwäche und Schwindel auftreten.

 GLUKOKORTIKOIDE BEEINFLUSSEN DEN PRICKTEST

Bei Personen, die sich mit Glukokortikoiden eincremen, fallen die Reaktionen in Pricktests schwächer aus, die in Epikutantests werden ganz unterdrückt. Wenn Sie Glukokortikoide verwenden, sollte Ihr Arzt das vor solchen Untersuchungen erfahren.

Gegenanzeigen

Glukokortikoide können selten zu Sensibilisierungen und Allergien führen. Ein paar

Präparate enthalten Parabene als Konservierungsmittel (Seite 75). Bei einem Trommelfellriss dürfen Sie Glukokortikoide nicht am Ohr einsetzen. Bei folgenden Einschränkungen kommen Glukokortikoide nicht in Betracht:

- bakterielle Hautentzündung
- ein Ausschlag infolge einer Impfung, Pilzinfektion oder einer „Kupferfinne" (Rosacea)
- Windpocken
- Gürtelrose (Zoster)
- Nur Säuglinge: Hautentzündung im Windelbereich

Kindesalter, Schwangerschaft und Stillzeit

Einzelheiten zu Kindern finden Sie im 9. Kapitel (Seite 161). Generell dürfen Behandlungen mit starken Mitteln hier nur in berechtigten Ausnahmefällen stattfinden. Substanzen aus Klasse 3 sollten Sie höchstens fünf Tage verwenden, Mittel aus Klasse 4 gar nicht: Sehr starke Glukokortikoide können das Knochenwachstum von Säuglingen und Kleinkindern verlangsamen, wenn sie mehr als vier Wochen angewendet werden. Schwangere sollten Glukokortikoide nur einsetzen, wenn es der Arzt für unbedingt erforderlich hält. Es ist ratsam, nur Wirkstoffe aus Klasse 1 oder 2 zu benutzen. Stillende Mütter sollten die Mittel nicht in der Nähe der Brustwarzen auftragen.

Bewährte Behandlungsformen

In örtlichen Behandlungen von Neurodermitis mit Glukokortikoiden haben sich drei Vorgehensweisen besonders bewährt:

- **Stufentherapie:** Sie wenden für drei bis fünf Tage ein stark wirkendes Mittel an. Danach steigen Sie auf ein schwächeres Mittel um und anschließend so bald wie möglich auf ein Präparat, das kein Glukokortikoid enthält.
- **Tandemtherapie:** Parallel zu Ihrem wirkstoffhaltigen Mittel benutzen Sie täglich noch ein wirkstofffreies Pflegemittel – also morgens die Glukokortikoidcreme und abends das Pflegeprodukt.
- **Intervalltherapie:** Hier lösen sich Phasen mit und ohne Wirkstoff ab. Sie wechseln beispielsweise nach zwei bis vier Tagen Behandlung von einem Glukokortikoidpräparat zu einem Mittel ohne Wirkstoff.

Sehr gute Erfolge bei mittelschwerer und schwerer Neurodermitis erzielt die „proaktive" oder „intermittierende" Therapie (Seiten 83, Kasten).

Möglichst dünn und begrenzt auftragen

Glukokortikoide sollten Sie möglichst dünn und nur auf die erkrankten Hautstellen auftragen. Großflächige Anwendungen, die nur ausnahmsweise stattfinden sollten, muss der Arzt anordnen. Die eingecremte Fläche sollte weniger als ein Fünftel der Körperoberfläche einnehmen. Wenn größere Bereich betroffen sind, können Sie Ihren Körper in Zonen unterteilen. Die einzelnen Zonen erhalten dann abwechselnd – also jeweils an verschiedenen Tagen – eine Glukokortikoidbehandlung.

Einmal täglich reicht fast immer
Es genügt fast immer, sich einmal täglich mit glukokortikoidhaltigen Mitteln einzucremen. Mehrfache Anwendungen steigern die Wirkung laut Studien nur unbedeutend. In Ausnahmen können Sie Glukokortikoide dennoch zweimal täglich einsetzen – etwa bei einer Intervalltherapie in der akuten Phase. Häufigere Anwendungen sind nicht ratsam. Allgemein gilt – von ärztlich verordneten Ausnahmen abgesehen – für die äußerliche Behandlung mit Glukokortikoiden:

- Keine Anwendung ohne ärztliche Anweisung oder wenn, dann höchstens das schwächste Mittel
- Keine ununterbrochene Langzeitbehandlung

TIPP   **Behandlung vor/nach der Behandlung**

Übliche, „reaktive" Behandlungen beginnen, sobald Ekzeme auftauchen. Doch auch zwischen den Schüben ist die Haut nicht völlig in Ordnung: Die Hautbarriere funktioniert nur dürftig, sodass die Haut zu viel Feuchtigkeit verliert. Unter ihr schwelen zusätzlich ganz leichte Entzündungen, obwohl keine Ekzeme sichtbar sind. Therapien, die jetzt eingreifen – also bevor Krankheitszeichen erneut in Erscheinung treten –, heißen „proaktiv" oder „intermittierend". Bei Neurodermitis können sie die Zeit bis zum nächsten Schub erheblich verlängern und die Zahl der Schübe verringern:

In kontrollierten Studien bekamen teils mehr als der Hälfte der Patienten mit mittelschwerer oder schwerer Neurodermitis im ersten Jahr keinen Schub mehr. Proaktive Therapien gehören zu den erfolgreichsten jüngeren Konzepten in der Neurodermitisbehandlung. Die Leitlinien der deutschen Fachgesellschaften empfehlen sie. Die Vorgehensweise ist bei Erwachsenen und Kindern wirksam.

Wenn Sie häufig unter Schüben oder Ekzemen leiden, können Sie in Absprache mit Ihrem Arzt eine intermittierende (Nach-)Behandlung ins Auge fassen. Dabei setzen Sie Ihre Mittel nicht völlig ab, wenn Ihre Ekzeme abgeheilt sind. Stattdessen cremen Sie sich nur noch an zwei Tagen in der Woche mit den Medikamenten ein. Das ist über längere Zeiträume möglich. In Studien geschah es bis zu einem ganzen Jahr. Zusätzlich sollten Sie Ihre Basistherapie mit rückfettenden Pflegemitteln konsequent durchführen. Neurodermitis lässt sich prinzipiell mit Glukokortikoiden oder Calcineurinhemmern (Seite 86) proaktiv behandeln.

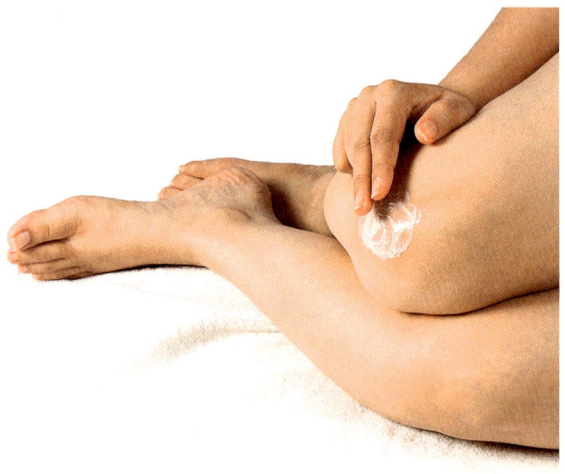 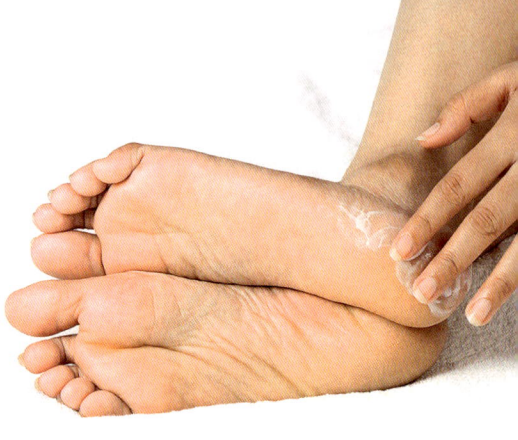

BILD 1   BILD 2

- Nur die betroffenen Stellen eincremen – keine großflächige Behandlung
- Mittel so dünn wie möglich auftragen
- Nur einmal täglich eincremen
- Im Gesicht, Genitalbereich, an den Achseln, Ell- und Kniebeugen sowie an der Unterseite der Oberarme höchstens Anwendungen von Substanzen aus Klasse 1 oder kurzfristig aus Klasse 2
- Bei Besserung auf eine Intervalltherapie (siehe oben) oder ein schwächeres, möglichst glukokortikoidfreies Mittel umsteigen
- Behandlungen mit Glukokortikoiden nach längerer Anwendung nicht abrupt abbrechen
- Eine gute Basispflege der Haut kann die benötigte Menge an äußerlichen Medikamenten verringern, ohne Wirkung einzubüßen
- Wenn keine Besserung eintritt, andere Möglichkeiten mit dem Arzt besprechen
- Bei Anzeichen von Nebenwirkungen zum Arzt gehen, um bleibende Schäden zu vermeiden

KORTISONTAGEBUCH

Bei Intervalltherapie und der Zonenbehandlung kann ein Kortisontagebuch

sehr nützlich sein. Darin schreiben Sie auf, wann, wo und wie oft Sie wie viel von Ihrem Mittel auftragen. So verlieren Sie nie den Überblick. Oft treten Nebenwirkungen – speziell Hautverdünnung – nur in Erscheinung, weil Patienten ihre Mittel versehentlich länger anwenden, als vom Arzt verordnet.

Zusätze und Wirkstoffkombinationen

Manche Präparate enthalten neben Glukokortikoiden weitere Substanzen. Ein paar davon unterstützen lediglich die Aufnahme der Glukokortikoide in die Haut. Andere sind Wirkstoffe, die eigene, zusätzliche Wirkungen mitbringen. Solche Kombipräparate eignen sich höchstens in Spezialfällen. Die Anwendung von zwei Medikamenten mit je einem Wirkstoff (Monopräparate) ist generell sinnvoller: Monopräparate lassen sich flexibler einsetzen und feiner aufeinander abstimmen.

Harnstoff, Propylenglykol und Salizylsäure

Harnstoff und Salizylsäure weichen und lockern die Hornschicht der Haut auf. So erleichtern sie Glukokortikoiden den Weg in die Haut und verstärken ihre Wirkung.

BILD 1 + 2 Wirkstoffhaltige Cremes sollten Sie dünn und begrenzt auftragen – wichtig ist, den Hautzustand, z. B. die Dicke, zu berücksichtigen

- Die Kombination mit Harnstoff, der den Feuchtigkeitsgehalt der Haut erhöht, ist nützlich und bei Neurodermitis geeignet. Sie macht ein schwaches Glukokortikoid zu einem mittelstarken.
- Propylenglykol dient ebenfalls als „Penetrationsvermittler": Es verstärkt die Wirkung von Glukokortikoiden und verbessert ihren Durchtritt durch die Haut.
- Salizylsäure kann über die Haut auch ins Blut gelangen, die Nieren schädigen und sogar zu Vergiftungserscheinungen führen. Kombinationen mit Glukokortikoiden kommen allenfalls bei Erwachsenen mit stark verhornenden (hyperkeratotischen) Hand- und Fußekzemen in Betracht. Sie sollten solche Präparate nur zeitlich begrenzt anwenden.

Mittel gegen Bakterien

Manche Präparate kombinieren Glukokortikoide mit Mitteln gegen Bakterien (Antibiotika). Die Kombinationen bekämpfen Neurodermitis nicht besser als Präparate, die nur das Glukokortikoid enthalten. Medizinische Vorteile gegenüber zwei Monopräparaten haben sie nicht. Außerdem können lokale Antibiotika zu Kontaktallergien führen und zu Resistenzen bei den Erregern. In beiden Fällen scheiden die Wirkstoffe für spätere äußerliche wie innerliche Behandlungen aus. Somit sind diese Kombinationen höchstens bei Hautinfektionen und Ausschlägen nützlich, die Bakterien verursacht haben, aber nur zu Beginn der Behandlung.

Andere Mittel vereinen Glukokortikoide und Antiseptika (Seite 93) fest miteinander. Monopräparate sind besser. Dennoch können Antiseptika in Cremes und Salben dazu beitragen, die Besiedlung von Ekzemen durch das Bakterium Staphylokokkus aureus (Seite 93) zu reduzieren. Manchmal verbessert sich Neurodermitis dadurch. Für zeitlich befristete Behandlungen infizierter Ekzeme kommen diese Kombipräparate infrage.

Mittel gegen Pilze

Bestimmte Ekzeme sind bei Neurodermitis mit einem Hautpilz infiziert (Seite 108). Ob das so ist, stellen Ärzte mit Tests und Mikroskopen fest. Fällt das Ergebnis positiv aus, müssen Sie gegen die Mikroorganismen vorgehen. Pilzen macht prinzipiell auch eine fixe Kombination aus Glukokortikoid und Antipilzmittel das Leben schwer. Wegen der Glukokortikoide sollte sie aber nicht länger als eine Woche zum Einsatz kommen. Weil Behandlungen gegen Pilze so gut wie immer länger dauern, sind Monopräparate nützlicher.

ÄUSSERLICHE BEHANDLUNG MIT CALCINEURINHEMMERN

Die Wirkstoffe Pimecrolimus und Tacrolimus unterdrücken bestimmte Reaktionen des Immunsystems. Daher heißen sie Immunmodulatoren oder Immunsuppressiva, aber auch topische Calcineurinantagonisten oder Calcineurinhemmer. Pimecrolimus und Tacrolimus hemmen Signalwege, in denen der Botenstoff Calcineurin eine Rolle spielt. In älteren Quellen heißt Pimecrolimus manchmal Ascomycin.

Keine Mittel der ersten Wahl

Calcineurinhemmer kommen für Sie vor allem dann in Betracht, wenn Glukokortikoide nicht einsetzbar sind, keine zufriedenstellende Besserung erreichen oder schwere lokale Nebenwirkungen verursachen. Pimecrolimus und Tacrolimus gelten nicht als Mittel der ersten Wahl, weil sie erst seit 2002 zugelassen sind. Daher ist über mögliche Langzeitnebenwirkungen noch nichts bekannt. Es bestehen Befürchtungen, die Mittel können bei äußerlicher Anwendung Krebs erregen. Dafür fanden neuere Untersuchungen keine Hinweise. Ganz ausgeräumt ist dieser Verdacht noch nicht (siehe Kasten).

An problematischen Hautbereichen haben lokale Calcineurinhemmer aber klare Vorteile gegenüber Glukokortikoiden: Im Gesicht und anderen „Problemstellen" (Seite 73) sind sie besser verträglich. Hier sind Calcineurinhemmer für viele Ärzte die Mittel der ersten Wahl.

INFO **Krebsgefahr!?**

„Das Mittel kann Krebs auslösen." Es gibt wohl kaum eine Warnung, die mehr erschreckt. Grundlegend lässt sich leider nicht völlig ausschließen, dass Tacrolimus und Pimecrolimus Krebs auslösen können. Ob diese Gefahr aber bei äußerlichen Anwendungen besteht, können selbst Fachleute kaum abschätzen: Die Einnahme von Tacrolimus, Pimecrolimus und andern Wirkstoffen, die auf gleiche Weise das Immunsystem unterdrücken, kann prinzipiell das Risiko für UV-Licht-bedingten Hautkrebs und für Lymphdrüsenkrebs (Lymphome) erhöhen. Bei rein äußerlicher Anwendung unterdrücken die Mittel Immunreaktionen im Körper aber nicht, sondern wirken primär antientzündlich in der Haut. Tierversuche mit hohen Dosen an systemischem Tacrolimus oder Pimecrolimus führten zu einer erhöhten Bildung von Tumoren. Bei innerlichen Anwendungen können die Ärzte hohe Mengen der Wirkstoffe im Blut von Tieren oder Patienten nachweisen. Je mehr das Blut enthält, desto höher steigt das Risiko für für Krebs.

Bei Neurodermitis werden Tacrolimus und Pimecrolimus nur äußerlich eingesetzt. Auch so können sie, insbesondere bei großflächiger Anwendung, ins Blut gelangen. Die Blutwerte liegen aber erheblich niedriger als bei systemischen Anwendungen. Teils sind die Mittel gar nicht nachweisbar. Von Pimecrolimus gelangt weniger ins Blut als von Tacrolimus. Davon finden Ärzte nur dann gefährlich hohe Konzentrationen im Blut, wenn die Hautbarriere noch schlechter funktioniert als bei Neurodermitis. Tacrolimus und Pimecrolimus sind noch keine zehn Jahre für die Therapie der Neurodermitis verfügbar. Langzeiterfahrungen fehlen. Aktuell laufen Langzeitstudien mit vielen Patienten zur äußerlichen Anwendung, aber noch nicht lange genug, um endgültige Aussagen zu machen. Neue Übersichtsarbeiten (2010) brachten keine Belege dafür, dass die äußerliche Anwendung ein erhöhtes Krebsrisiko nach sich zieht. 2005 erließ die amerikanische Gesundheitsbehörde FDA aus Sicherheitsgründen eine Vorschrift. Seither müssen die Produktinformationen der Mittel davor warnen, dass ein Krebsrisiko nicht auszuschließen sei. Die FDA weist aber darauf hin, dass unbekannt ist, wie stark äußerliche Anwendungen das Immunsystem unterdrücken. Die europäische Zulassungsbehörde EMA klammert ein Krebsrisiko ebenfalls nicht gänzlich aus. Doch sie bewertet die Mittel etwas positiver: Anhand ihrer Sicherheitsprüfungen überwiegen die Nutzen der äußerlichen Behandlung die Risiken. Die Behörde empfiehlt aber, die Medikamente mit Vorsicht und als Mittel zweiter Wahl einzusetzen, um potenzielle Risiken so gering zu halten wie möglich.

So stark wie Glukokortikoide

Pimecrolimus wirkt bei Erwachsenen etwa so stark wie schwache örtliche Glukokortikoide. Es kann eine leichte bis mittelschwere Neurodermitis mildern. Die Wirkung von Tacrolimus liegt im Bereich der mittelstarken bis starken Glukokortikoide: Es kann eine mittelschwere bis schwere Neurodermitis in Zaum halten. Die Salben oder Cremes tragen Sie jeweils morgens und abends dünn auf Ihre erkrankten Hautstellen auf. Achten Sie darauf, dass die Mittel nicht an die Schleimhäute geraten. Nach dem Eincremen sollte man sich die Hände waschen.

Innerhalb von einer bis drei Wochen sollten sich Ihre Ekzeme deutlich verbessern oder völlig verschwinden. Anschließend kann eine tageweise Nachbehandlung (Seite 83) mit Calcineurinhemmern sinnvoll sein: Sie verlängert die Zeit bis zum nächsten Schub und verringert die

Tage, an denen Ekzeme plagen. Wenn sich nach zweiwöchiger Tacrolimus-Behandlung oder nach einer sechswöchigen mit Pimecrolimus so gut wie nichts getan hat, sollten Sie mit Ihrem Arzt über die Therapie sprechen.

Nachteile und Nebenwirkungen

Während der Behandlung sollten Sie sicherheitshalber die Sonne meiden oder sich gut vor ihr schützen. Pimecrolimus und Tacrolimus machen die Haut möglicherweise empfindlicher für UV-Licht. Sonnenschutzmittel und Kosmetika dürfen Sie erst in einem Abstand von zwei Stunden vor oder nach Pimecrolimus und Tacrolimus auf die Haut auftragen. Alternativ können Sie Ihre Haut mit Kleidung abdecken. Ein Hut mit breitem Rand schirmt auch das Gesicht ab. Im Sommer sollte Ihre „Schutzkleidung" locker und luftig sein.

Tacrolimus vermindert die Reaktion im Prick-Test (Seite 44): Die Quaddeln fallen deutlich kleiner aus. Auch für Pimecrolimus ist das nicht auszuschließen. Wenn Sie einen Allergietest machen wollen und eines der Mittel verwenden, müssen Sie das Ihrem Arzt erzählen. Zu Impfungen empfehlen Fachleute einen Sicherheitsabstand von zwei Wochen, damit sich der Impfschutz vollständig ausbildet.

Nebenwirkungen

Am häufigsten tritt nach dem Eincremen ein vorübergehendes Erwärmen, Röten oder Brennen an den behandelten Hautstellen auf. Es klingt meistens innerhalb

der ersten Woche ab. Ein paar Gläschen Bier, Wein oder andere Alkoholika können das Brennen der Haut allerdings etwas verstärken. In folgenden Fällen sollten Sie ihren Arzt informieren:

- Wenn sich Ihre Haut stärker rötet und zu jucken beginnt. Vereinzelt reagieren Personen allergisch auf Pimecrolimus und Tacrolimus.
- Wenn sich behandelte Hautstellen taub anfühlen, kribbeln oder schmerzen.
- Wenn Sie erste Anzeichen von Bläschen, Pusteln oder anderen Entzündungen entdecken. Calcineurinhemmer erhöhen die Gefahr für Herpesinfektionen.

Gegenanzeigen

Wenn sie auf Antibiotika der Makrolid-Gruppe (z. B. Erythromycin) allergisch reagieren, dürfen Sie Calcineurinhemmer nicht verwenden. Unter folgenden Bedingungen muss Ihr Arzt Nutzen und Risiken dieser Mittel sehr sorgfältig abwägen. Häufig ist ihr Einsatz dann unmöglich.

- Wenn aktuell eine PUVA-Therapie (UV-B oder UV-A-Strahlen in Kombination mit Psoralen) läuft
- Wenn die Haut unnatürlich durchlässig ist (Netherton-Syndrom)
- Wenn eine Neigung zu Herpesinfektionen besteht.

Kinder und Schwangerschaft

Pimecrolimus und 0,03-prozentige Tacrolimus-Präparate dürfen laut Zulassung frühestens ab dem 3. Lebensjahr örtlich zum Einsatz kommen, 0,1-prozentige Tacrolimus-Cremes oder -Salben erst ab dem 17. Lebensjahr. In Studien erhielten allerdings schon Kinder bis hinab zu einem Alter von nur drei Monaten Tacrolimus oder Pimecrolimus. Verträglichkeit und Wirkung waren sehr gut. Doch dabei handelte es sich um „off-label"-Anwendungen (siehe Kasten). Weil Langzeitergebnisse fehlen, empfiehlt noch keine der deut-

schen Fachgesellschaften den Einsatz bei ganz jungen Kindern. Er kann nur mit dem Einverständnis der Eltern auf Eigenverantwortung des Arztes stattfinden.

Schwangere und stillende Mütter sollten diese Medikamente zur Sicherheit nicht verwenden. Die vorliegenden Daten reichen nicht aus, um theoretische Gefahren zweifelsfrei auszuschließen.

INFO   STICHWORT: „off-label use"

Off-label use ist ein zulassungsüberschreitender Einsatz eines Medikamentes. Pharmaunternehmen fassen Anträge auf Zulassung eines Arzneimittels meist sehr eng: Sie beschränken sich auf nur ein oder sehr wenige Anwendungsgebiete. Denn für jede Krankheit sind eigene klinische Tests nötig. Die kosten viel Geld und Zeit. Die Folgen sind vielfältig: Für viele seltene Krankheiten lohnen sich die Kosten des Zulassungsprozesses nicht. Bei Erkrankungen, für die sehr schnell neue Wirkstoffe entwickelt werden, dauert das Verfahren zu lang. Dann setzen Ärzte manchmal Wirkstoffe „off-label" ein – ohne Zulassung. In der Krebstherapie finden beispielsweise häufig „off-label"-Anwendungen statt, aber ebenso in der Kinderheilkunde: Die Wirkung vieler Medikamente ist nämlich nur an Erwachsenen getestet. „Off-label"-Anwendungen können unsicher sein, was die Wirkungen und

Nebenwirkungen angeht. Doch manche basieren auf langjährigen, positiven Erfahrungen. Bei anderen gibt es teils gute Studien, die den Einsatz medizinisch rechtfertigen können. Für bestimmte Fälle empfehlen die Leitlinien der Facharztgesellschaften sogar „off-label"-Therapien. Das bietet den Patienten etwas Sicherheit – aber ebenso den Ärzten: Sie haften vor dem Gesetz dafür, dass der „off-label"-Einsatz medizinisch angemessen ist und für mögliche Nebenwirkungen. Unter bestimmten Umständen müssen Krankenkassen die Kosten für „off-label"-Therapien übernehmen.
Eine Kostenerstattung kann erfolgen, wenn:
■ Eine schwerwiegende Krankheit vorliegt.
■ Andere Therapien nicht verfügbar oder ausgeschöpft sind.
■ Gesicherte wissenschaftliche Daten eine Aussicht auf Erfolg nahelegen.

WEITERE MITTEL ZUR ÄUSSERLICHEN BEHANDLUNG

Lokale Betäubungsmittel

Lokale Betäubungsmittel (Lokalanästhetika) machen die Hautoberfläche unempfindlicher. Sie lähmen die Nervenenden und -fasern unter der Hautoberfläche, so dass Schmerz, Druck, Jucken, Kälte und Wärme weniger spürbar sind.

Polidocanol

Polidocanol eignet sich, um den Juckreiz bei Neurodermitis zu behandeln. Wenn die Haut aufgekratzt ist, können Sie den Wirkstoff zusammen mit Harnstoff verwenden. Polidocanol dringt dann besser ein und Harnstoff pflegt die strapazierte Haut. Sie kann nach dem Kontakt mit Harnstoff allerdings zeitweise brennen und schuppen.

Polidocanol ist als Bestandteil von Salben, Ölbädern und als Schüttelmixtur erhältlich. Tragen Sie die Mittel nach Bedarf auf Ihre juckenden Hautstellen auf. Viele Patienten geben an, dass der Wirkstoff ihren Juckreiz gut bis sehr gut lindert. Kontrollierte Studien existieren aber nicht. Polidocanol ist gut verträglich und führt nur sehr selten zu Überempfindlichkeitsreaktionen oder Allergien. Stillende Mütter dürfen die Substanz nicht auf die Brust auftragen.

Benzocain

Benzocain hat einige ungünstige Eigenschaften: Das lokale Betäubungsmittel löst sehr häufig Kontaktallergien aus.

Zudem gehört es zu den Parastoffen. Bei Menschen, die auf andere Parastoffe (z. B. Parabene) allergisch reagieren, können Kreuzallergien auftreten. In der örtlichen Behandlung von Neurodermitis sollte niemand den Wirkstoff verwenden.

Synthetische Gerbstoffe

Gerbstoffe hemmen leichte Hautentzündungen und lindern den Juckreiz. Es gibt natürliche (Seite 132) und synthetische Gerbstoffe (synthetisches Tannin, Tamol). Zu ihrer Wirksamkeit bei Neurodermitis gibt es keine kontrollierten Studien, sondern lediglich Anwendungsbeobachtungen. Um den Juckreiz zu dämpfen, setzen Ärzte synthetische Gerbstoffe deshalb nur in Einzelfällen ein. Sie sind als Cremes, Lotionen, Puder und flüssige Badezusätze erhältlich.

Durch Gerbstoffe verlieren die Eiweiße an der Oberfläche wunder Hautstellen ihre Wasserhülle und gerinnen. Eine Art trockener Schorf entsteht. Zusätzlich zieht sich die Haut zusammen (adstringierende Wirkung). Sie gibt dann weniger Schweiß und Flüssigkeit ab. Nässende Wunden trocknen und schließen sich schneller. Außerdem finden Bakterien und Pilze nicht mehr so viel Nährstoffe in der Haut: Sie können geronnene Eiweiße gar nicht oder nur schwer verdauen.

Nach dem Auftragen kommt es gelegentlich zu Rötung, Brennen und Juckreiz. Gerbstoffe dürfen nicht ins Auge gelangen. Einige Mittel enthalten Parabene als Konservierungsmittel (Seite 75).

PUDER NIE AUF NÄSSENDE HAUT
Sie sollten niemals Puder auf nässende Hautstellen streuen: Die Pulver verklumpen durch die Feuchtigkeit. Es können Krusten entstehen, unter denen sich Entzündungen verschlimmern.

Bufexamac

Bufexamac ist in Deutschland nicht mehr im Handel. Die Substanz kann schwere Kontaktallergien verursachen. Obwohl sie die Neurodermitis nie nennenswert bessern konnte, kam sie früher gelegentlich zum Einsatz. Deshalb steht der Wirkstoff noch in vielen Listen und Ratgebern.

Doxepin

In zwei kontrollierten Studien zur äußerlichen Anwendung konnte das trizyklische Antidepressivum Doxepin den Juckreiz bei Neurodermitis drosseln. Allerdings sind hierbei die Nebenwirkungen zu beachten, denn Doxepin führt häufig zu Schwindel: Wahrscheinlich konnten die Ärzte während der Studie zum Teil erkennen, welche Patienten den Wirkstoff und welche ein Placebo erhielten. Deshalb zählen die Ergebnisse nicht als ausreichender Wirkungsnachweis. Doxepin kann Kontaktallergien auslösen.

Schieferöl (Bituminosulfonate)

Zur Wirksamkeit von Bituminosulfonaten bei Neurodermitis liegen keine kontrollierten Studien vor. Aus Erfahrung setzen Ärzte Schieferöle aber seit Jahrzehnten bei oberflächlichen, entzündlichen Hautkrankheiten ein. Schieferöle sind Naturprodukte. Sie entstehen durch kalte Destillation von schwefelreichem Ölschiefer und enthalten mehr als 100 Inhaltsstoffe. Ein paar davon besitzen antientzündliche Eigenschaften. Im Aussehen und Duft ähneln einige Schieferöle den Teeren. Doch helles sulfoniertes Schieferöl ist farblos und riecht kaum noch teerähnlich.

Schieferöle gelten als so gut verträglich, dass sie sich auch für Säuglinge, Kleinkinder und Schwangere eignen. Unverträglichkeiten oder Kontaktallergien sind äußerst selten. Die Mittel kommen ein- bis zweimal täglich dünn auf betroffene Hautstellen.

Teere

Steinkohleteere sind Destillationsprodukte aus Steinkohle. Ein Teil ihrer Inhaltsstoffe kann Entzündungen hemmen oder Schuppen lösen. Steinkohleteere kommen bei Neurodermitis höchstens noch ausnahmsweise an Händen und Füßen zum Einsatz. Sie riechen kräftig nach Teer.

Zudem haben die Salben, Pasten und Schüttellotionen eine schwarze oder graue Farbe. Sie sieht recht unschön auf der Haut aus und färbt zudem auf die Kleidung ab. Außerdem machen Teere die behandelten Hautstellen lichtempfindlicher. Zuletzt ist nicht völlig auszuschließen, dass sie die Entstehung von Hautkrebs fördern.

Vitamin B$_{12}$

Vitamin B$_{12}$ wirkt bei Neurodermitis nur schwach bis mittelmäßig. Das kam in Halbseitenvergleichen heraus: Patienten trugen auf einer Körperseite eine Creme auf, die das Vitamin enthielt. Auf die andere Seite kam die Creme ohne Vitamin B$_{12}$. Das Vitamin kann keine Neurodermitis heilen (s. Kasten). Außerdem hat es im Labor einige Effekte gezeigt, die gegen einen Einsatz sprechen.

Cannabinoidagonisten

Eine Creme mit dem Cannabinoidagonist N-Palmitoylethanolamin konnte in einer Patientenbeobachtung an Kindern und Erwachsenen mit Neurodermitis den Hautzustand und Juckreiz verbessern.

Deutsche Facharztverbände empfehlen den Einsatz der Cannabinoidagonisten-Creme für die begleitende, langfristige Behandlung von Juckreiz auch auf großen Flächen.

INFO   **MEDIEN: „Heilung unerwünscht" mit falschen Angaben**

Im Oktober 2009 lief in der ARD der Beitrag des Filmemachers Klaus Martens „Heilung unerwünscht – Wie Pharmakonzerne ein Medikament verhindern": Die Pharmaindustrie weigere sich aus verkaufsstrategischen Gründen, eine Salbe auf den Markt zu bringen, die angeblich Neurodermitis heilen könne. Mehr als 20 Jahre soll der Erfinder der Salbe (damals Regividerm®) mit Vitamin B$_{12}$ und Avocadoöl vergebens einen Hersteller gesucht haben. Weiter äußerten sich Ärzte in der Sendung beeindruckt von der Heilwirkung. Einen Monat nach der Ausstrahlung war die Salbe erhältlich. Gleichzeitig erschien Klaus Martens' Buch zu dem Film.

Der als Dokumentation ausgewiesene Beitrag sorgte für viel Aufruhr. Doch andere Medien fanden später heraus: Der Erfinder hatte mit einem Schweizer Hersteller bereits eine Vermarktung vereinbart – Wochen vor der Ausstrahlung. Die Medien kritisierten, die ARD sei einer abgekarteten PR-Kampagne aufgesessen.

Daraufhin schwächten auch noch einige Ärzte aus der Sendung ihre positiven Einschätzungen ab. Inzwischen hat die ARD den Beitrag aus ihrer Mediathek entfernt. Der verantwortliche Westdeutsche Rundfunk (WDR) teilte mit, Autor Klaus Martens habe „gegen Programmgrundsätze verstoßen und falsche Angaben gegenüber dem WDR gemacht". Die gerichtliche Auseinandersetzung um arbeitsrechtliche Folgen dauert an. Der Hersteller musste die Salbe inzwischen in „Mavena B$_{12}$ Salbe" umbenennen. In den USA und der Türkei bewirbt er sie aggressiv, obwohl viele Fachleute die Wirksamkeit bezweifeln.

ÄUSSERLICHE MITTEL BEI HAUTINFEKTIONEN

Jeder dritte Patient mit Neurodermitis hat Superinfektionen. Das sind zusätzliche Infektionen durch Bakterien, Pilze oder Viren, die auf bestehende Entzündungen aufspringen. Unter den Bakterien spielt dabei Staphylococcus aureus (siehe Kasten) die bedeutendste Rolle. Der Mikroorganismus kann Entzündungen verschlimmern und schwere Infektionen verursachen. Ebenso stehen bestimmte Pilze im Verdacht, Schübe bei der Neurodermitis zu begünstigen und an Entzündungen beteiligt zu sein. Auch Virusinfektionen verlaufen bei Neurodermitis häufig schwerer als bei Menschen mit normaler Haut. Solche Komplikationen erzwingen oft zusätzliche Behandlungen, um die Erreger auszuschalten.

Antibiotika

Bei Neurodermitis setzen Ärzte Antibiotika nur ein, wenn eindeutige Zeichen einer Superinfektion auf der Haut sichtbar sind. Hat der „Problemkeim" Staphylococcus aureus sein Quartier aufgeschlagen, sind Antibiotika unausweichlich. Bei sehr oberflächlichen Infektionen können äußerliche Therapien ausreichen. Doch schwere Infektionen erfordern Antibiotika-Tabletten (Seite 107). In jedem Fall sollte die Dauer der Behandlung begrenzt sein.

Wichtig ist, dass Ihr Arzt für Sie ein passendes Antibiotikum auswählt. Viele von ihnen haben bedeutende Nachteile: Einige lösen in Cremes und Salben öfter Kontaktallergien aus – besonders der Wirkstoff Neomycin. Er ist untauglich für lokale Einsätze bei Neurodermitis. Darüber hinaus tragen häufige und wiederholte örtliche Anwendungen bestimmter Antibiotika wahrscheinlich dazu bei, Resistenzen bei Staphylokokken zu fördern. Das betrifft auch den vielfach verwendeten Wirkstoff Fusidinsäure. Wenn sich Resistenzen entwickelt haben, fallen die entsprechenden Antibiotika für spätere innerliche Behandlungen weg. Zur äußerlichen Behandlung leichter bakterieller Infektionen bei Neurodermitis bevorzugen Ärzte eher entzündungshemmende und antiseptische Wirkstoffe. Sie verringern ebenfalls die Besiedlung der Haut mit Staphylococcus aureus.

Desinfizierende und antiseptische Mittel

Antiseptika bremsen die Vermehrung von Bakterien. Cremes, Lösungen und Badezusätze, die sie enthalten, können nach vorläufigen Untersuchungen bei Neurodermitis nützlich sein: Die Besiedlung der Haut mit Staphylococcus aureus nimmt ab. Der Hautzustand kann sich verbessern.

Als Wirkstoffe kommen häufig Jodkomplexverbindungen, Triclosan, Octenidin, Chlorhexidin und Gentianaviolett zum Einsatz. Triclosan und Octenidin gelten als gut hautverträglich. Chlorhexidin kann selten Kontaktallergien auslösen, auch vom Soforttyp. Die gefärbten Lösungen mit

Jodkomplexverbindungen und Gentiana-violett (Kristallviolett), einem Farbstoff, färben allerdings von der Haut auf die Kleider ab. Gentianaviolett kann zudem die Haut reizen. Überempfindlichkeits-reaktionen sind ebenfalls bekannt. Alternativen zu diesen Mitteln bilden antiseptische Textilien (Seite 122).

INFO   Staphylococcus aureus

Staphylococcus aureus besiedelt die Haut von mehr als 90 Prozent aller Menschen mit Neurodermitis. In der durchschnittlichen Bevölkerung sind es nur 5 Prozent. Auch in der häuslichen Umgebung von Patienten mit schwerer Neurodermitis finden Wissenschaftler oft mehr dieser Bakterien als in der von Personen mit leichteren Formen. Häufig bessert sich Neurodermitis, wenn Mittel gegen Staphylokokken zum Einsatz kommen: Zumindest bei einigen Personen hängt die Schwere mit der Besiedlungsdichte ihrer Haut zusammen.

Bei Neurodermitis kann der Keim die Haut leicht befallen. Dabei helfen ihm auch die Schwächen im Immunsystem. Außerdem packen Staphylokokken verschiedene „Waffen" aus, wenn sie gelandet sind: Sie können Gifte herstellen, Allergien auslösen und produzieren noch sogenannte Superantigene. Die stimulieren das Immunsystem der Haut zusätzlich, so dass sich Ekzeme verschlechtern. Eine besondere Infektion, die bei Kindern und gerade im Rahmen einer Neurodermitis häufig auftritt, ist die Grindflechte (Impetigo contagiosa, Seite 109).

Schon eine gute Basistherapie verringert die Zahl der Bakterienkolonien: Wenn die Haut mehr Feuchtigkeit speichert, nimmt ihre Barrierefunktion zu. Eincremen mit Glukokortikoiden und Calcineurinhemmern drängt die Erreger ebenfalls zurück. Weiter gibt es spezielle Textilien (Seite 122), die bakterielle Ansiedlungen auf der Haut eindämmen.

Wenn Staphylokokken nachweislich Ekzeme infiziert haben, sind Antibiotika angebracht. Dann gilt es sogar rasch zu handeln: Die Erreger dringen oft tief in die Haut ein, besonders wenn sie aufgekratzt ist. Eitrige Furunkel oder Karbunkel können entstehen. Selbst im Körperinneren sind schwere Infektionen möglich – etwa Entzündungen der Herzinnenhaut, des Knochenmarks und der Gelenke. Deshalb sollten Sie sorgfältig auf Anzeichen von Infektionen wie eitrige Pusteln und Fieber achten. Doch ungezielte Behandlungen oder solche auf eigene Faust bringen gar nichts. Der „Problemkeim" Staphylokokkus aureus ist gegen viele Antibiotika resistent.

Mittel gegen Pilze

Mittel gegen Pilze (Antimykotika) können möglicherweise den Hautzustand verbessern, sofern bei Ihnen eine Neurodermitis mit Gesichts- und Nackenbeteiligung vorliegt (Kopf-Nacken-Schulter-Dermatits). An dieser Form sind häufig Pilze der Gattung Malassezia beteiligt. Dann kann zudem Ihr Immunsystem gegen die Pilze sensibilisiert sein. Bei entsprechender Verteilung der Ekzeme und besonders, wenn Ihre IgE- oder Prick-Tests positiv ausfallen, kann eine zusätzliche Behandlung mit Antimykotika sinnvoll sein.

Um Pilze äußerlich zu vertreiben, sind Mittel mit Substanzen wie Ciclopiroxolamin die erste Wahl. Der Wirkstoff kann selten zu Jucken, Brennen, Ausschlägen und Kontaktallergien führen. Unter Umständen müssen Sie allerdings Arzneimittel einnehmen (Seite 73).

Mittel gegen Viren

Virale Infektionen kommen bei Neurodermitis immer wieder vor. Am häufigsten sind solche mit Herpes-simplex-Viren, bei denen innerliche Behandlungen stattfinden müssen (Seite 109). Seltener, aber dennoch verbreitet sind zwei Formen von Warzen. Beide lassen sich mit Medikamenten behandeln, mit Lasern oder speziellen Werkzeugen entfernen, vereisen oder anderweitig beseitigen.

■ Dellwarzen sind gutartige, weltweit verbreitete Infektionen der Haut, die nicht zu den Warzen im engeren Sinn zählen. Die weiß-gelblichen, manchmal auch rötlich gefärbten Knötchen können vereinzelt oder gehäuft auftreten. Sie sind stecknadel- bis erbsengroß und haben eine glatte, glänzende Oberfläche mit einer Delle oder kleinen Öffnung in der Mitte. Die Knötchen enthalten eine Flüssigkeit, über die sich Dellwarzen auf andere Hautregionen und Personen ausbreiten können. Direkter Kontakt zu infizierten Hautstellen ist ebenso ansteckend wie indirekter: Kinder holen sich die Erreger meistens in Schwimmbädern oder durch Handtücher, die sie gemeinsam mit anderen benutzen. Junge Erwachsene ziehen sich die Infektion oft beim Geschlechtsverkehr zu. Großteils verschwinden Dellwarzen nach sechs bis neun Monaten von allein.

■ Gewöhnliche Warzen (Verrucae vulgares) haben das ansteckende Humane Papilloma-Virus (HPV) als Verursacher. Sie sind die häufigsten Warzen und besitzen eine raue, schuppige Oberfläche sowie verschiedene Formen. Sie können sich auf der Haut ausbreiten, aber auch andere Personen infizieren.

INNERLICHE BEHANDLUNG MIT ANTIHISTAMINIKA

Antihistaminika können bei Neurodermitis die Behandlung des Juckreizes unterstützen. Die Ekzeme verbessern sie aber nicht. Bei Neurodermitis verschreiben Ärzte diese Mittel, wenn sie den Juckreiz anderweitig nicht in Griff bekommen. In vielen älteren Untersuchungen milderten Antihistaminika das Jucken. In neueren Studien fanden Wissenschaftler allerdings keine Beweise dafür, dass Antihistaminika den Juckreiz bei Neurodermitis tatsächlich deutlich verringern. Neue Auswertungen alter Untersuchungen fielen ähnlich aus. Damit beruht die Verwendung von Antihistaminika bei Neurodermitis also hauptsächlich auf den vielen guten Erfahrungen, die zigtausend Patienten und viele Ärzte mit diesen Medikamenten bisher gemacht haben. Allerdings bringen besonders die älteren Wirkstoffe auch Gefahren mit sich.

Nur H1-Antihistaminika helfen

Wie der Name andeutet, richten sich Antihistaminika gegen den körpereigenen Botenstoff Histamin. Sie blockieren verschiedene Stellen (H1 oder H2-Rezeptoren), an denen Histamin andockt und seine Wirkung entfaltet. Bildlich erklärt, versperren Antihistaminika die Briefkästen, in die der Bote Histamin seine Botschaften normalerweise einwirft. Das kann quälendes Jucken mildern oder ganz abstellen. Denn Histamin ist für die Entstehung des Juckreizes wichtig: Der Botenstoff spielt eine

zentrale Rolle im Immunsystem und somit auch bei allergischen Reaktionen, bei denen ja oft die Haut oder die Augen jucken. Bei Neurodermitis gibt es gute Erfahrungen mit H1-Antihistaminika. H2-Antihistaminika sind hier wirkungslos.

Nachteile und Nebenwirkungen

Die Wirkung von Antihistaminika kann nachlassen oder stärker werden, wenn Sie gleichzeitig andere Arzneien einnehmen. Dadurch können gefährliche, nicht mehr umkehrbare Nebenwirkungen auftreten. Informieren Sie ihren Arzt über alle Mittel, die Sie aktuell verwenden. Dann kann er einen passenden Wirkstoff auswählen. Für Cetirizin, Desloratadin, Fexofenadin, Levocetirizin und Loratadin sind bisher keine bedeutenden Wechselwirkungen bekannt.

Einige Sirups, Tropfen und Lösungen mit Antihistaminika enthalten Parabene als Konservierungsstoffe (Seite 75). Andere enthalten Alkohol: Personen mit Alkoholproblemen dürfen sie nicht verwenden. Menschen mit Leberkrankheiten oder Anfallsleiden müssen den Alkoholgehalt berücksichtigen. Zusätzlich ist zu beachten, dass Alkohol die Wirkung von Antihistaminika verstärken kann.

Pause vor Allergietests

Wenn Sie vorhaben, einen Allergietest (Pricktest, Intrakutantest) zu machen, müssen sie zwei Wochen davor mit Ihren

Antihistaminika aussetzen. Sonst können die Mittel das Ergebnis verfälschen.

1. Generation: Gefahr durch Müdigkeit und Überdosen

Schwere Nebenwirkungen sind bei klassischen Antihistaminka selten. Selbst bei Kleinkindern haben sich die Wirkstoffe über Jahre hinweg als gut verträglich erwiesen. Allerdings machen die Wirkstoffe der 1. Generation schlaff und benommen, weil sie übers Blut auch ins Gehirn gelangen. Dort steuert Histamin unter anderem den Schlaf-Wach-Rhythmus. In diesen Steuerkreis greifen die älteren Substanzen ein: Die Wachsamkeit lässt nach, die Reaktionszeit verlängert sich. Autofahren und andere Tätigkeiten, die Aufmerk-samkeit oder rasches Handeln erfordern, können gefährlich werden. Viele Unfälle und auch unbeabsichtigte Vergiftungen – teils mit tödlichem Ausgang – sind bekannt. Alkohol, Schlaf-, Beruhigungs- und Schmerzmittel verstärken die sedierende Wirkung. Sie schränkt den Einsatz dieser Wirkstoffe also erheblich ein.

Häufig plagt juckende Haut besonders nachts. Dann kann Müdigkeit willkommen sein, damit der Schlaf den Juckreiz ausblendet. Deshalb nehmen viele Menschen Antihistaminika der 1. Generation vor dem Zubettgehen ein. Doch die Wirkstoffe verändern auch den Schlaf: Die Traumphasen verkürzen sich, was tags darauf die Leistungsfähigkeit im Berufs- und Privatleben senkt. Diese Nachteile sollten Sie beach-

---

INFO Histamin

Histamin wirkt im menschlichen Körper als Hormon und im Gehirn als Botenstoff. Dort regelt es den Schlaf-Wach-Rhythmus und den Appetit. Im Verdauungstrakt steuert es die Produktion der Magensäure und die Beweglichkeit des Darms. Weiter ist Histamin am Immunsystem beteiligt und an der Entstehung von Juckreiz. Ein paar Lebens-/Genußmittel wie Zitrusfrüchte und Alkohol scheinen den Körper dazu anzuregen, mehr Histamin auszuschütten. Bei manchen Patienten können sie Neurodermitis-Schübe auslösen.

INFO Antihistaminika

Antihistaminika sind gut verträglich und haben kaum Nebenwirkungen. Eine davon – Müdigkeit bei bestimmten Wirkstoffen – ist sogar oft erwünscht, damit Kinder durchschlafen. Zudem lindern die Mittel den Juckreiz. Allerdings hatten einige Kinder, die sie einnahmen, in Studien Lern- und Konzentrationsschwächen. Andererseits lernt Ihr Kind auch schlecht, wenn es übermüdet ist, weil der Juckreiz den Schlaf stiehlt. Anders als herkömmliche Schlafmittel machen Antihistaminika nicht abhängig.

ten, wenn Sie Antihistaminika der 1. Generation einnehmen oder darüber nachdenken. Wer aber nachts vor lauter Jucken wach liegt, ist am nächsten Tag auch hundemüde und kann sich schlecht konzentrieren. Immerhin machen sedierende Antihistaminka im Gegensatz zu üblichen Schlafmitteln nicht süchtig.

- H1-Antihistaminika der 1. Generation mit müde machender Wirkung: Clemastin, Dimetinden, Hydroxyzin

2. Generation: Gute Wirkung, weniger Risiken
Die neueren Antihistaminika der 2. Generation wandern erheblich schlechter ins Gehirn als die älteren: Daher machen die modernen Wirkstoffe kaum oder gar nicht mehr schläfrig. Sie wirken trotzdem so stark wie die älteren Substanzen. Moderne Antihistaminika können Sie somit auch tagsüber verwenden. Wenn Sie aber zusätzlich Alkohol trinken, können auch die Mittel der 2. Generation außer Desloratadin müde machen.

- H1-Antihistaminika der 2. Generation ohne müde machende Wirkung: Cetirizin, Desloratadin, Ebastin, Fexofenadin, Levocetirizin, Loratadin, Mizolastin

Unter den Wirkstoffen der 2. Generation kommt nur Mizolastin in der Bewertung schlechter weg, weil die Substanz Allergien auslösen kann.

Vorsicht ist bei Ebastin und Fexofenadin angebracht: Diese beiden Wirkstoffe sind noch nicht so gut erprobt wie die anderen. Ebastin und Mizolastin haben zudem ein höheres Risiko, zusammen mit

anderen Medikamenten Probleme zu verursachen, als die anderen Wirkstoffe.

Zum Arzt
Sie sollten für eine Untersuchung zu Ihrem Arzt gehen, wenn Ihnen das Wasserlassen schwerfällt, Sehstörungen, Übelkeit, Erbrechen und/oder dunkel gefärbter Urin sowie auffällig heller Stuhl auftreten. Wenn es zu Fieber, Schüttelfrost, starkem Ausschlag, Herzrasen, Atemnot, Schwäche und Schwindel kommt, müssen Sie sofort einen Notarzt rufen.

Viele Darreichungsformen
Die Apotheken verkaufen Antihistaminika zum Einnehmen in Form von Tabletten, Lösungen, Tropfen, Sirups und Säften. Verschiedene Antihistaminika wirken unterschiedlich schnell und lang. Je nach Präparat und je nachdem, wie gut Ihr Organismus den Wirkstoff aufnimmt, nehmen Sie Antihistaminika ein- bis dreimal täglich. Speziell die Säfte schmecken recht angenehm, sodass Kinder sie in der Regel ohne Widerwillen schlucken.

Gegenanzeigen
Ein paar Mittel sind unter bestimmten Umständen kontraindiziert – also verboten:
- Clemastin, Dimetinden, Hydroxyzin bei erhöhtem Augeninnendruck (Engwinkelglaukom) und wenn sich die Blase nicht mehr vollständig entleert (Männer mit vergrößerter Prostata)
- Ebastin bei stark eingeschränkter Leberfunktion

- Levocetirizin und Desloratadin bei stark eingeschränkter Nierenfunktion oder bei Dialysepflicht wegen Nierenversagens
- Mizolastin bei Herzkrankheit, Herzrhythmusstörungen, geringem Kaliumgehalt des Blutes, Leberentzündung und eingeschränkter Leberfunktion. Ärzte müssen die Dosis anpassen, Blutwerte prüfen oder die Nutzen und Risiken besonders abwägen bei gleichzeitiger Einnahme von entwässernden Mitteln (Diuretika), eingeschränkter Leber- oder Nierenfunktion oder zurückliegenden Magen- oder Zwölffingerdarmgeschwüren.

LOKALE ANTIHISTAMINIKA

Cremes und Gele, die Antihistaminika enthalten, sind zur äußerlichen Behandlung von Neurodermitis ungeeignet: Auf der Haut können die Wirkstoffe Kontaktallergien auslösen. Dann ist eine innerliche Behandlung nicht mehr möglich. Außerdem wirken Antihistaminika in äußerlichen Behandlungen nicht überzeugend. Dagegen ist der örtliche Einsatz von Antihistaminika bei allergischer Bindehautentzündung und Heuschnupfen häufig. Die Mittel lindern auch den Juckreiz von Insektenbissen oder -stichen.

WIE OFT, WIE SCHNELL, WIE LANG – DEN WIRKSTOFF KENNEN

Wirkstoff	Einnahme (pro Tag)	Eintritt der Wirkung (Minuten)	Max. Wirkdauer (Stunden)
Azelastin	1	30	24
Cetirizin	1	20 – 30	24
Clemastin*	2	20 – 30	12
Desloratadin	1	30 – 60	24
Dimetinden*	3 (Retardkapseln 1)	30 – 60	4 – 6 (Retardkapseln 24)
Ebastin	1	60	24
Fexofenadin	1	60	24
Hydroxyzin*	2 – 3	30	6 – 20
Levocetirizin	1	20 – 30	24
Loratadin	1	30 – 60	24
Mizolastin	1	20 – 30	24

* müde machend, möglichst nur abends

INNERLICHE BEHANDLUNG MIT GLUKOKORTIKOIDEN

Glukokortikoide zum Einnehmen kommen bei Neurodermitis als Notfallmedizin für kurze Zeiträume infrage,

- wenn es gilt, akute Schübe bei schwerer Neurodermitis zu unterbrechen.
- wenn eine optimale örtliche Behandlung (Basistherapie und Medikamente) keine befriedigende Besserung bewirkt.
- wenn mehr als ein Fünftel der Haut bei schwerer Neurodermitis von akuten Schüben betroffen ist.

Sie sollten Glukokortikoide nie über einen längeren Zeitraum einnehmen. Für die innerliche Behandlung von schwerer Neurodermitis gilt der Wirkstoff Ciclosporin (Seite 103) als Mittel der ersten Wahl.

Wirkung an vielen Stellen

Glukokortikoide verringern die Menge der Botenstoffe, die im Körper Entzündungen antreiben. Wie das in allen Einzelheiten vor sich geht, wissen die Fachleute noch nicht. Wahrscheinlich haben Glukokortikoide auch noch andere Eigenschaften, die für ihre nützlichen Effekte bei Neurodermitis verantwortlich sind. Sie wirken an vielen Stellen des Körpers. Daher können zahlreiche, teils ernste, unerwünschte Effekte an den Knochen, Muskeln, der Haut, im Verdauungstrakt und woanders auftreten. Zwar ist das Risiko bei kurzen, hoch dosierten Anwendungen gering. Dennoch versuchen die Ärzte in der Re-

---

TIPP   **Der natürlichen Produktion folgen**

Unser Körper stellt eigene, natürliche Glukokortikoide her. Dabei hält er sich an einen 24-Stunden-Rhythmus: Gegen Mitternacht fällt der Blutspiegel dieser Hormone auf den tiefsten Pegel. Deshalb jucken viele Ekzeme und Mückenstiche nachts wahrscheinlich stärker als tagsüber. Am Morgen zwischen sechs und neun Uhr kursieren im Blut die meisten Glukokortikoide. Damit rüstet sich der Körper für die Anstrengungen des Tages.

Wenn innerliche Glukokortikoid-Behandlungen auf diese Schwankungen Rücksicht nehmen, kommt die körper-

eigene Hormonproduktion nicht zu arg aus dem Gleichgewicht. Deshalb sollten Sie diese Mittel immer morgens zwischen sechs und acht Uhr einnehmen. Da schwimmen so viele Glukokortikoide im Körper herum, dass es ihm kaum „auffällt", wenn weitere dazukommen.

Dennoch stellen die Nebennierenrinden mit der Zeit immer weniger Hormone her oder sie hören im Extremfall ganz damit auf. Langsames „Ausschleichen" (Seite 80) gibt den Nebennierenrinden genug Zeit, wieder in Fahrt zu kommen.

gel, Neurodermitispatienten eine systemische Anwendung von Glukokortikoiden zu ersparen.

Gegenanzeigen

Ein kurzzeitiger systemischer Einsatz von Glukokortikoiden ist immer gründlich abzuwägen und besonders sorgfältig bei:
- bestimmten chronischen Leberentzündungen
- einem Magen-Darm-Geschwür
- zurückliegenden psychischen Erkrankungen wie Depression oder Schizophrenie
- akuten Virusinfektionen (z. B. Herpes – auch am Auge –, Windpocken, Gürtelrose)
- Pilzinfektionen im Körperinnern
- Erkrankungen durch Parasiten (z. B. Würmer, Amöben, Malaria)
- grünem Star (Glaukom)

Nachteile und Nebenwirkungen

Die Gefahr für schädliche Wirkungen wächst mit der Dosis und der Dauer einer innerlichen Behandlung. Wenn Ihre Therapie nach zehn Tagen beendet ist, müssen Sie kaum mit ernsten Problemen rechnen. Auch die Hormonproduktion Ihres Körpers lässt sich dadurch wahrscheinlich noch nicht durcheinanderbringen. Erst recht nicht dann, wenn Sie die Einnahme Ihrer Mittel zeitlich darauf abstimmen (Seite 100, Kasten).

Durch längeren Gebrauch über Monate oder Jahre summieren sich die Nachteile der Glukokortikoide. Eine dauerhafte innerliche Anwendung ist deshalb bei Neu-rodermitis unter keinen Umständen empfehlenswert! Sie sollten Ihren Arzt auf jeden Fall über ungewöhnliche Erscheinungen informieren oder wenn
- akneähnliche Pickel oder Entzündungen am oder um den Mund herum entstehen
- Sie außerordentlich oft unter Entzündungen und Infektionen leiden
- Ihre Stimmung stark schwankt, Sie erst fröhlich und plötzlich wieder trübsinnig sind, innerliche Unruhe oder Ähnliches spüren oder andere Sie auf solche Veränderungen aufmerksam machen.
- Sie ungewohnte Schmerzen an den Knochen, am Rücken oder an den großen Gelenken haben
- Ihnen Ihr Magen länger Beschwerden bereitet
- Sie feststellen, dass Ihre Muskeln dünner und schwächer werden.

Zusätzlich können die Nebenwirkungen auftreten, die bei der äußerlichen Behandlung mit Glukokortikoiden aufgelistet sind.

Sofort zum Arzt

Ein paar Nebenwirkungen der Glukokortikoide können recht schnell ernste, teils sogar lebensbedrohliche, gesundheitliche Folgen nach sich ziehen, wenn niemand gegensteuert. Sobald eines dieser Probleme bei Ihnen auftritt, müssen Sie gleich Ihren Arzt aufsuchen:
- Augenschmerzen und Sehstörungen
- Gleichzeitig Kopfschmerzen, Sehstörungen, Erbrechen und Schwindel. Sie können Zeichen eines gefährlich erhöhten Hirndrucks sein.

■ Starke Bauch- und Rückenschmerzen, schwarzer Stuhl und Erbrechen von Blut können von Magenblutung kommen. Schon bei geringen Blutmengen sollten Sie sofort zum Arzt gehen.

■ Starke Schmerzen in der Nierengegend können auf eine Nierenkolik hinweisen.

■ Starke Schmerzen in den Kniekehlen oder der Leiste können gefährliche Thrombosen anzeigen.

■ Wenn Fieber, Schüttelfrost, starker Ausschlag, Herzrasen, Atemnot, Schwäche und Schwindel auftreten, müssen Sie den Notarzt (Telefon 112) rufen.

Starker Anfang, schwacher Ausklang

Meistens kommen die Wirkstoffe Prednison oder Prednisolon zum Einsatz. Die Behandlung beginnt mit hohen Dosen, damit sich Ihre Neurodermitis schnell bessert. Sie sollten Glukokortikoide stets morgens zwischen sechs und acht Uhr einnehmen (siehe Kasten). Im weiteren Verlauf der Therapie wird die Dosis dann innerhalb von zwei bis drei Wochen stufenweise bis zur Erhaltungsdosis gesenkt. So heißt die kleinste Menge, in der ein Medikament noch wirkt. Grundsätzlich ist es günstig, die Dosen oraler Glukokortikoiden so gering zu halten wie möglich. Bestenfalls überschreiten sie 7,5 Milligramm Prednisolon pro Tag nicht. Diese Menge stellt der Körper selbst her. Bei anderen Wirkstoffen lässt sich die Dosis entsprechend anpassen (siehe Kasten). Um akute Schübe bei schwerer Neurodermitis abzufangen, können allerdings kurzzeitig relativ hohe Dosen nötig sein.

Durch das „Ausschleichen", das stufenweise Absenken von Glukokortikoiden, können Sie Rückfälle oft umgehen. Dieses Risiko sinkt weiter, wenn Sie zusätzlich zu den Tabletten äußerliche Mittel mit Glukokortikoiden oder Calcineurinhemmern benutzen. Außerdem sollte eine optimale, eventuell verstärkte Basistherapie die Behandlung jederzeit unterstützen.

Kindesalter und Schwangerschaft

Bei Kindern und Jugendlichen können Nebenwirkungen schon ab dem achten Behandlungstag auftreten – also schneller als bei Erwachsenen.

Eltern müssen zusammen mit den behandelnden Ärzten sehr vorsichtig abwägen, ob und wann ein Einsatz systemischer Glukokortikoide bei Kindern überhaupt sinnvoll ist. Besonders die Gefahren für Entwicklungsstörungen, Muskelschwäche und für die Entstehung eines grauen Stars (Katarakt) sind zu berücksichtigen, aber auch das erhöhte Risiko für Virusinfektionen. Weitere Einzelheiten finden Sie im Kapitel 9 (ab Seite 173).

In der Schwangerschaft ist der Einsatz von Glukokortikoiden vertretbar, wenn es die Gesundheit erfordert. Die Mittel schädigen das Ungeborene nicht. Weil Glukokortikoide in die Muttermilch übergehen, sollten Stillende die Mittel absetzen oder abstillen.

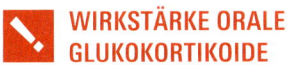 **WIRKSTÄRKE ORALER GLUKOKORTIKOIDE**

Als Bezugsgröße gilt hier der Wirkstoff Prednisolon. Die Stärke der Wirkung von 5 Milligramm Prednisolon entspricht:

- 20 Milligramm Hydrocortison
- 5 Milligramm Prednison oder Fluocortolon
- 4 Milligramm Methylprednisolon, Cloprednol oder Triamcinolon
- 0,7 bis 0,8 Milligramm Dexamethason
- 0,7 Milligramm Betamethason

Die Wirkstärken der einzelnen Wirkstoffe weichen bei innerlichen und äußerlichen Anwendung erheblich voneinander ab. Sie sind nicht vergleichbar.

WEITERE IMMUNSUPPRESSIVA

Immunsuppressiva unterdrücken Reaktionen des Immunsystems bis zu einem gewissen Maß. Transplantationsärzte verwenden sie häufig, um Abstoßungsreaktionen zu verhindern oder abzuschwächen. Zu den Immunsuppressiva zählen viele Gruppen von Medikamenten wie beispielsweise Glukokortikoide, Zytostatika, Antimetabolite und bestimmte Antikörper. Die meisten von ihnen hemmen die Immunabwehr nicht speziell an einzelnen Stellen, sondern ganz allgemein.

Ciclosporin

Ciclosporin ist so etwas wie die „Notbremse" für sehr schwere Neurodermitis. Es gilt als Mittel der ersten Wahl bei hartnäckigen Formen, die sich mit anderen Behandlungen nicht bändigen lassen. Für diese Fälle ist das Mittel ausdrücklich zugelassen. Die Therapie mildert die Leiden deutlich, kann aber mit Nebenwirkungen verbunden sein. Dazu zählen Nierenschäden, Bluthochdruck, Zahnfleischwuche-

rungen, Schädigung der Herzgefäße und ein erhöhtes Krebsrisiko. Bei einer Ciclosporin-Therapie müssen die behandelnden Ärzte daher ständig und regelmäßig die Nierenfunktion und den Blutdruck der Patienten überwachen. Das macht die Behandlung recht aufwendig.

Unterdrückte Immunabwehr

Ciclosporin (auch Cyclosporin A, CsA) stammt aus Pilzen und unterdrückt die Immunabwehr. Die Substanz hemmt Signalwege, an denen der Botenstoff Calcineurin beteiligt ist. Sie wirkt also so ähnlich wie Tacrolimus und Pimecrolimus, die in der äußerlichen Behandlung von Neurodermitis vorkommen (Seite 86). Eine Behandlung mit Ciclosporin kann verhindern, dass Schutzimpfungen erfolgreich verlaufen. Davor sollte eine Pause von zwei Wochen stattfinden und eine von vier bis sechs Wochen nach der Impfung. Die allgemeine Unterdrückung des Immunsystems soll auch die wichtigste

Ursache des erhöhten Krebsrisikos der Lymphozyten und Hautzellen sein.

Ungeeignet für Langzeittherapien

Ciclosporin ist als Tabletten, Kapseln, Lösungen und Mikroemulsion verfügbar. Bei der Microemulsion setzt die Wirkung schneller und stärker ein. Die Dauer der Therapie richtet sich danach, wie gut die Behandlung anschlägt und wie gut einzelne Patienten sie vertragen. Häufig erfolgen Intervall-Therapien: Sobald sich die Neurodermitis verbessert hat, erhalten Patienten schrittweise immer weniger Ciclosporin, bevor Therapiepausen stattfinden. Ein Intervall dauert in der Regel drei Monate.

Für Langzeitbehandlungen kommt Ciclosporin wegen seiner Nebenwirkungen höchstens ausnahmsweise für Erwachsene infrage, die sehr oft unter starken Neurodermitis-Schüben leiden. Hierbei wird von den Ärzten die individuelle Erhaltungsdosis – die niedrigste Dosis, die noch wirkt, ermittelt. Spätestens nach zwei Jahren ist bei der Therapie eine Auszeit notwendig.

Krebsrisiko und Gegenanzeigen

Wie stark sich das Risiko für Krebserkrankungen erhöht, lässt sich schwer abschätzen. Klar ist, dass Ciclosporin den Abbau von UV-Schäden in der Haut hemmt. Sie wird empfindlicher für UV-Strahlen, die ja auch Krebs verursachen können. Am häufigsten setzen Transplantationsärzte Ciclosporin ein, um Abstoßungsreaktionen zu verhindern. Dabei erhalten Patienten weit höhere Dosen als bei Neurodermitis. Tumore treten dennoch nur selten auf. Trotzdem ist ein erhöhtes Krebsrisiko bei Behandlungen von Neurodermitis mit Ciclosporin nicht komplett auszuschließen.

Bestimmte Umstände schränken die Einsatzmöglichkeiten von Ciclosporin weiter ein. Eine Behandlung mit Ciclosporin ist nicht möglich, sobald eine der folgenden Gegenanzeigen vorliegt:
- Wenn bereits Hautschäden durch Sonnenstrahlen bestehen
- Wenn aktuell eine Photo- bzw. Photochemotherapie stattfindet
- Bei eingeschränkter Nierenfunktion
- Wenn die Konzentration von Harnsäure im Blut erhöht ist (Hyperurikämie)
- Bei akuten oder chronischen Infektionen
- Bei unkontrolliertem Bluthochdruck
- Wenn Ihr Immunsystem dauerhaft geschwächt ist.

Kindesalter, Jugend, Schwangerschaft und Stillzeit

Zur innerlichen Behandlung von Kindern und Jugendlichen mit Neurodermitis ist in Deutschland kein Mittel zugelassen – auch nicht Ciclosporin. Bei schweren, hartnäckigen Verläufen, ist eine „off-label"-Anwendung (Seite 89, Kasten) dennoch die erste Wahl (Seite 173).

Es gibt keine Hinweise darauf, dass Ciclosporin das Ungeborene im Mutterleib schädigt. Doch eine Behandlung von Schwangeren mit dem Medikament ist sehr sorgfältig abzuwägen. Möglicherweise können Komplikationen wie Frühgeburten auftreten. Stillende Mütter sollten Ciclosporin nicht einnehmen, weil sie die Substanz mit der Muttermilch an ihre Säuglinge weitergeben.

Azathioprin

Ärzte in angloamerikanischen Ländern setzen Azathioprin schon länger zur Behandlung von Neurodermitis ein. In Deutschland ist die Substanz für diesen Zweck nicht zugelassen. Als „off-label"-Anwendung kann sie bei Erwachsenen dennoch hilfreich sein, wenn eine schwere Neurodermitis nicht auf Ciclosporin anspricht oder dieses Mittel kontraindiziert ist. Azathioprin drängt die Ekzeme oft gut zurück. Allerdings treten bei vielen Patienten Nebenwirkungen wie Magen-Darm-Probleme, Übelkeit und Erbrechen auf. Außerdem kann Azathioprin das Knochenmark angreifen und so das Blutbild verändern. Um das zu festzustellen und notfalls dagegen vorzugehen, machen die Ärzte während der Therapie regelmäßig ein „großes Blutbild". Sie kontrollieren auch die Leberenzyme, weil das Mittel die Leber schädigen kann. Schlimmstenfalls führt das zu Gelbsucht. Sie verschwindet zwar nach dem Abschluss der Behandlung wieder. Dennoch müssen Sie unbedingt sofort zu Ihrem Arzt gehen, wenn sich Ihre Haut gelblich verfärbt und es am ganzen Körper juckt.

Andere Medikamente können die Wirkung von Azathioprin verstärken oder stören. Dann müssen die Ärzte die Dosis anpassen. Die Hersteller warnen zudem davor, das Medikament in der Schwangerschaft anzuwenden.

Bei vielen Männern schädigt es die Spermien. Sie erholen sich nur langsam, wenn die Therapie beendet ist: Frühestens nach sechs Monaten sollten Männer mit dem Gedanken spielen, Nachwuchs zu zeugen.

Mycophenolat Mofetil (MMF)

MMF ist als Immunsuppressivum beispielsweise in der Transplantationsmedizin zugelassen, jedoch nicht für die Behandlung von Neurodermitis. Es gibt einige Fallbeobachtungen und Untersuchungen, die andeuten, dass MMF bei schwerer Neurodermitis möglicherweise hilft. Die „off-label"-Anwendung des Mittels kann bei Erwachsenen ein Ausweg sein, wenn Ciclosporin nicht wirkt oder kontraindiziert ist.

Mycofenolsäure

Mycofenolsäure ist eine Weiterentwicklung von MMF. In einer Fallserie konnte es schwere Neurodermitis bei Kindern bessern. Bei dem Mittel treten verhältnismäßig wenige Nebenwirkungen auf. Wenn andere Wirkstoffe nicht helfen oder schwere Nebenwirkungen verursachen, kann Mycofenolsäure für eine „off-label"-Anwendung infrage kommen.

Methotrexat (MTX)

In der Behandlung von Schuppenflechte (Psoriasis) ist Methotrexat (MTX) häufig

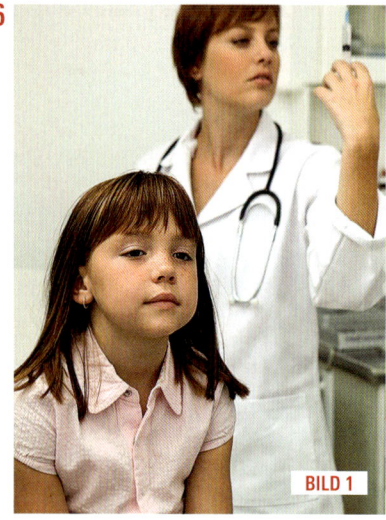
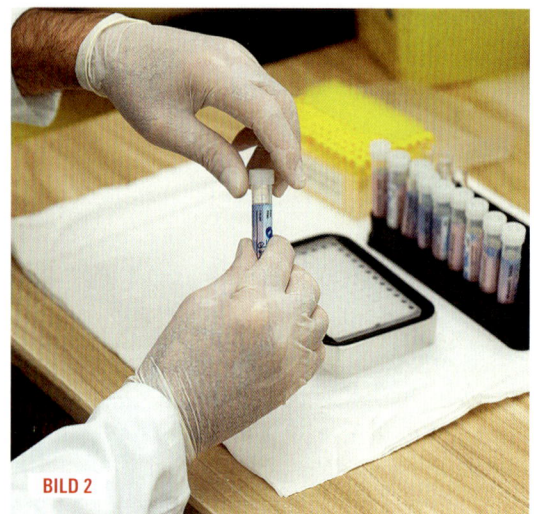

BILD 1 **BILD 2**

anzutreffen. Das Zytostatikum hemmt das Zellwachstum und die Zellteilung.

Für die Therapie der Neurodermitis ist MTX allerdings nicht zugelassen. Es existieren aber Hinweise darauf, dass es möglicherweise auch hier wirkt. Somit stellt die Substanz eine weitere Option dar, wenn einer schweren Neurodermitis bei Erwachsenen nicht mit Ciclosporin beizukommen ist.

SPEZIFISCHE IMMUNTHERAPIE

Die spezifische Immuntherapie (SIT, auch Hyposensibilisierung, Desensibilisierung oder „Allergieimpfung") packt als einzige Behandlung bestimmte Allergien (Pollen, Hausstaubmilben, Insektengifte) an ihrer Wurzel. Sie richtet sich also nicht speziell gegen Neurodermitis. Doch bei Personen mit Neurodermitis und einer starken Allergie gegen Hausstaubmilben konnte eine SIT in Studien das Hautbild, den Juckreiz und die Schlaflosigkeit bessern. Derzeit laufen weitere Studien zu SIT und Neurodermitis. Sie sollen klären, ob die Behandlung immer hilft, wenn gleichzeitig mit Neurodermitis starke Hausstaub- oder Pollenallergien vorhanden sind.

Bei einer SIT erhalten Allergiker winzige Dosen des Allergens, das bei ihnen in höherer Dosis starke Reaktionen auslöst. So lernt das Immunsystem, nicht mehr übertrieben heftig auf diesen Stoff zu reagieren. Meistens bekommen die Patienten Injektionen unter die Haut. Diese Form heißt subkutane Immuntherapie (SCIT). Sie zieht sich über drei Jahre hin. Im Unterschied dazu nehmen Allergiker bei der sublingualen Immuntherapie (SLIT) ihr Allergen ein. Allerdings treten bei der SLIT häufiger unerwünschte Begleiterscheinungen auf. Zudem war ihre Wirkung auf Neurodermitis in Studien schwächer als bei einer SCIT.

BILD 1 + 2 Eine spezifische Immuntherapie packt die Allergie an ihrer Wurzel

WEITERE MITTEL ZUR INNERLICHEN BEHANDLUNG

Zur systemischen Behandlung der Neurodermitis stehen noch weitere Medikamente zur Verfügung. Die meisten davon kommen jedoch höchstens für ganz spezielle Fälle in Betracht. Einige sind nach heutigem Wissensstand nicht geeignet, obwohl sie prinzipiell günstige Eigenschaften besitzen. Bei anderen überschatten die Risiken die möglichen Nutzen klar.

Mastzellstabilisatoren und Ketotifen

Die Mittel haben bei Neurodermitis keine nützlichen Wirkungen. Warum, ist unklar. Vom Prinzip her besäßen sie günstige Eigenschaften: Sie greifen in denselben Signalweg ein wie Antihistaminika. Mastzellstabilisatoren erreichen, dass der Botenstoff Histamin erst gar nicht vermehrt in Umlauf kommt. Ketotifen hemmt zusätzlich noch die Histamin-Wirkung.

Monoklonale Anti-IgE-Antikörper

Die Immunglobuline der E-Klasse (IgE) gehören zu den Antikörpern des menschlichen Immunsystems (Seite 21). Sie sind an fast allen allergischen Reaktionen beteiligt. Antikörper gegen IgE (Anti-IgE-Antikörper) schalten diese Moleküle aus und könnten so allergische Reaktionen abstellen. Bei Asthma sind sie zugelassen. Bei Neurodermitis ist ihr Effekt wahrscheinlich gering. Gegenwärtig ist eine Behandlung nicht zu empfehlen.

Laktobazillen

Laktobazillen gehören zu den Milchsäurebakterien. Sie sind in einigen probiotischen Nahrungsmitteln enthalten. Im Magen-Darm-Trakt sollen sie das Immunsystem so beeinflussen, dass weniger allergische Reaktionen auftreten oder diese schwächer ausfallen.

Bei Neurodermitis sind die Bakterien möglicherweise schwach wirksam. Überzeugende Effekte zeigten sie bisher nicht. Obwohl die Risiken gering sind, erscheint die gezielte Einnahme von Laktobazillen bei Neurodermitis deshalb nicht sinnvoll.

INNERLICHE BEHANDLUNG BEI INFEKTIONEN

Antibiotika

Antibiotika töten Bakterien oder hemmen ihre Vermehrung. Sie helfen also nur gegen bakterielle Infektionen. In leichten Fällen reichen oft äußerliche Behandlungen aus (Seite 93). Bei Personen mit Neurodermitis verlaufen bakterielle Infektionen aber häufig ernster. Dann – wie etwa bei der Grindflechte (Impetigo contagiosa, Seite 109, Kasten) – bleibt meistens nichts anderes übrig, als für eine kurze Zeit Antibiotika einzunehmen. Wenn starke Entzündungen mit Schmerzen und Fieber auftreten, gibt es keine Alternative.

Antivirale Mittel

Viele Menschen tragen Herpesviren in sich. Bei Personen mit Neurodermitis vermehren sich die Erreger besser und befallen größere Hautpartien. Sie können ernste Infektionen verursachen, das sogenannte Herpesekzem (Eczema herpeticatum oder herpeticum). Es tritt hauptsächlich an den Armen, im Gesicht und am Hals auf. Die Infektion kann sich aber über den gesamten Körper ausbreiten und zu Fieber führen. Sogar lebensbedrohliche Komplikationen wie Entzündungen des Gehirns (Herpes-Enzephalitis) und weniger dramatische wie Entzündungen der Hornhaut am Auge (Herpes-Keratitis) sind möglich.

Zunächst zeigen sich kleine Bläschen oder „Stippchen" – meist im Gesicht. Sie entwickeln sich zu Pusteln, die nach ein paar Tagen aufplatzen und kleine Schürfungen hinterlassen. Darin siedeln sich leicht Keime wie Staphylococcus aureus an, die für lebensbedrohliche Komplikationen sorgen können. Daher müssen antivirale Behandlungen früh einsetzen. Wenn Sie Neurodermitis haben, an sich Bläschen oder Stippchen entdecken und sich krank oder fiebrig fühlen, sollten sie unbedingt zum Arzt.

Die Therapie besteht aus Injektionen oder der Einnahme von Medikamenten, die virushemmende Wirkstoffe wie Aciclovir oder Valaciclovir enthalten. Aciclovir kann Übelkeit, Durchfall, Erbrechen, Kopfschmerzen sowie in seltenen Fällen Haarausfall, Juckreiz und Hautausschläge auslösen. Zudem kann das Mittel Leber und Nieren schädigen. Ihr Arzt sollte eine antivirale Behandlung auf jeden Fall überwachen oder durchführen.

Antimykotische Mittel

Bei schweren Pilzinfektionen der Haut, denen äußerliche Mittel nichts anhaben können, sind innerlich angewendete Wirkstoffe unvermeidbar. Je nach Ausmaß müssen Sie dann über Tage oder auch Wochen Tabletten z. B. mit Fluconazol, Griseofulvin, Itraconazol oder Terbimafin schlucken. Die Wahl des Wirkstoffs hängt von der Pilzart ab. Unter Umständen müssen sich Kinder „off label" behandeln lassen, weil Alternativen mit Zulassung fehlen.

Die Mittel können zahlreiche Nebenwirkungen auslösen, darunter Kopfschmerzen, Übelkeit, Erbrechen, Durchfall, Müdigkeit, Empfindungsstörungen, Haarausfall, Krampfanfälle, schwere Leberschäden, Herzrhythmusstörungen und lebensbedrohliche Allergien. Lassen Sie sich von Ihrem Arzt gründlich über mögliche Schwierigkeiten und Wechselwirkungen informieren, denn Antipilzmittel verstärken oder schwächen die Wirkung vieler anderer Medikamente.

INFO **Oft bei Neurodermitikern**

■ Impetigo contagiosa

Die Grindflechte (auch Eiterflechte, Eitergrind, Pustelflechte, Grindblasen, Borkenflechte, Schleppeiter oder Impetigo vulgaris) ist eine der häufigsten bakteriellen Hautinfektionen bei Kindern. Sie kommt aber in allen Altersgruppen vor. Personen mit Neurodermitis leiden oft unter einer Grindflechte. Sie fällt bei ihnen meistens schwerer aus als bei Menschen mit normaler Haut. Weil die Infektion zudem ansteckend ist, müssen Betroffene mit Neurodermitis immer Antibiotika dagegen einnehmen.

Bei der Grindflechte sprießen kleinere oder größere Blasen und Pusteln auf der Haut – meist im Gesicht, am Kopf oder den Extremitäten. Sie platzen recht schnell auf. Eine durchsichtiggelbliche Flüssigkeit tritt aus und goldgelbe bis bräunliche Krusten bilden sich. Die Infektion heilt ab, ohne Narben zu hinterlassen. Für einige Zeit sind noch dunklere, rote Hautflecken sichtbar.

Der häufigste Verursacher der Grindflechte ist Staphylococcus aureus (Seite 94). Wenn die Bläschen kleiner sind, stecken wahrscheinlich andere Bakterien dahinter, sogenannte Streptokokken. Mitunter kann Staphylococcus aureus als zusätzlicher Keim beteiligt sein.

■ Herpes simplex

Die Mehrheit der Mitteleuropäer trägt Herpesviren in sich, die bei Neurodermitis schwere Infektionen (Seite 108) verursachen können. Der Nachweis erfolgt über Antikörper. Rund 90 Prozent aller Mitteleuropäer haben Antikörper gegen Herpes-simplex-Virus 1 (HSV-1) und knapp 20 Prozent gegen seinen nächsten Verwandten HSV-2. Die meisten infizieren sich schon als Kinder durch Küssen oder Schmusen mit Menschen, die Lippenbläschen haben. Die Bläschenflüssigkeit ist besonders ansteckend. Nur eins von 100 frisch infizierten Kindern bekommt Krankheitssymptome. Dann entwickelt sich eine Mundfäule, bei der sich die gesamte Mundschleimhaut entzündet. Alle anderen Infizierten merken zunächst nichts. Bei ihnen wandern die Viren zu den Nervenwurzeln. Dort schlummern sie, bis gewisse Umstände die Erreger wieder aktivieren – etwa Erkältungen oder andere Infektionen, Sonne, Stress, starke körperliche oder seelische Belastungen, Hautreizungen oder hormonelle Schwankungen. Dann führt HSV-1 meistens zu harmlosen, aber lästigen Lippenbläschen (Herpes labialis), seltener zu Bläschen am After und den Genitalien (Herpes genitalis). HSV-2 verhält sich gerade andersherum, was die Verteilung der befallen Stellen angeht.

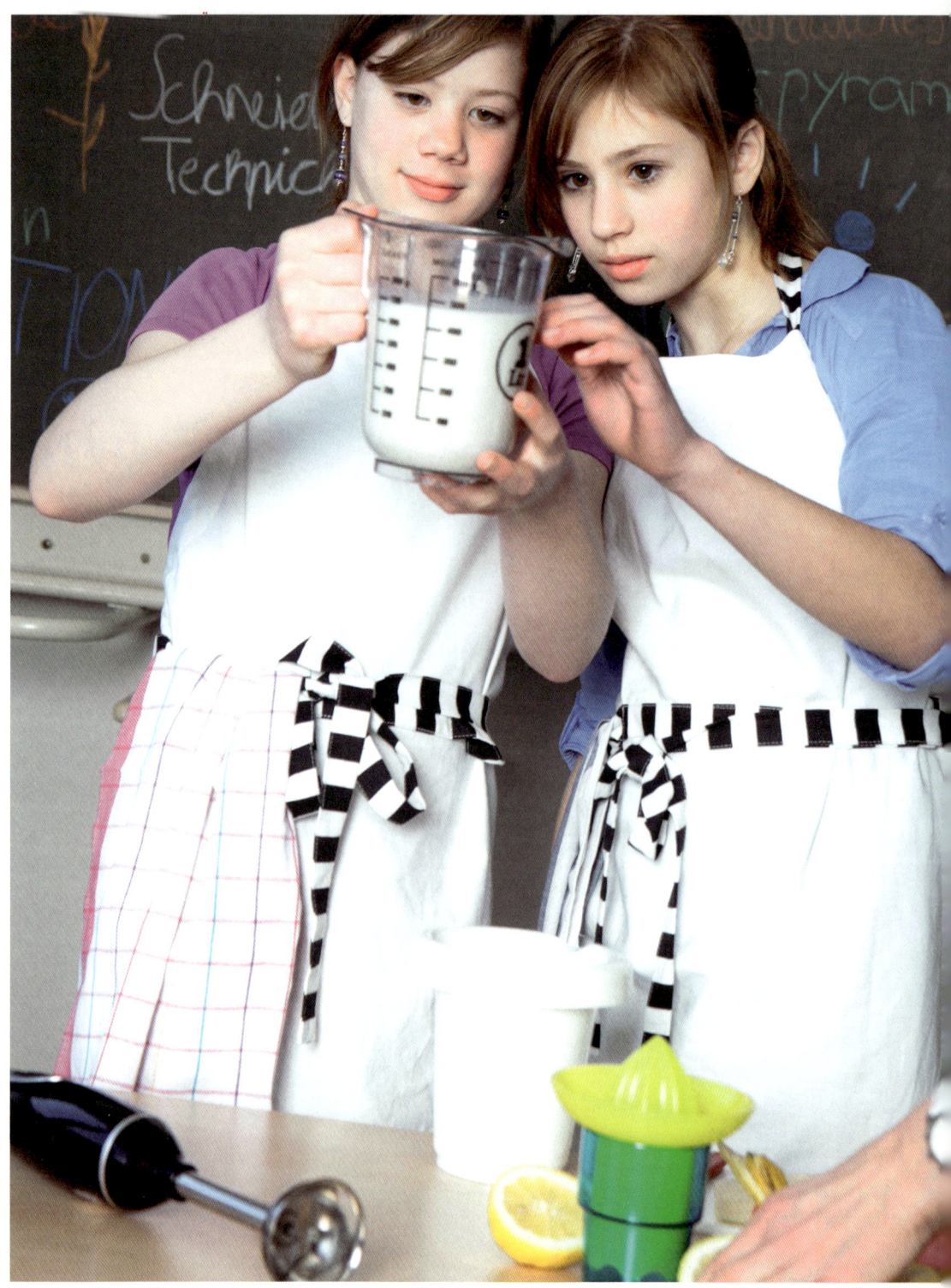

NICHTMEDIKAMENTÖSE BEHANDLUNG

Sonne, Meer und Urlaubsgefühle schieben den Schüben der Neurodermitis oft einen Riegel vor – ganz ohne Medikamente! Einige Methoden versuchen, den Ferieneffekt zu imitieren: Sie arbeiten mit Teilen des Sonnenlichts, Klimawechsel oder Seelenmassage. Aber auch spezielle Kleidung kann Ekzeme mildern. Mit „Neurodermitis-Diäten", Extraportionen an Vitaminen oder anderen Nährstoffzusätzen können Sie die Erkrankung allerdings kaum beeindrucken.

PHOTO- UND PHOTOCHEMOTHERAPIE

Im Sommer macht Neurodermitis meist weniger Ärger. Das liegt auch an der Sonne: Sonnenbäder tun bei einigen Krankheiten gut. Die moderne Phototherapie nutzt nur die Kraft der energiereichsten Strahlen im Sonnenlicht – der ultravioletten Strahlen. Die meisten Bestrahlungen erhalten Patienten mit Schuppenflechte. Doch die Bedeutung der Photo- und Photochemotherapie in der Neurodermitis-Behandlung wächst: Bestimmte Anteile des UV-Lichts können schwere, akute oder chronische Stadien mildern.

Die Wellenlänge kennzeichnet die Strahlen des elektromagnetischen Spektrums. Um den Anteil herum, den wir sehen können, sind diese Längen in Nanometer (milliardstel Meter, Abk. nm) angegeben. Der sichtbare Bereich erstreckt sich von 400 nm bis 800 nm. Unter 400 nm liegt das UV-Licht. Noch kleinere Wellenlängen haben Röntgenstrahlen und Gammastrahlen. Für die Strahlentherapie der Neurodermitis stehen mehrere Ausschnitte des UV-Lichts zur Verfügung (Seite 113). Bei der Photochemotherapie (PUVA) verstärkt eine spezielle Substanz die Wirkung der Strahlen.

UV-Strahlen verändern die Aktivität gewisser Immunzellen und die Menge einiger Botenstoffe in der Haut. Als Folge büßt das Immunsystem in der Haut an Kraft ein, sodass entzündliche Reaktionen schwächer ausfallen. Gleichzeitig springt der programmierte Zelltod (Apoptose) an. Er stoppt, dass sich Hautzellen übereifrig teilen, wie es bei Neurodermitis der Fall ist. Dadurch entstehen weniger Verdickungen und Schuppen. Die deutschen Fachverbände halten die Phototherapie für geeignet, um das Fortschreiten einer Neurodermitis zu verhüten.

Akute Nebenwirkungen zeigen sich rasch, sind selten und treten bei weniger als einem von hundert Behandelten auf. Auf häufigsten ist eine Art Sonnenbrand –

Hautrötungen, eventuell mit Blasen und späterem Abschuppen. Vereinzelt führt UV-Licht zu anderen Lichtstörungen, verstärktem Juckreiz oder Neurodermitisschüben. Während der Behandlung sollten Sie zusätzliche UV-Quellen meiden, also Sonnenlicht und Sonnenstudios. Weisen Sie Ihren Arzt darauf hin, wenn Sie

---

INFO **Vom antiken Sonnenbad zur modernen Phototherapie**

Die Ursprünge medizinischer Behandlungen mit Sonnenlicht liegen mehr als 3 000 Jahre zurück. Der 3 600 Jahre alte ägyptische Papyrus Ebers, einer der ältesten Medizintexte, rät zu Sonnenbädern gegen Schmerzen. Die Ärzte der Pharaonen und indische Gelehrte kombinierten damals schon Licht und Pflanzenextrakte: Ihre Patienten mit der Weißfleckenkrankheit mussten sich mit Pflanzensud einreiben, bevor sie sich sonnten. Das Prinzip dieser Behandlung entspricht der modernen Photochemotherapie.

Diese ging Ende des 19. Jahrhunderts an den Start. Sie arbeitet mit künstlichen Lichtquellen. Ab 1894 bestrahlt der deutsche Naturarzt Heinrich Lahmann (1860–1905) mit einer Speziallampe Patienten, die an Hauttuberkulose (Lupus vulgaris) leiden. Wenig später untersucht der dänische Arzt Niels Ryberg Finsen (1860–1904) die Wirkung von Lichtstrahlen systematisch. Er entdeckt, dass die energiereichsten Strahlen des Sonnenlichts die Gewebe in der Haut am stärksten anregen. Finsen nennt diese UV-Strahlen „chemische Strahlen". Er findet heraus, dass Sonnenstrahlen auch schädlich sein können. Diese Erkenntnis bezahlen einige seiner Versuchspersonen mit schmerzlichen Sonnenbränden. Doch der Däne entwickelt eine wirkungsvolle Lichttherapie für die Hauttuberkulose. Sie bringt ihm 1903 den Nobelpreis für Medizin ein. In den 1960er-Jahren isolierten Forscher den Stoff 8-Methoxypsoralen (8-MOP) aus Pflanzen. Er verstärkt die Wirkung von UV-Strahlen.

Mit der Kombination von 8-MOP und Bestrahlungen setzt die moderne Photochemotherapie ein. Anfangs sind die Ergebnisse bei Schuppenflechte wenig ermutigend: Die Lampen strahlen zu schwach. Erst ein paar Jahre später gelingt es, UV-Licht von ausreichender Stärke zu erzeugen. Inzwischen engen Ärzte die Bandbreite ihrer Strahlen immer mehr ein.

gelegentlich Herpes-Lippenbläschen haben. Nach UV-Bestrahlungen können die Bläschen zurückkehren. Außerdem können Herpesviren bei Personen mit Neurodermitis ernste Infektionen verursachen (Eczema herpeticatum). Mögliche Langzeitfolgen von UV-Behandlungen sind eine vorzeitige Hautalterung und ein erhöhtes Risiko für verschiedene Formen von Hautkrebs. Diese Gefahr besteht insbesondere bei wiederholter PUVA-Therapie.

Nachteile und Gegenanzeigen

Vor einer Phototherapie sollten Sie Aufwand, Dauer und Risiken gut gegen mögliche Erfolge abwägen. Bei manchen Methoden können die Ekzeme relativ schnell wieder zurückkehren. Es ist deshalb günstig, schon vor Beginn der Phototherapie einen Plan auszuarbeiten, wie es nachher weitergehen soll. Während sie läuft, müssen Sie auf die lokalen Wirkstoffe Pimecrolimus und Tacrolimus und die systemischen Ciclosporin und Azathioprin verzichten. Gleichzeitige Therapien mit MMF

sollten nur im Notfall stattfinden. Wenn einer der folgenden Umstände vorliegt, dürfen Sie keine Phototherapie machen:

- Sie hatten bereits Hautkrebs
- Sie haben eine Erkrankung mit erhöhter Lichtempfindlichkeit der Haut
- Sie nehmen Medikamente (z. B. Johanniskrautextrakt), welche die Haut lichtempfindlicher machen.

Für Kinder unter zwölf Jahren kommen UV-Therapien höchstens ausnahmsweise in Betracht.

Zwei bevorzugte Therapieformen

Mehrere kontrollierte Studien haben sich mit der Wirkung von UV-Strahlen beschäftigt. Die Erfolge bei Neurodermitis unterscheiden sich je nach der eingesetzten Wellenlänge. UVA dringt z. B. tiefer in die Haut ein als UVB. Auch die Dosis ist wichtig, also die Menge an Energie. Sie wird in Joule pro Quadratzentimeter angegeben (J/cm^2). Nach aktuellem Wissen sind die Wirkungen der Therapien mit UVA-1 sowie der mit UVB am besten gesichert.

THERAPIE MIT UNTERSCHIEDLICHER STRAHLUNG	
Bezeichnung	**Wellenlänge und Bemerkungen**
UVB, BBUVB	280–300 nm, Breitband (daher auch BBUVB)
UVB, NBUVB	311–313 nm, Schmalband (NB vom engl. narrow band)
UVA	320–400 nm, meist in Kombination mit UVB
UVA-1	340–400 nm, neuere Form der Phototherapie
PUVA	Kombination von UVA mit Psoralen zur Photosensibilisierung der Haut

UVB bei mittlerer, chronischer Neurodermitis

Bei mittelschwerer, chronischer Neurodermitis wirkt UVB, aber besonders UVB-Schmalband besser als UVA. Diese Vorteile sind noch drei Monate nach der Behandlung sichtbar. Häufig besteht die Therapie aus drei wöchentlichen Bestrahlungen über acht Wochen. Doch es gibt große Unterschiede. Für einheitliche Richtlinien und Dosisempfehlungen sind weitere Studien nötig. Die Untersuchungen widersprechen sich zudem beim Krebsrisiko: Eine Übersichtsarbeit entdeckte in der Fachliteratur keine Hinweise darauf, dass UVB die Häufigkeit von Hautkrebs erhöht. Dagegen urteilt eine andere Studie, dass die Gefahr für bestimmte Hautkrebsarten um 40 Prozent ansteigt.

UVA-1 bei schwerer, akuter Neurodermitis

Bestrahlungen mit UVA-1 verbessern den Hautzustand bei schwerer, akuter Neurodermitis innerhalb von zwei Wochen. Die Therapie ist bei akuten, schweren Schüben einer äußerlichen Therapie mit Glukokortikoiden sowie Bestrahlungen mit kombinierten UVA/UVB überlegen. Damit stellt UVA-1 eine Alternative zur innerlichen Behandlung mit Medikamenten dar. Nur sehr wenige medizinische Einrichtungen besitzen solche Apparate. Meist erhalten Patienten über drei Wochen je fünf Strahlenbehandlungen mit mittlerer Dosis (um 50 J/cm^2). Höhere Dosen bringen keinen zusätzlichen Nutzen, niedrigere wirken schwächer. Nach der UVA-1-Therapie müssen äußerliche Mittel und Basisthera

peutika die Neurodermitis in Schach halten. Die Wirkung hält zwei bis maximal drei Monate an. Durchschnittlich machen sich Hautveränderungen vier Wochen nach der Behandlung wieder bemerkbar. UVA-1 kann zu den gleichen Nebenwirkungen führen wie andere UV-Strahlen. Allerdings fehlen Langzeiterfahrungen. Rein theoretisch müsste die Gefahr für Hautkrebs kleiner sein als bei UVB, da UVA-1-Strahlen energieärmer sind.

Weitere Behandlungsformen

Die folgenden Therapieformen haben nur eine untergeordnete Bedeutung. Sie sind aufwendig, mit teilweise höheren Risiken belastet oder kommen aktuell nur in Studien zum Einsatz. Manche schränken die Patienten zudem stark in ihrer Freiheit ein.

Photochemotherapie (PUVA)

Die Photochemotherapie ist eine wirksame Methode bei Neurodermitis. Doch sie birgt Risiken. Die Abkürzung PUVA steht für Psoralen plus UVA. Bei der PUVA verstärkt 8-Methoxypsoralen (8-MOP) die Wirkung der UVA-Strahlen. Durch Licht angeregt, blockiert 8-MOP die Zellteilung und bremst das Wachstum von Ekzemen. Bestehende Ekzeme heilen rasch ab.

Bei der PUVA erhalten Sie über mehrere Wochen verteilt meist 20 bis 30 Bestrahlungen. Davor tragen Sie jeweils 8-MOP in einer Lotion oder Creme auf die Hautstellen auf, die bestrahlt werden. Diese Stellen müssen Sie nach jeder Sitzung bis zu zwölf Stunden vor der Sonne schützen. Seltener nehmen Patienten Tabletten mit 8-MOP ein, denn sie müssen anschließend den ganzen Körper und die Augen für mindestens zwölf Stunden vor der Sonne abschirmen. Die Tabletten können Nebenwirkungen wie Übelkeit sowie Juckreiz verursachen. Sie machen außerdem höhere Strahlendosen notwendig, wodurch das Krebsrisiko steigt. Ob Creme oder Tablette – nach wenigen Sitzungen sind auf lange Zeit regelmäßige Kontrolluntersuchungen beim Hautarzt nötig.

Balneo-PUVA

Bei der Balneo-PUVA baden Patienten ihren gesamten Körper oder einzelne Körperteile für 20 Minuten in einer 8-MOP-Lösung, werden bestrahlt und müssen Sonnenlicht danach drei Stunden vollständig meiden. Dadurch ist Balneo-PUVA (auch PUVA-Bad-Therapie) aufwendiger als Behandlungen mit Schmalband UVB, aber genauso wirksam. Nach 30 Bestrahlungen nehmen bei chronischer Neurodermitis die Ekzeme, die betroffene Fläche, der Juckreiz und die Schlafprobleme

deutlich ab. Noch fehlt den Ergebnissen die Breite für klare Empfehlungen.

Photopherese

Bei der Photopherese wird Patienten Blut entnommen, speziell behandelt, mit 8-MOP versetzt und außerhalb des Körpers mit UV-Licht bestrahlt. Deshalb heißt sie auch extrakorporale Photopherese. Diese Behandlung dauert zwei Tage und findet ein- bis zweimal monatlich statt. Nur wenige medizinische Zentren führen das aufwendige Verfahren im Rahmen von Studien durch. Sie berichten über erste Erfolge. Kontrollierte Studien müssen die Wirksamkeit noch untermauern. Deshalb ist es ungewöhnlich schweren Fällen von Neurodermitis vorbehalten, bei denen andere Therapien nichts ausrichten.

Langwelliges Licht (Lichttherapie)

Die Behandlung mit langwelligem, sichtbarem Licht von mehr als 380 nm Wellenlänge wird zum Teil einfach Lichttherapie genannt. Zur Wirkung bei Neurodermitis existieren keine kontrollierten Studien.

KLIMATHERAPIE

Aufenthalte in einer anderen Umgebung können Neurodermitis deutlich verbessern. Das haben Sie selbst vielleicht im Urlaub schon einmal erlebt. Zum Teil fallen die Ekzeme nach der Rückkehr sogar noch monatelang milder aus. Klimathera-

pien empfehlen sich besonders bei mittleren bis schweren dauerhaften Ekzemen. Bei Neurodermitis haben sich Kurorte am Meer sowie im Mittel- oder Hochgebirge bewährt. Dafür sind wahrscheinlich verschiedene Faktoren verantwortlich:

- Die verringerte Menge der Allergene
- Weniger Schadstoffe in der Luft
- Veränderte Eigenschaften der Luft (Druck, Feuchtigkeit, Sauerstoffgehalt, Temperatur, Salze, Ladungsträger)
- Stärkere Sonneneinstrahlung
- Winde und Witterungswechsel
- Erholung durch „Tapetenwechsel".

Die Krankenkassen können die Kosten für Klimatherapien übernehmen. Meistens ist das von der Schwere der Neurodermitis abhängig. Beliebte Ziele für Klimatherapien am Meer liegen an Ostsee, Nordsee, am Mittelmeer und auf den Kanaren. Die einzelnen Gebiete unterscheiden sich durch die vorherrschenden Windrichtungen, Salzgehalte in Luft und Wasser, Temperaturen, Sonnenintensität und die unterstützende medizinische Betreuung. Fachliche Kompetenz, Verständigung, aber auch Umweltfaktoren wie Hitze sind wichtige Kriterien für die Ortswahl. Die starken Winde und häufigen Wetterwechsel an der Meeresküste gelten als Reizfaktoren für die Haut. Dagegen zählen die fehlenden Allergene und Schadstoffe in den Seewinden zu den Schonfaktoren. Die Meeresbrise kühlt und beruhigt die Haut. Gischt und feuchte Küstenluft enthalten Salze, die schwach Schuppen lösend wirken. Zuletzt sorgt das UV-Licht, das die Meeresoberfläche und der Sandstrand stark reflektieren, quasi für eine natürliche Phototherapie.

Mittelgebirgslagen zeichnen sich gerade im Sommer durch ein mildes, reizarmes Klima aus. Die Luft ist sauberer und kühler als im Tiefland. Gleichzeitig bieten Wälder viel Schatten. Weiter in der Höhe – jenseits von 1500 Metern – ist die Luft noch reiner. Hier schwirren fast keine Pollen, Pilzsporen, Hausstaubmilben oder Schadstoffe umher. Zusätzlich bekommt die Haut viel UV-Licht ab: Im Hochgebirge ist diese Strahlung stärker und die Sonne scheint länger. Die kühle Luft setzt Kältereize. Der niedere Luftdruck und Sauerstoffgehalt sollen lindernd wirken. „Dünne Luft" kann aber auch an den Kräften zehren. Sie sollten Haut und Körper Zeit geben, sich daran und an die UV-Intensität anzupassen.

HANDLUNGSORIENTIERTES WISSEN ALS MEDIZIN

Fast bei jeder Person, die Neurodermitis hat, sind Details anders: Symptome, Auslöser, Verlauf, Ansprechen auf Behandlungen und Unverträglichkeiten. Einzelne Gesichtspunkte kommen in der Sprechstunde beim Arzt oft zu kurz. Vielen Patienten fallen schon auf dem Heimweg neue Fragen ein oder solche, die sie vergessen haben. Zurück bleibt das schale Gefühl, aus Mangel an Information der Erkrankung nie angemessen begegnen zu können. Gerade in ungewöhnlichen Situationen fördert dieses Unwissen Unsicherheit und Stress: Fragen wie „Was soll ich denn jetzt nur machen?" oder „Habe ich etwas falsch gemacht?" können quälen.

Ziel interdisziplinärer Neurodermitisschulungen ist das „Empowerment" (Ermächtigung) der Teilnehmer. Die Patienten sollen lernen, sich selbst zu helfen, um Sicherheit im Umgang mit der Erkrankung zu bekommen. Das Ergebnis ist:

- Ihre Unabhängigkeit nimmt zu. Sie fühlen sich Therapeuten nicht mehr hilflos ausgeliefert
- Sie übernehmen einen großen Teil der Verantwortung für das eigene Wohlbefinden
- Sie entwickeln mehr Selbstständigkeit und Selbstbewusstsein
- Sie gewinnen eine nüchterne, realistische Sicht auf ihre Erkrankung
- Ihre Lebensqualität steigt.

Wenn Sie verstehen wollen, wann beziehungsweise warum Sie Mittel X einsetzen müssen und wann Mittel Y ausreicht, brauchen Sie zunächst Informationen. Die erhalten Sie in den Schulungen von Fachleuten verschiedener Disziplinen. Beim Austausch zwischen Experten und Patienten entsteht ein Vertrauensverhältnis. So können auch sensible Punkte zur Sprache kommen. Gute Behandlungen müssen die Werte und Vorstellungen der Patienten, ihr soziales Umfeld sowie die Familie mit einbeziehen. Empowerment – die Kombination von Information und neuen Handlungsmöglichkeiten – macht Sie zum Profi, zum aktiven Mitglied Ihres Gesundheitsteams, das sich auf Augenhöhe mit anderen austauscht.

Wissen allein bewirkt wenig. Erst wenn Sie Gelerntes in Ihren Alltag übernehmen, besteht die Chance, dass sich ungünstiges Verhalten nachhaltig ändert: Kratzalternativen können beispielsweise unkontrolliertes, schädliches Kratzen ablösen. Das „Empowerment" der Teilnehmer, also der selbstständige, kompetente Umgang mit Neurodermitis und ihre Verbesserung, setzt sich aus Unterzielen zusammen. Die Patienten und ihre Familien lernen,

- realistische Ziele anzustreben
- eine gute Körperwahrnehmung durch Selbstbeobachtung und Selbstbeurteilung aufzubauen
- Schüben wirksamer vorzubeugen
- die Überzeugung zu gewinnen, ihre Erkrankung selbst im Griff zu haben
- bei sich und im sozialen Umfeld positive Kräfte zu erkennen und zu nutzen
- vernünftig und systematisch Lösungen für Probleme zu finden
- Umstände zu akzeptieren, die sie selbst nicht steuern können
- mehr Verantwortung zu übernehmen
- besser mit Stress fertigzuwerden, den die Erkrankung verursacht
- Ängste leichter zu bewältigen
- soziale Kompetenzen zu verbessern.

Als Folge können sich Hautzustand, Krankheitsmanagement, Kratzverhalten, Empfinden des Juckreizes, Wohlbefinden und Zufriedenheit mit Behandlungen langfristig verbessern. Dagegen verringern sich die Zahl der Schübe, Krankenhaus-aufenthalte sowie Fehlzeiten in der Schule oder am Arbeitsplatz. Patienten führen Therapien vermehrt korrekt zu Ende. Sie setzen sinnvolle Mittel gezielter und konsequenter ein, verzichten dafür auf unwirksame oder ungesicherte Behandlungen. Studien haben klar gezeigt: Fachlich fundierte Neurodermitisschulungen verbessern alle körperlichen und psychischen Begleiterscheinungen bei Kindern, Jugendlichen und Familien deutlich im Vergleich zu Personen, die keine Schulungen erhalten. Wenn Sie noch nicht an einer Patientenschulung teilgenommen haben, sollten Sie unbedingt diese Möglichkeit nutzen, Ihre Neurodermitis selbst und dauerhaft besser unter Kontrolle zu bekommen. Auch die medizinischen Fach-

verbände empfehlen die Schulungen als effektive Maßnahmen.

Die Schulung

Viele Institutionen, die Menschen mit Neurodermitis betreuen, bieten Schulungen unterschiedlicher Qualität an. Ein einheitliches, verbindliches Programm haben Fachleute aus den Bereichen Medizin, Psychologie, Pädagogik, Ernährungswissenschaft und Patientenbetreuung in der Arbeitsgemeinschaft Neurodermitisschulung (AGNES) erarbeitet. Seine Wirksamkeit ist durch mehrere Studien belegt. Die AGNES-Richtlinien regeln die Ausbildung der Trainer und den Ablauf der Schulungen genau. Die Kosten für Kinder und Jugendliche oder Erwachsene unterscheiden sich oft. Je nach Institut liegen sie um

INFO   Inhalte der Neurodermitisschulung

Die Schulungen behandeln folgende Themen – immer mit Alltagsbezug:
- Aufbau und Funktion der Haut (Hautbarriere, Hautmodell)
- Neurodermitis (Ursachen, medizinische Grundlagen)
- Auslöser und Vermeidung (eigene Beobachtungen, Erkennen, verschiedene Gruppen)
- Juckreiz (eigene Erfahrungen, Kratzalternativen, Wochenbögen ausfüllen)
- Ernährung (altersgerechte, gesunde Nahrung, Nahrungsmittelallergien, diagnostische u. therapeutische Diäten)

- Stufenplan der Basistherapie und Therapie (Behandlung nach Stadien, Salben, Umschläge, Bäder, Übungen zum Einbau in den Alltag, Wirkstoffe, alternative Heilverfahren)
- Symptom- und Körperwahrnehmung (Hautdetektiv, Wochenbögen ausfüllen, Übungen zur Entspannung und Selbstwahrnehmung)
- Psyche und Stress (Stressbewältigung, psychosoziale Aspekte, Entwicklung von Selbstständigkeit bei Kindern, Gespräche, familiäre Aspekte, Besprechung familiärer Belastungen)

400 bis 600 Euro. Diesen Betrag übernehmen aber die meisten gesetzlichen Krankenkassen voll oder zumindest anteilig. Schulungen sind auch Bestandteile vieler stationärer Rehabilitationsmaßnahmen.

Umfang, Ablauf, Altersgruppen

Ambulante Schulungen für Kinder, Jugendliche und Erwachsene umfassen zwölf Stunden. Ihr Ablauf hängt vom Anbieter und der Gruppe ab. Sie besteht aus sechs Patienten oder bei Kleinkindern aus sechs Eltern oder Elternpaaren. Weil die Inhalte altersangepasst sind, haben die Kinder oder Jugendlichen in einer Gruppe etwa das gleiche Alter. Es entscheidet auch darüber, wer teilnimmt:

- Kinder unter acht: nur die Eltern
- Kinder von acht bis zwölf: eigene Schulungen für Kinder und Eltern, aber mit gemeinsamen Stunden
- Ab 13 Jahre: wahlweise allein oder zusammen mit den Eltern

Auftakt und Ende der Schulungen bilden Einzelgespräche mit den Familien. Das erste dreht sich um die Krankheitsgeschichte, Medikamente, Auslöser, weitere Dinge, die mit Neurodermitis in Verbindung stehen. Das Abschlussgespräch behandelt offene Fragen und welche Änderungen die Geschulten wirklich umsetzen wollen. Die Diagnose einer Neurodermitis gehört nicht zur Schulung. Sie ist aber eine zwingende Voraussetzung dafür.

PSYCHOTHERAPIE

Psychotherapeutische Verfahren helfen bei vielen psychosomatischen Krankheiten, zu denen die Neurodermitis zählt: Stress, Streit, Aufregung – also psychische Belastungen – tragen oft dazu bei, dass die Erkrankung wieder aufflammt (Seite 26). Wege, wie Sie besser mit Ihren Stressoren umgehen, können Ihnen psycho- und verhaltenstherapeutische Verfahren weisen. Die deutschen Fachverbände bewerten sie als wertvolle, ergänzende Behandlungen bei Neurodermitis. Auch interdisziplinäre Patientenschulungen (Seite 117) enthalten verhaltenstherapeutische Elemente.

Stressoren erkennen

Hinter Schüben bei Neurodermitis steckt manchmal mehr als ein Hemd mit groben Nähten, Nüsse in der Nahrung oder trockene Luft. Häufig mischen Ärger, Angst oder Unmut mit. Viele Betroffene sind davon überzeugt, dass Probleme am Arbeitsplatz und andere Konflikte ihre Erkrankung verschlechtern. Dadurch steigt der Leidensdruck. Er schiebt das Jucken und die Hautveränderungen womöglich weiter an. Die Erkrankung kann sich wie an einer Spirale nach oben schrauben.

Ihre Konflikte und die Ursachen aufzudecken, steht im Mittelpunkt der Psychotherapie. Danach suchen Therapeuten gemeinsam mit Ihnen. Wenn Ihre Probleme und Ursachen erkannt sind, ergeben sich Möglichkeiten, sie bewusst und mit Vernunft anzupacken: Sie lernen, gelassener mit seelischen Belastungen umzugehen. So liefern psychotherapeutische Behandlungen auch Angriffspunkte, um den Juckreiz-Kratz-Zyklus aufbrechen.

Juckreiz, Kratzen und Ekzeme gingen durch solche Behandlungen in einigen kontrollierten Studien deutlich zurück. Der Verbrauch an Medikamenten sank. Die Einstellung zur Neurodermitis und das Sozialverhalten der Behandelten verbesserten sich. Sie gewannen viel Lebensqualität zurück. Die Mehrzahl gibt an, dass von allen Behandlungen psychotherapeutische Verfahren die besten Langzeiteffekte für ihre Beschwerden brachten.

Eine Psychotherapie können Sie als Ergänzung zu anderen Behandlungen etwa dann ins Auge fassen, wenn Sie
- Ihre alltäglichen Pflichten nicht mehr erfüllen können
- hohen Leidensdruck spüren und deshalb oft verstimmt oder verzweifelt sind
- unter starken Schlafstörungen leiden
- seit Längerem Ängste oder Depressionen plagen
- sehr unzufrieden damit sind, was andere Therapien erreicht haben und wie Sie selbst mit Ihren Beschwerden zurechtkommen.

Kindern erleichtern psychotherapeutische Verfahren, ein positives Verhältnis zu ihrer Haut, zu Berührungen und Zärtlichkeiten aufzubauen. Sie werden besser mit Hänseleien durch andere fertig und entwickeln gesundes Selbstwertgefühl.

Verfahren und Therapeuten

Es gibt viele verschiedene Formen der Psychotherapie. Die wichtigsten wissenschaftlich anerkannten lassen sich in zwei Gruppen aufteilen.

- Konfliktorientierte Verfahren: Im Mittelpunkt stehen hier die aktuellen Konflikte. Ihre Ursachen suchen die Therapeuten in unbewussten Problemen der Psyche. Nach ihren Gründen fahndet die analytische Psychotherapie eher in der Vergangenheit. Hierzu finden in der Regel zwei- bis dreimal wöchentlich Sitzungen statt. Nach 160 ist meist Schluss, aber es kann auch länger dauern. Im Gegensatz dazu konzentriert sich die tiefenpsychologisch fundierte Psychotherapie mehr auf die Gegenwart. Ihr genügen eine Sitzung pro Woche und 50 insgesamt. Doch Verlängerungen sind möglich.

- Handlungsorientierte Verfahren: Dabei sollen Klienten lernen, ihr Verhalten so zu ändern, dass ihre Probleme nicht mehr auftreten. Verhaltenstherapeuten erkunden zunächst, warum Menschen aktuell Probleme haben. Am Ende soll neues, günstiges Verhalten altes, ungünstiges ersetzen. Normalerweise reichen dafür 45 Sitzungen, die einmal wöchentlich stattfinden. Eine Erweiterung ist der systemische Ansatz: Nach dem Motto „Niemand ist alleine krank" berücksichtigt er das soziale Umfeld von Patienten.

Alle diese Therapieverfahren können Sie allein in Einzelsitzungen machen. Ebenso sind sie als Familien- und Gruppentherapien möglich oder für Kinder sowie Jugendliche.

Psychiater und Psychotherapeuten

Nach dem Heilpraktikergesetz können „Therapeuten" auch ohne fundierte Ausbildung Behandlungen anbieten, die sie als psychotherapeutisch ausgeben. Dafür kommen die Kassen nicht auf. Gesetzlich geschützt sind die Bezeichnungen „Psychotherapeut" und „Psychologischer Psychotherapeut". Bei folgenden Berufsgruppen können Sie sicher sein, dass eine gründliche Fachausbildung vorhanden ist:

■ Psychologische Psychotherapeuten haben in der Regel ein Psychologiestudium und eine mindestens dreijährige Therapieausbildung absolviert. Alternativ können Diplom-Pädagogen nach spezieller Ausbildung unter dieser Bezeichnung arbeiten, aber nur für Kinder und Jugendliche. Weil ihnen das Medizinstudium fehlt, dürfen Psychologische Psychotherapeuten keine Medikamente verschreiben.

■ Ärztliche Psychotherapeuten haben nach dem Medizinstudium noch eine Psychotherapieausbildung abgeschlossen.

■ Psychiater besitzen zusätzlich zum Medizinstudium eine Facharztausbildung für Psychiatrie. Sie gehen häufig von einer körperlichen Sicht auf seelische Probleme aus und können medikamentöse Behandlungen in den Vordergrund stellen.

Hilfe zur Selbsthilfe

Die Psychotherapie ist nicht dazu da, Ihnen Antworten zu liefern. Sie will Sie anleiten, Strategien aufzubauen, mit denen Sie selbst Konflikte besser bewältigen.

TIPP **Wann bezahlt die Kasse?**

Gesetzliche Kassen bezahlen zurzeit für die analytische Psychotherapie, die tiefenpsychologisch fundierte Psychotherapie und für Verhaltenstherapien, wenn zwei Bedingungen erfüllt sind:

■ Die psychische Störung muss „Krankheitswert" besitzen. Das trifft bei schweren chronischen Erkrankungen und psychosomatischen Krankheiten meistens zu.

■ Ein ärztlicher oder psychologischer Psychotherapeut mit Kassenzulassung muss die Therapie machen. (Wenn keiner innerhalb angemessener Zeit und Entfernung verfügbar ist, können die Kassen auf Antrag auch Kosten eines privat praktizierenden Therapeuten erstatten.) Psychotherapien im Rahmen stationärer Behandlungen kosten Klienten normalerweise nichts extra. Privatversicherte handeln klug, wenn sie sich im Vorfeld bei ihren Kassen erkundigen. Was diese erstatten, unterscheidet sich nach Tarif und Unternehmen.

Über einen erfolgreichen Ausgang entscheiden deshalb grundsätzliche Dinge:

- Sie müssen die Therapie aus eigenem Willen anstreben und hoffen, dass sie Ihr Leben erleichtert. Lassen Sie sich nicht von Dritten drängen oder überreden.
- Wählen Sie Ihre Therapeutin/Ihren Therapeuten auf jeden Fall selbst aus. Zwischen Ihnen muss die „Chemie" stimmen: Ein Vertrauensverhältnis ist die Basis der Psychotherapie. Wenn Sie daran zweifeln, sollten Sie das unbedingt ansprechen. Hören Sie auf Ihr Bauchgefühl!

Um geeignete Therapeuten und das richtige Verfahren zu finden, helfen die Gelben Seiten nur bedingt weiter. Holen Sie sich besser Rat von Ärzten, Krankenkassen, Beratungsstellen, sozialpsychiatrischen Diensten oder anderen Einrichtungen. Fragen Sie zum Beispiel:

- Erscheint eine psychotherapeutische Behandlung überhaupt sinnvoll?
- Welches Therapieverfahren verspricht am ehesten Erfolg?

Anregungen können auch Selbsthilfegruppen oder anderen Patienten beisteuern.

Wie finde ich den richtigen Therapeuten?

Was anderen geholfen hat, kann bei Ihnen vergebens sein. Sie müssen sich selbst entscheiden!

- Tasten Sie sich mit einem Anruf an Ihren gewünschten Therapeuten heran. Umreißen Sie kurz Ihr Problem. Glaubt der Therapeut, dass Ihnen eine Psychotherapie helfen kann? Wie arbeitet er? Beim Telefonat erhalten Sie erste Hinweise, ob sie miteinander harmonieren könnten.
- Was kostet die Therapie? Fragen Sie gleich am Telefon nach der voraussichtlichen Länge und, ob der Therapeut seine Leistung über die gesetzlichen Krankenkassen abrechnet. Privatpatienten müssen sich mit ihrer Versicherung absprechen.
- Wie schnell kommt die erste Sitzung zustande? Das Angebot an Psychotherapeuten ist kleiner als der Bedarf. Sie müssen lange Wartezeiten einplanen.

SPEZIELLE TEXTILIEN

Textilien mit antiseptischen Zusätzen oder Beschichtungen können den Juckreiz und die Ekzeme bessern. Denn Antiseptika schädigen Bakterien, indem sie Löcher in deren Hülle bohren. So dünnen die Siedlungen der Bakterien auf der Haut aus. In der Regel enthalten die Textilien Silber oder eine Ammoniumverbindung (Aegis

oder AEGIS AEM 5772/5). In Vergleichsstudien verbesserten silberhaltige Textilien den Hautzustand, Juckreiz und die Lebensqualität bei chronischer Neurodermitis. Die Wirkung war deutlich und trat nach rund einer Woche ein. Silberkleidung ist kostspielig: Herrenshirts kosten zwischen 85 und 150 Euro, Damenleggins 85 bis

200 Euro, und die Preise für Strampelanzüge reichen von 100 Euro bis über 200 Euro. Oft unterscheiden sie sich im Anteil der Fasern, die mit Silber behandelt sind.

Als Stoffe verwenden die Hersteller Mikrofasern, Seide und Baumwolle. Manchmal ist das Edelmetall in die Fasern eingearbeitet. Dann spült die Wäsche weniger Silber und Wirkung weg, als wenn es nur mit Chemikalien an der Faseroberfläche befestigt ist. Bisher gibt es zum Wirkungsverlust nur wenige Untersuchungen.

Nicht nur medizinische Spezialtextilien sind mit Silber behandelt. Socken, Freizeit- und Sportkleidung können das Metall enthalten, um unangenehme Düfte zu verhindern. Nach einer aktuellen Studie verändern Silbertextilien weder Hautfeuchtigkeit, Hautflora noch den pH-Wert der Haut. Allerdings befürchten Fachleute, dass Bakterien durch Kontakt zu Silber gegen Antibiotika resistent werden. Bis mehr Erkenntnisse vorliegen, sollten solche Textilien nur für medizinische Zwecke verwendet werden.

Aegis-Textilien

Bei Kleidung, die mit der Ammoniumverbindung Aegis versetzt sind, dient Seide als Träger. Die Naturfaser ist von Sericin

---

TIPP Spezialtextilien

■ **Kostenübernahme**
Gesetzliche Krankenkassen können Kosten für Spezialtextilien übernehmen. Manche bezahlen nur bei Kindern oder beteiligen sich prozentual. Andere zahlen gar nicht. Fragen Sie im Vorfeld besser nach. Dazu reichen Sie ein ärztliches Rezept ein und einen Kostenvoranschlag. Auch Privatversicherte sollten sich vorher erkundigen.

■ **Umgang**
Bei Kleidung, die Silber oder Aegis enthält, gibt es ein paar Dinge zu beachten. Waschen Sie Ihre Spezialtextilien vor dem ersten Tragen. Spezialtextilien sollten – anders als alle anderen – eng anliegen. Im direkten Hautkontakt wirken sie am besten.

Bei offenen Ekzemen sollten Sie Spezialtextilien höchstens auf Anraten Ihres Arztes tragen.
Silber ist ein Metall. Deshalb stellt es ein paar weitere Anforderungen an den Umgang mit den Textilien:
Ihre Pflegeprodukte für die Basistherapie sollten frei von anderen Metallen sein.
Silber leitet Wärme und Elektrizität. Kommen Sie mit Silbertextilien besser nicht an heiße Heizungen, Föns, Heizdecken und seien Sie vorsichtig mit Elektrogeräten.
Zwischen nassen Silbertextilien und an andere Metallgegenstände (Klinken, Kleiderbügel etc.) können elektrische Entladungen auftreten.

befreit, einer Substanz, die Seide allergisierend machen kann. In Vergleichsstudien zeigte sich, dass die behandelten Textilien bei Neurodermitis die Ekzeme verbessern können. Sie waren in einem 7-Tage-Halbseitenvergleich dem stark wirkenden Glukokortikoid Mometason etwa gleich-

wertig. Damit sind diese Spezialtextilien bei chronischer Neurodermitis durchaus in Erwägung zu ziehen. Ein Herrenshirt kostet ungefähr 80 Euro, Damenleggins 90 Euro, ein Body für Babys 50 Euro. Zur Haltbarkeit oder Risiken gibt es derzeit keine unabhängigen Angaben.

DIÄTEN UND NAHRUNGSERGÄNZUNGSMITTEL

Bei Neurodermitis reagieren Betroffene völlig unterschiedlich auf Umweltreize. Ebenso machen Allergene und Reizstoffe in der Nahrung einigen zu schaffen, anderen aber nicht. Der kleinste gemeinsame Nenner zwischen allen Menschen mit Neurodermitis ist recht winzig. Bei der Ernährung ist er nicht vorhanden: Es gibt kein Lebensmittel, das alle meiden müssen. Auch eine zusätzliche Versorgung mit Vitaminen oder Mineralien hat bislang keine überzeugenden Ergebnisse gebracht.

Diäten

Eine Neurodermitisdiät, die für einen kleinen Teil, eine große Gruppe oder sogar alle Betroffenen Vorteile bringt, gibt es trotz aller Märchen darüber nicht. Jede Diät, die Sie stark einschränkt, birgt große Risiken: Die Ernährung wird kompliziert und schnell unausgewogen. Ihr fehlen fast immer wichtige Nährstoffe, Vitamine, Mineralien oder Spurenelemente. Das können Sie kaum ausgleichen, besonders nicht durch einen ungezielten Zusatz von Nah-

rungsergänzungsmitteln. Deshalb ist jede Diät, die keine wissenschaftliche Grundlage besitzt, nicht nur Unfug, sondern auch ein Gesundheitsrisiko. Bevor Sie irgendwelche Diäten befolgen, sollten Sie eine Ernährungsberatung in Betracht ziehen.

Therapeutische Diäten

Einige Personen mit Neurodermitis haben Lebensmittelallergien. Bei Kindern mit mittlerer bis schwerer Neurodermitis sind es sogar 30 von 100. Dennoch sollten Sie nicht einfach alle häufigen Allergene von Ihrem Tisch verbannen. Damit verzichten Sie auf vieles, gegen das Sie nicht allergisch sind. Die Ernährung wird einseitig. Es ist nötig, dass Sie die Allergene ausfindig machen, für die Sie sensibilisiert sind.

Therapeutisch sinnvolle Diäten
- sind stets individuell erstellt
- bauen immer auf eindeutigen Ergebnissen aus der Diagnostik auf (Seite 39)
- verzichten nur auf Lebensmittel, für die zweifelsfrei bewiesen ist, dass sie Reaktionen auslösen, Ekzeme verschlechtern.

Diese Bedingungen müssen Sie auf jeden Fall befolgen. Dafür haben Sie die Garantie, dass sich Ihr Verzicht lohnt: Juckreiz und Ekzeme werden Sie nicht mehr so plagen wie vorher. Oft sind die Einschränkungen des Speiseplans gar nicht so groß. Wenn doch, verhindert eine fundierte Beratung, dass Ihr Essen langweilig wird oder Mängel auftreten.

Weitere Diäten

Einige Personen mit Neurodermitis bekommen Probleme, wenn sie Lebensmittel verzehren, die gefäßerweiternde Substanzen (Seite 24) oder Pseudoallergene enthalten wie etwa natürliche Aromastoffe, Farb- oder Konservierungsmittel. Allerdings führen meist nur größere Mengen dieser Stoffe zu unangenehmen Symptomen. Dennoch kann in Einzelfällen eine pseudoallergene Diät sinnvoll sein. Auch sie spart nur Lebensmittel aus, auf die Sie eindeutig mit Beschwerden reagieren. Um Pseudoallergien (Seite 24) aufzuspüren, gibt es aber keine zuverlässigen Haut- oder Bluttests. Bei der Suche nach Ihren „Problemstoffen" hilft oft ein Symptom- und Ernährungstagebuch.

Eine Umstellung auf vegetarische Kost hat für Menschen mit Neurodermitis keine Vorteile. Sie kann sogar nachteilig sein: Die meisten erwachsenen Patienten reagieren viel häufiger auf pflanzliche Allergene – oft in Kombination mit Pollenallergien. Tierische Erzeugnisse wie Milchprodukte, Eier und Fleisch führen bei Erwachsenen nur selten zu Reaktionen.

Vitamine und Mineralien

Mit einer ausgewogenen Ernährung erhält der Körper sämtliche Nährstoffe, Vitamine und Mineralien, die er benötigt. Ergänzungsmittel bringen dann keine Vorteile. Ein Überschuss an bestimmten Vitaminen und Mineralien kann sogar schädlich sein. Davon abgesehen, ist es umstritten, ob einzelne, isolierte Vitamine genauso wirken, wie es die natürlichen im Konzert mit anderen Inhaltsstoffen tun. Nahrungsergänzungsmittel ergeben lediglich dann Sinn, wenn ein Mangel erwiesen ist. Allerdings kommt es nicht selten vor, dass Personen mit Neurodermitis mit Vitaminen und Mineralstoffen unterversorgt sind. Viele ernähren sich eingeschränkt.

Bisher beschäftigten sich nur wenige Studien mit der Bedeutung von zusätzlichen Vitaminen oder Mineralien für Neurodermitis. Bei Vitamin B_6 (Pyridoxin) und Zink fanden sich keinerlei Belege dafür, dass sich höhere Dosen günstig auf die Hautveränderungen auswirken. Zu viel Zink schadet der Gesundheit unter Umständen. Lediglich bei Vitamin E ist die Sachlage noch ungewiss. Hier gibt es vage Hinweise, dass erhöhte Mengen nützlich sein könnten. Allerdings besitzen die Daten wenig Aussagekraft, weitere Studien müssen sie erhärten. Ob Überdosen an Vitamin E das Sterberisiko steigern, ist strittig, aber nicht völlig auszuschließen.

Zu anderen Vitaminen und Mineralstoffen gibt es keine Ergebnisse, die aus objektiven, kontrollierten Studien stammen.

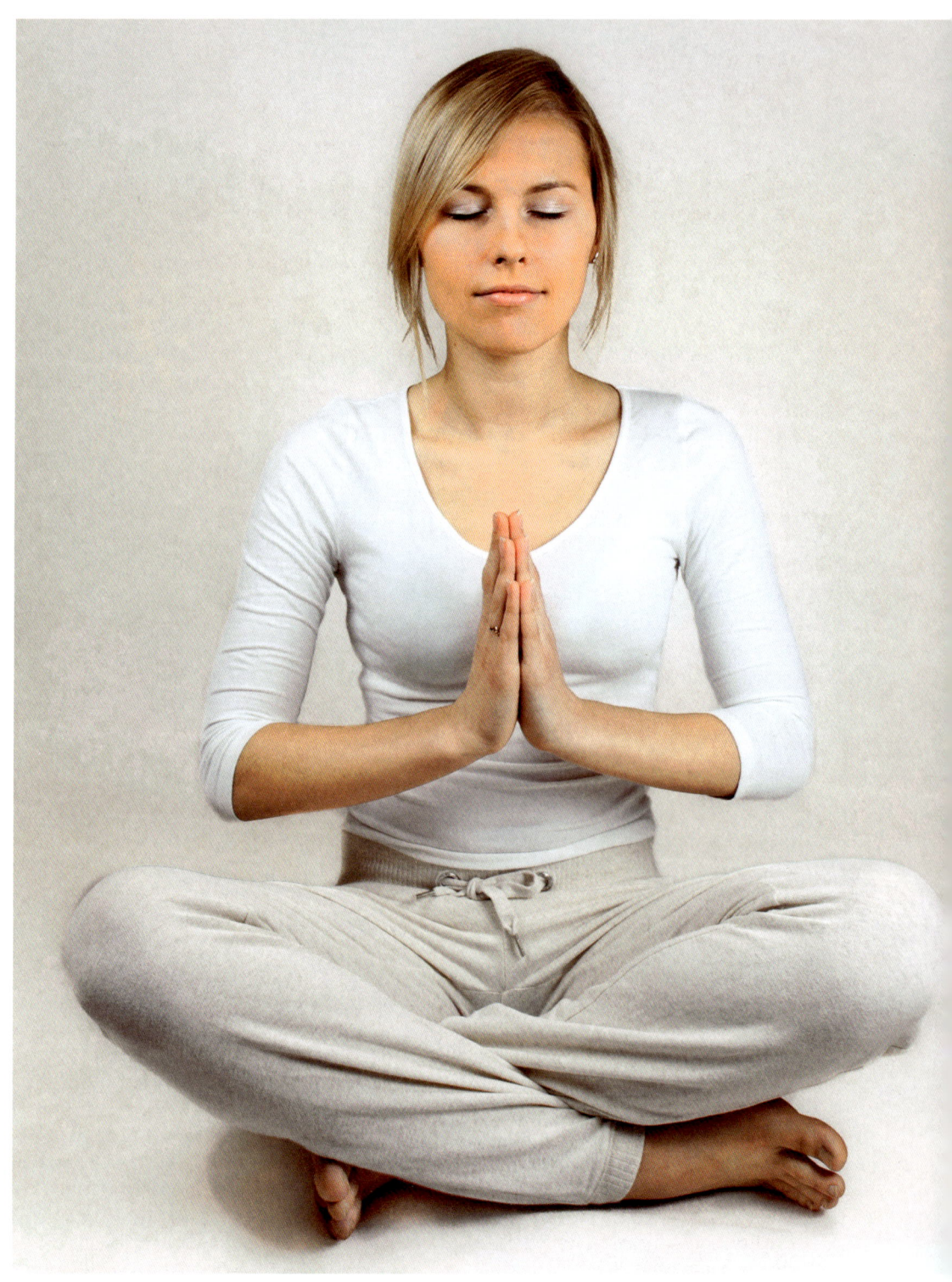

GIBT ES ALTERNATIVEN?

Viele Menschen sehen die Komplementär- und Naturmedizin als sanfte Alternative zur Schulmedizin. Einige Pflanzen und Verfahren sind tatsächlich in der Lage, Ihnen bei Neurodermitis zu helfen. Andere Methoden bringen dagegen nichts. Manche können Ihrer Gesundheit sogar erheblich schaden. Was wirklich sanft, sicher und sinnvoll ist, lässt sich teils aber nur schwer erkennen: Zur Wirksamkeit vieler Naturheilverfahren fehlen objektive Untersuchungen.

NATUR LIEGT IM TREND

Natürliche Therapien werden immer beliebter – unter Patienten und Ärzten. Gut 19 von 20 Allgemeinmedizinern empfehlen neben schulmedizinischen Behandlungen auch naturheilkundliche, bevorzugt solche mit Heilpflanzen. Die Patienten schwören inzwischen häufiger auf solche Mittel: Während sich 70 Prozent von ihnen heute damit behandeln, waren es vor 40 Jahren noch etwa 50 Prozent. Auf die Frage Warum? gaben Patienten drei Gründe als besonders wichtig an.

■ **Angst vor Nebenwirkungen:** Das Risiko für gefährliche Nebenwirkungen schätzten 80 Prozent bei Naturheilmitteln „gering" ein, ein Prozent für „groß". Bei der klassischen Schulmedizin halten es 38 Prozent für „groß" und nur zwölf Prozent für „gering".

■ **Unzufriedenheit mit der Schulmedizin:** Fast drei von vier Patienten sind überzeugt, dass viele körperliche Krankheiten auch psychische Gründe haben. Die Psyche und ganzheitliche Therapien kämen beim Arzt zu kurz, finden rund 40 Prozent.

■ **Tendenz zur Selbstmedikation:** Zwei von drei Menschen, die sich krank fühlen, aber das Gefühl haben, es sei nicht so schlimm, kaufen sich Naturheilmittel auf eigene Faust. Vor 30 Jahren war es nicht einmal die Hälfte. Die Mehrheit ging zum Arzt. Dennoch sehen viele Befragte auch die Nachteile: Wenn sie richtig krank sind, setzen nur fünf Prozent ausschließlich auf Naturheilmittel. Bei schweren Krankheiten helfen sie gar nicht, glaubt ein Drittel. Speziell bei Produkten aus Asien vermuten mehr als 40 Prozent Qualitätsprobleme.

Kein guter Ratgeber

Chronische Krankheiten wie Neurodermitis lassen sich nicht heilen. Wenn übliche Behandlungen körperlich und/oder seelisch stark belasten oder keinen befriedigenden Zustand erzielen, kommt bei den Patienten oft Verzweiflung auf. Sie klammern sich fast an jeden Strohhalm.

Verzweiflung sollte Ihnen aber nie den Blick auf die tatsächlichen Risiken und Nutzen einer Methode verstellen: Für die meisten naturheilkundlichen Verfahren fehlen objektive Beweise, dass sie wirken. Manchmal gibt es nicht einmal Hinweise darauf, dass die Theorie überhaupt stimmt, auf der eine Methode basiert. Mehr als die Hälfte der Menschen, die

Naturheilmittel verwenden, weiß: Auf dem Gebiet tummeln sich viele Scharlatane. Besonders misstrauisch sollten Sie sein, wenn Ihnen jemand Heilung verspricht: So bedauerlich das ist – ein Mittel oder eine Methode, die Sie für immer von Neurodermitis befreit, gibt es (bisher) nicht. Äußerst verdächtig erscheinen Behandlungen, die viel Geld kosten, Sie durch extreme Vorgaben stark einschränken oder sehr kompliziert in der Durchführung sind.

Wenn Sie umgekehrt mit einer einfachen, günstigen und unbedenklichen Methode gute Erfahrungen gemacht haben, gibt es keinen Grund, damit aufzuhören. Dabei ist es immer ratsam, Ihren Arzt darüber zu informieren.

INFO   **Vorsicht vor Wundern!**

Auf dem weiten Feld der komplementärmedizinischen Heilverfahren tummeln sich einige unseriöse Anbieter. Eine gute Dosis gesundes Misstrauen kann Sie davor bewahren, dass Sie enttäuscht werden, unnütze Strapazen über sich ergehen lassen und viel Geld verschwenden. Halten Sie sich von Wunderheilern fern, die mit übertriebenen Aussagen werben wie:

- Das Mittel/Verfahren heilt Neurodermitis. Leider gibt es kein Wundermittel.
- Es wirkt sensationell gut, von einem Tag auf den anderen und ist völlig frei von Nebenwirkungen.

- Es hilft gegen viele weitverbreitete Krankheiten wie etwa Neurodermitis, Rheuma, Tinnitus, Asthma und mehr.
- Vorher/nachher-Vergleiche mit Fotos, die beeindruckende Verbesserungen beweisen sollen.
- Nachdrückliche Empfehlungen von einzelnen Wissenschaftlern und Ärzten. Sie können frei erfunden sein. In Deutschland dürfen Ärzte keine Werbung für Medikamente machen.
- Dankschreiben von begeisterten Patienten. Auch die kann sich jeder aus den Fingern saugen – Ergebnisse kontrollierter Studien dagegen nicht.

Eine sinnvolle Unterstützung

Es ist nicht so, dass natur- und komplementärmedizinische Behandlungen nichts taugen. Diese Aussage wäre genauso falsch wie die Behauptung, alles an der Schulmedizin sei schlecht. Allerdings sollten Sie Naturheilverfahren ebenso kritisch unter die Lupe nehmen wie schulmedizinische Therapien. Dann können ein paar „alternative" Methoden durchaus sinnvoll sein, um herkömmliche Behandlungen zu unterstützen. Als einzige Behandlung bei Neurodermitis kommen sie fast nie in Betracht. Es existieren nur wenige kontrollierte Studien zu Verfahren der Naturmedizin. Ihr Einsatz geht meistens auf subjektive Bewertungen zurück. Zu einigen Methoden, die bei Neurodermitis sinnvoll erscheinen, beliebt sind oder häufig im Zusammenhang damit auftauchen, sind hier die Erkenntnisse zusammengefasst. Ausführliche Beschreibungen zu weiteren Verfahren finden Sie unter „Alternative Heilmethoden" bei www.test.de.

⚠ UNVERZICHTBAR: DIE DIAGNOSE

Niemand kann Sie zu irgendeiner Therapie zwingen. Ob und warum Sie sich für oder gegen diese oder jene Therapieform entscheiden, bleibt Ihnen überlassen. Davon unabhängig ist aber wichtig, dass eine klare medizinische Diagnose vorliegt. Sonst kann es Ihnen passieren, dass eine Behandlung gar nicht Ihre Krankheit als Gesamtes, sondern nur einzelne Beschwerden bekämpft. Je mehr Sie über Ihr Leid wissen, desto besser können Sie verschiedene Methoden einschätzen.

PHYTOTHERAPIE

Viele Pflanzen haben Wirkungen, die bei Neurodermitis prinzipiell günstig erscheinen. Zu ihrer Wirksamkeit bei Neurodermitis gibt es aber kaum wissenschaftliche Tests – und wenn doch, schneiden sie leider oft enttäuschend ab: Bei äußerlichen Anwendungen wirken viele Salben mit Pflanzenextrakten kaum besser als die Salbengrundlage allein.

Erschwerend kommt dazu, dass die meisten pflanzlichen Substanzen wie etwa Extrakte aus den Korbblütlern Arnika und Ringelblume (Calendula) zu Kontaktallergien führen können. Deshalb bevorzugen Ärzte in der Behandlung von Neurodermitis beispielsweise synthetische statt natürlicher Gerbstoffe. Viele Pflanzen haben auch unerwünschte Wirkungen (Seiten 130, Kasten). Solange ihre Nutzen nicht bewiesen sind, stehen diese Risiken im Vordergrund.

Deshalb sind Pflanzen, zu denen keine kontrollierten Studien bei Neurodermitis existieren, für die Behandlung der Krankheit kaum sinnvoll. Sie können in Ausnahmen einen Versuch wert sein, wenn etwa andere Mittel versagen. Auch als Pflege-mittel zur Unterstützung anderer Behand-lungen kommen sie infrage, wenn die Risiken nicht dagegensprechen.

Pflanzliche Heilmittel enthalten phar-makologisch wirksame Substanzen. Sie sind weder unwirksam noch unbe-denklich. Gehen Sie achtsam mit Ihnen um:

■ Setzen Sie pflanzliche Mittel sparsam ein. Höhere Dosen erhöhen auch das Risiko für Nebenwirkungen.

■ Kombinieren Sie verschiedene Mittel nicht einfach. Das kann Nebenwirkungen verstärken oder neue hervorrufen.

■ Pflanzen können die Wirkungen von Medikamenten abschwächen oder ver-stärken. Klären Sie mit Fachleuten ab, ob sich Ihre Mittel miteinander vertragen.

■ Wenn Sie allergisch auf bestimmte Pflanzen sind, müssen Sie diese meiden. Achten Sie darauf besonders bei Produk-ten, in denen mehrere Kräuter stecken.

■ Kaufen Sie Ihre Mittel nur dort, wo Sie sich auf die Qualität verlassen können. Die meisten Mittel, die falsche oder schädliche Inhaltsstoffe enthalten, stam-men aus dem Internet oder von anderen Händlern, bei denen fraglich ist, ob sie seriös sind.

■ Jede Medizin hat ihre Grenzen: Lassen Sie sich bei schweren und chronischen Krankheiten fachlich beraten, ob und wel-che Naturheilmittel sinnvoll sind.

■ In der Schwangerschaft sollten Sie Heilmittel besonders vorsichtig einsetzen. Im Zweifel ist es immer besser, mit Ihrem Arzt oder Apotheker zu sprechen.

INFO **„Sanft" mit Schattenseiten**

Pflanzliche Heilmittel sind in der Regel gut verträglich. Doch sie können auch zu schweren Nebenwirkungen führen, wenngleich nur selten. Die Aufzählung der Risiken soll nicht abschrecken. Sie soll dazu anregen, auch pflanzliche Mittel kritisch zu beurteilen.

■ **Allergien**: Äußerlich angewendet, können fast alle pflanzlichen Substan-zen Personen sensibilisieren und Kon-taktallergien auslösen. Bei der Einnah-me sind allergische Reaktionen viel sel-tener. Aber es kam auch schon zu ana-phylaktischen Schockreaktionen.

■ **Toxische Wirkungen**: Am häufigsten sind schädliche Wirkungen auf die Le-ber. Sie sind z. B. für Fenchelholz, Bein-well und einige chinesische Heilkräuter bekannt. Andere Kräuter können die Nieren oder das Herz schädigen.

■ **Unerwünschte Wirkungen**: Viele Pflanzen bringen mehrere Wirkungen mit. Einzelne können je nach Einsatz-gebiet nachteilig sein. Ginseng und Sägepalme wirken – neben anderen Effekten – etwa wie das Hormon Östro-gen. Johanniskraut erhöht die Licht-empfindlichkeit der Haut.

- **Krebs**: Einige „essenzielle" Öle der Aromatherapie haben in Tierversuchen das Erbgut verändert. Ein chinesisches pflanzliches Abnehmmittel führte zu Todesfällen. Die Überlebenden wiesen ein erhöhtes Krebsrisiko auf.
- **Wechselwirkungen**: Johanniskraut verringert die Wirkung vieler Medikamente deutlich. Dagegen können sich pflanzliche und medikamentöse Beruhigungsmittel verstärken. Andere Wechselwirkungen sind möglich.

- **Verunreinigungen**: Besonders Mittel und Mischungen aus Asien oder unsicheren Bezugsquellen weisen häufig Fremdstoffe auf – Schwermetalle (z. B. Kadmium, Arsen, Quecksilber, Blei), synthetische Wirkstoffe (Glukokortikoide, Herzglykoside) und Rückstände von Schädlingsbekämpfungsmitteln.
Falsche Inhaltsstoffe: In billigen Präparaten aus unzuverlässigen Quellen finden sich oft andere, preiswertere Pflanzen, als angegeben.

Kosten der Phytotherapie

Seit 2004 bezahlen gesetzliche Krankenkassen in der Regel nur für verschreibungspflichtige Arzneimittel. Doch die meisten Phytotherapeutika sind ohne Rezept erhältlich. Ihre Kosten übernehmen die Kassen nur noch für Kinder unter zwölf Jahren und Jugendlichen mit Entwicklungsstörungen unter 16. Davon ausgeschlossen sind jedoch traditionell angewendete Mittel (Seite 133).

Privatversicherungen handhaben die Erstattung sehr unterschiedlich. Wenn sie eine Kostenübernahme ablehnen, muss nicht das letzte Wort gesprochen sein: Das Landgericht Münster hat eine private Krankenversicherung dazu verpflichtet, die Kosten für die Behandlung eines Neurodermitispatienten bei einer Heilpraktikerin zu übernehmen. Die Methode war nicht wissenschaftlich bewiesen. Doch dem Patienten, dem andere Behandlungen keine Besserung brachten, hat sie geholfen. Das genügte dem Landgericht (Az: 15 O 461/07).

HOHES ALLERGIERISIKO

Einige Pflanzen lösen besonders häufig Allergien au. Dazu gehören: Angelika, Anis, Arnika, Artischocke, Hopfen, Johanniskraut, Kamille, Knoblauch, Küchenschelle, Mönchspfeffer, Mutterkraut, Rosmarin, Wacholder und Zimt.

Bittersüßstängel

Bittersüß oder Bittersüßer Nachtschatten (Dulcamara stipides) gehört zur Familie der Nachtschattengewächse (Solanaceae). Bittersüß enthält Solanumsteroidalkaloide – Substanzen, die den Glukokortikoiden ähneln. Extrakte aus den Stängeln können bei äußerlicher Anwendung Entzündungen hemmen, allerdings erheblich schwächer als Glukokortikoide. Zudem sollen die Extrakte Juckreiz mildern. Kontrollierte Studien existieren aber weder zur äußerlichen noch zur innerlichen Anwendung. Deshalb gelten die Extrakte bei Neurodermitis als „wenig geeignet". Sie sollten höchstens zur Unterstützung dienen. Präparate können Alkohol enthalten.

Kamille

Auszüge aus Kamille sollen die Wundheilung beschleunigen und Entzündungen sowie das Wachstum von Bakterien und Pilzen hemmen. In experimentellen Tierversuchen senkte lokal eingesetztes dreiprozentiges Kamillenöl die Menge verschiedener Moleküle und Botenstoffe, die an allergischen Reaktionen beteiligt sind. Bei Neurodermitis ist die Wirksamkeit nicht ausreichend belegt. Deshalb gelten Extrakte aus dem Korbblütler hier als „wenig geeignet". Außerdem kann die äußerliche Anwendung Kontaktekzeme auslösen. Personen, die auf andere Korbblütler allergisch reagieren, dürfen Kamille nicht verwenden.

Ätherische Öle

Kampfer und Menthol lindern den Juckreiz und kühlen die Haut. Um kurzzeitig, etwa unterwegs, das Jucken zu unterdrücken, können sie dienlich sein. Auch Teebaum- und Kümmelöl enthalten ätherische Öle. Sie alle sind aber nicht in der Lage, eine Neurodermitis zu verbessern: Eine langzeitige Anwendung trocknet die Haut aus. In hoher Konzentration können ätherische Öle zu Hautreizungen führen und teils zu heftigen Kontaktallergien, insbesondere Teebaumöl. Bei Kindern sind Vergiftungen durch Einnahme bekannt.

Zaubernuss (Hamamelis)

Salben mit Hamamelis-Extrakt verbesserten in offenen, unkontrollierten Beobachtungen den Fett- und Feuchtigkeitsgehalt der Haut. Dabei cremten sich die Patienten zweimal täglich ein. Kontrollierte Studien zur Wirkung von Zaubernuss-Präparaten liegen nicht vor. Zaubernuss enthält auch Gerbstoffe (siehe unten).

Natürliche Gerbstoffe

Einige Pflanzen wie Blutwurz, Eichenrinde, schwarzer Tee, Salbei und Zaubernuss enthalten Gerbstoffe. Die Substanzen hemmen leichte Hautentzündungen, mildern Juckreiz und lassen nässende Wunden schneller trocknen und abheilen. Wegen der Gefahr für Kontaktallergien arbeiten Ärzte bei Neurodermitis allerdings lieber mit synthetischen Gerbstoffen. Es gibt keine kontrollierten Studien zur Wirksamkeit der pflanzlichen Stoffe.

Ringelblume (Calendula)

Die Ringelblume hemmt Entzündungen und das Wachstum von Mikroorganismen, aber nur recht schwach. Zur Wirksamkeit bei Neurodermitis gibt es keine gesicherten objektiven Erkenntnisse. Zudem können Extrakte aus dem Korbblütler Kontaktallergien verursachen.

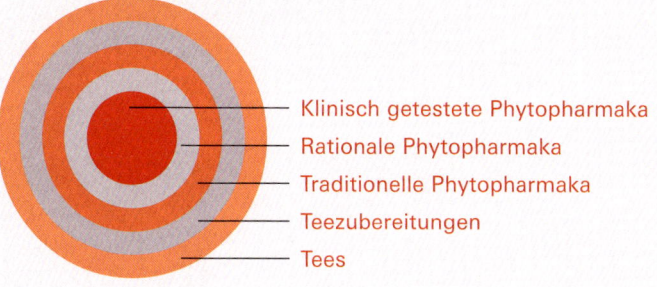

Klinisch getestete Phytopharmaka
Rationale Phytopharmaka
Traditionelle Phytopharmaka
Teezubereitungen
Tees

INFO   **Phytopharmaka: Medizin aus Pflanzen**

Phytopharmaka sind Mittel, die ausschließlich pflanzliche Wirkstoffe enthalten. Die heute eingesetzten Heilpflanzen stammen aus kontrolliertem Anbau. So können die Hersteller einen bestimmten Gehalt an Wirkstoffen besser garantieren. Isolierte Inhaltsstoffe wie Opiate zur Schmerzbekämpfung gehören nicht zu den Phytopharmaka. Das Bundesinstitut für Arzneimittel und Medizinprodukte (BfArM) erteilt die Zulassungen. Nach ihrer Qualität unterscheidet es zwei Gruppen:

■ Rationale Phytopharmaka: Ihre Wirksamkeit und Unbedenklichkeit muss durch Studien nachgewiesen sein, die bestimmte Richtlinien erfüllen. Rationale Phytopharmaka enthalten teils aufwendig angereicherte Wirkstoffe und sind von giftigen oder unverträglichen Substanzen befreit. Diese Phytopharmaka erkennen Sie an einer Zulassungsnummer (Zul.-Nr./EU-Nr.). Zusätzlich gibt es Hinweise auf das Anwendungsgebiet. Der Verkauf findet ausschließlich über Apotheken statt. Die meisten Mittel sind aber rezeptfrei.

■ Traditionelle Phytopharmaka: Für sie muss kein Nachweis der Wirksamkeit vorliegen. Die Zulassung erfolgt, wenn es langjährige Erfahrungen zur Anwendung gibt und die Hersteller die Qualität und Ungefährlichkeit eidesstattlich versichern. Sie wirken recht schwach, unterliegen weniger strengen Kontrollen, sind immer rezeptfrei und häufig in Drogerien oder Supermärkten erhältlich. Diese Mittel erkennen Sie an Hinweisen wie „traditionell angewendet", „zur Stärkung und Kräftigung", „zur Besserung des Befindens", „zur Unterstützung der Organfunktion", „zur Vorbeugung" oder „mild wirkendes Arzneimittel".

■ Eine dritte Gruppe, die „alternativen Phytopharmaka", fällt aus dem Rahmen: Für diese Mittel liegen keine zuverlässigen und überzeugenden wissenschaftlichen Wirksamkeitsnachweise vor. Die Hersteller gewährleisten zudem ihre „Unbedenklichkeit" nicht. Gerade Mittel aus Asien enthalten manchmal potenziell schädliche Substanzen.

Zistrose

Die grau behaarte Zistrose (Cistus incanus pandalis) soll mit gewissen Inhaltsstoffen (Polyphenole) eine Neurodermitis verbessern – bei innerlicher und äußerlicher Anwendung. Zum einen gibt es Salben mit Extrakten, zum anderen lässt sich Tee bereiten. Ein Tasse davon haben Kinder jeden Tag in einer offenen Beobachtung getrunken. Ihre Eltern wuschen die Ekzeme der Kleinen zweimal täglich mit dem Sud. Bei zwei Drittel der jungen

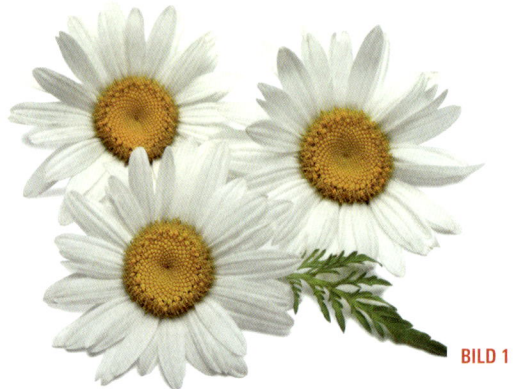

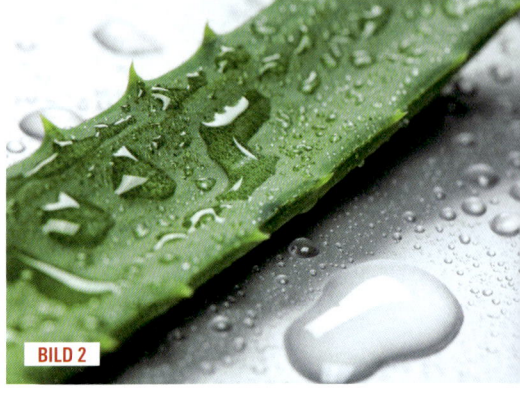

BILD 1　　**BILD 2**

Patienten soll sich der Hautzustand nach zwei Wochen deutlich verbessert haben. Verlässliche Ergebnisse gibt es derzeit nicht.

Aloe vera

Aus Aloe vera lassen sich verschiedene Heilprodukte gewinnen. Generell ist die Qualität der Produkte auf dem Markt extrem unterschiedlich. Äußerliche Aloe-vera-Präparate konnten in teils vorläufigen Studien bestimmte Hauterkrankungen verbessern (seborrhoisches Ekzem, Schuppenflechte). Für Neurodermitis liegen keine verlässlichen Ergebnisse vor.

Ballonrebe

Extrakte aus Ballonrebe (Cardiospermum halicacabum) sollen Entzündungen hemmen. Eine Salbe mit einer zehnprozentigen Tinktur schnitt in einer kontrollierten Studie nur geringfügig besser ab als die Salbengrundlage. Für eine Empfehlung reichen diese Ergebnisse nicht.

Johanniskrautextrakt

In Johanniskraut stecken viele Substanzen, die einzeln oder gemeinsam für seine Wirkungen verantwortlich sein sollen. Bei Neurodermitis sprechen drei Gründe gegen äußerliche Anwendungen: teils schwerwiegende Wechselwirkungen, mögliche Belastung mit Schwermetallen

und unzureichende Hinweise auf die Wirksamkeit. Isoliert könnte der Inhaltsstoff Hyperforin, der auch das Wachstum von Staphylococcus aureus bremst, allerdings nützlich sein:

In einem Rechts-links-Vergleich bei Neurodermitis mit einer Creme, die 1,5 Prozent Hyperforin enthielt, und dem Vehikel – der Creme ohne Wirkstoff – nahmen die Ekzeme bei drei von vier Testpersonen deutlich ab. Zudem ließ bei zwei von drei der Juckreiz nach. Doch die Pilotstudie war nicht verblindet und nur 21 Patienten nahmen teil. Deshalb müssen größere, kontrollierte Studien diese Ergebnisse bestätigen. Zudem enthält die einzige derzeit erhältliche Johanniskrautcreme auf dem deutschen Markt erheblich weniger als 1,5 Prozent Hyperforin.

Extrakte aus Johanniskraut beschleunigen den Abbau vieler Medikamente. Das kann gefährliche Wirkeinbußen, aber auch andere problematische Effekte nach sich ziehen. Bei äußerlicher Anwendung sind Nebenwirkungen selten. Die Pflanze macht die Haut empfindlicher für Licht, sodass eine Gefahr für Sonnenbrände steigt. Weiter kann sie zu Magen-Darm-Beschwerden, Kopfschmerzen und psychischen Störungen führen. Zuletzt neigt die Pflanze dazu, Schwermetalle wie Kadmium und Blei aus dem Boden anzureichern.

ANDERE MITTEL

Fettsäuren, die unser Körper nicht selbst herstellen kann, heißen essenziell. Menschen müssen diese Kettenmoleküle oder ihre Vorstufen mit der Nahrung aufnehmen. Essenzielle Fettsäuren sind ungesättigte Fettsäuren: Sie besitzen mindestens eine Doppelbindung, eine ganz bestimmte chemische Struktur. Bei Omega-3-Fettsäuren sitzt eine davon am dritten Glied des Kettenmoleküls, bei Omega-6-Fettsäuren entsprechend am sechsten. Diese Fettsäuren spielen bei vielen Vorgängen im Körper eine wichtige Rolle, etwa im Fettstoffwechsel und bei Entzündungen.

Gamma-Linolensäure

Gamma-Linolensäure (Nachtkerzenöl, Borretschöl, Hanföl) ist eine dreifach ungesättigte Omega-6-Fettsäure. Normalerweise baut der Körper die Linolsäure, die reichlich in der Nahrung vorkommt, zu Gamma-Linolensäure um. Aus der Fettsäure entstehen einige Botenstoffe, die an der Steuerung von Immunreaktionen und Entzündungen beteiligt sind. Offenbar bilden nicht alle Personen mit Neurodermitis ausreichend Gamma-Linolensäure. Aus diesem und anderen Gründen entzündet sich ihre Haut leichter. Bei äußerlichen und innerlichen Anwendungen können sich durch die Anwendung Bläschen auf der Haut bilden – aber möglicherweise erst nach einiger Zeit. Klingt der Ausschlag nach einigen Tagen nicht ab, empfiehlt es sich, zum Arzt zu gehen.

ÄUSSERLICHE ANWENDUNG: Ob Gamma-Linolensäure äußerlich gegen Neurodermitis hilft, ist fraglich. Die Leitlinien der deutschen Fachgesellschaften empfehlen die Behandlung nicht. Allerdings überziehen die pflanzlichen Öle trockene Haut mit einem Fettfilm und machen sie weich sowie geschmeidig. Deshalb sind Cremes mit Gamma-Linolensäure zur Pflege trockener Haut durchaus geeignet. Gelegentlich kann sich die Haut leicht röten oder brennen. Sie sollten die Mittel weder rund um die Augen noch auf verletzte Hautstellen auftragen. Ein paar Präparate enthalten Parabene als Konservierungsmittel. Auch Mittel ohne Parabene können allergische Reaktionen auslösen.

INNERLICHE ANWENDUNG: Die Einnahme von Gamma-Linolensäure gegen Neurodermitis, Ekzeme oder Juckreiz gilt als „wenig geeignet". In den meisten Studien zeigt die Substanz keinerlei Wirkung. Nur in wenigen sprachen bis zu zwei Drittel der Testpersonen, besonders jüngere Patienten, gut auf hohe Dosen in Form von Kapseln mit Nachtkerzensamen- oder Borretschöl an. Eine Wirkung zeigte sich, wenn überhaupt, frühestens nach acht bis zwölf Wochen Behandlungsdauer. Währenddessen können als Nebenwirkungen vorübergehend Übelkeit, Verdauungsstörungen, Kopfschmerzen und leichtes Fieber auftreten. Vereinzelt verschlechtert sich der Hautzustand. Bei Nahrungsmittelallergien, Epilepsie oder in den ersten drei Monaten der Schwangerschaft ist eine Rücksprache mit dem Arzt ratsam. Während der Stillzeit ist Gamma-Linolensäure unbedenklich. Kinder unter einem Jahr sollten sie nicht einnehmen.

Omega-3-Fettsäuren

In einer Studie verbesserten intravenöse Infusionen mit Ölen, die reich an Omega-3-Fettsäuren sind, Neurodermitis deutlich. Für eine Empfehlung müssen weitere Studien erst die Ergebnisse bestätigen.

ENTSPANNUNGSTECHNIKEN

Auf Dauer stresst jede Krankheit. Neurodermitis tut das besonders durch den Juckreiz. Außerdem empfindet niemand seine Ekzeme als Zierde. Also wünschen sich viele nichts sehnlicher, als die Ekzeme loszuwerden. Dadurch setzen sie sich noch stärker unter Druck: Diese Anspannung kann Neurodermitis verschlimmern.

Mit Entspannungstechniken können Sie dem Neurodermitisstress ein Schnippchen schlagen: Sie lernen, Anspannungen gezielt und gewollt aufzulösen. Das Jucken und die Ekzeme rücken etwas aus dem Mittelpunkt Ihres Denkens. Raum für positive Gedanken entsteht. Auch Ihr Körper wird widerstandfähiger. Entzündungen und Infektionen heilen rascher. Gelassenheit lernen Sie nicht von einem Tag auf den anderen: Entspannung erfordert Geduld und Training. Bis sich Entspannungstechniken auf Ihren Alltag auswirken, können Wochen vergehen. Doch Dranbleiben lohnt sich meistens. Zunächst sollten Sie eine Technik, die Ihnen sympathisch erscheint und sinnvoll ist, unter fachlicher Anleitung lernen.

Danach müssen Sie regelmäßig üben – mit Disziplin, aber ohne sich unter Druck zu setzen!

Autogenes Training

Der deutsche Psychiater Johannes Heinrich Schultz (1884–1970) hat in den 1920ern aus der Hypnose das Autogene Training entwickelt. Dabei läuft im Kopf eine Art Selbsthypnose ab: Die Konzentration auf autosuggestive Formeln wie „Mein Atem fließt ganz ruhig und gleichmäßig" führt dazu, dass sich der Zustand einstellt. Das macht äußere Reize „unwichtig". Formeln wie „Mein rechter Arm ist warm und schwer" entspannen die Muskulatur. Dadurch verändert sich ihre Durchblutung: Sie erscheint wärmer, schwerer und sendet Ruhesignale ans Gehirn, das so selbst zur Ruhe kommt.

DER ABLAUF: Übungen dauern rund eine Stunde. Meistens schulen Ärzte, Psychologen oder andere fachlich ausgebildete Trainer Gruppen von sechs bis zwölf Personen, seltener Einzelpersonen. Die einzelnen Übungen beanspruchen jeweils drei bis fünf Minuten Zeit. Dabei sitzen oder liegen die Übenden mit geschlossenen Augen in entspannter Haltung. Danach lernen sie das „Zurücknehmen": Jede Übung und der erreichte entspannte Zustand muss intensiv zurückgenommen werden. Ihn löst ein Wachzustand ab. Zwischen den Lerneinheiten müssen die „Schüler" regelmäßig daheim üben. Dabei hat sich bewährt, die Übungen (als Pflichtteil) fest in den Tagesablauf aufzunehmen – also immer zur selben Uhrzeit zu trainieren. In einem Protokoll halten die Übenden ihre Fortschritte und Erlebnisse beim Training fest. So vertiefen sie ihre Erfahrungen und unterstützen den Erfolg.

DIE STUFEN: Über die Häufigkeit der Lehrstunden und Übungen gibt es unterschiedliche Vorstellungen. Zu den sechs Übungen der Unter- oder Grundstufe (Erleben der Schwere, Erleben der Wärme, Herzregulierung, Atmungsregulierung, Bauchwärme und Stirnkühlung) liefern die Trainer Beispiele für Formeln etwa: „Der rechte Arm ist ganz schwer." Jeder Übende soll aber eigene, individuelle Formeln finden. Bei Neurodermitis bieten sich Varianten an wie „Meine Haut fühlt sich angenehm kühl an". Die Oberstufe arbeitet mehr mit der Vorstellung von Farben, Objekten und Gefühlszuständen.

NUTZEN UND RISIKEN: Zur Unterstützung anderer Therapien gilt autogenes Training bei Neurodermitis als „geeignet". Die Methode kann Beschwerden lindern. Sie erleichtert den Umgang mit der Neurodermitis und mit Stresssituationen, die bei Ihnen Schübe anstoßen. Laufen die Übungen korrekt ab, sind ihre Risiken gering. Kinder können ab fünf Jahren autogenes Training machen. Über seltene, ungewohnte körperliche Reaktionen wie Rückenschmerzen oder starkes Herzklopfen müssen Sie mit dem Trainer reden. Meistens legen sie sich wieder. Bei Persönlichkeitsstörung, schweren psychischen Krankheiten, Depressionen und Angstzuständen eignet sich die Methode nicht.

Progressive Muskelentspannung

Die Progressive Muskelentspannung oder Muskelrelaxation (PMR) heißt auch Tiefenmuskelentspannung. Dabei spannt man ganz bewusst einzelne Muskeln an, hält die Spannung für kurze Zeit und löst sie danach wieder. Diese (Spannungs-)Wechsel bewirken eine tiefe Entspannung. Die Übenden lernen zusätzlich, körperliche Spannungen besser wahrzunehmen sowie sie aktiv abzubauen. Schmerzen durch verspannte Muskeln lassen nach, Nervosität legt sich. PMR gilt als gute körperbetonte Alternative zum autogenen Trainig mit seinen „Gedankenspielen". Die Kurse umfassen meist fünf bis zehn einstündige Sitzungen. Sie finden normalerweise in Gruppen statt. Ein Trainer zeigt, welche Muskelgruppen in welcher Reihenfolge anzusteuern sind. Die Übungen werden liegend oder sitzend ausgeführt. Sie lassen sich einfach in den Alltag einbauen. Neue Lektionen sollen eine Woche lang mehrfach täglich geübt werden.

PMR lässt sich leicht lernen. Für eine anhaltende Wirkung müssen Sie aber regelmäßig üben. Nach einigen Wochen können Sie innerhalb von 15 Minuten völlig entspannen. Nach ein paar Monaten gelingt Ihnen das in Sekundenschnelle.

Die Muskelanspannung erhöht die Durchblutung. Bei Entspannung fühlen sie sich dann angenehm warm, schwer und müde an. Dieses Gefühl überträgt sich auf den gesamten Körper.

PMR hilft z. B. bei Angst, Anspannung, Nervosität, Schlafstörungen und Stress. Vorsichtig sollten Menschen sein, die sehr ehrgeizig sind und zu Perfektionismus neigen: Sie können ihren inneren Druck durch Anspannungsübungen noch erhöhen. Bei Erkrankungen der Muskeln kann PMR die Beschwerden verschlimmern. Menschen mit Persönlichkeitsstörungen, schweren psychischen Krankheiten, Depressionen oder Angstzuständen sollten ganz auf die Methode verzichten.

Biofeedback

Jede körperliche Veränderung ist mit einer Änderung der Stimmung und Gefühle verbunden. Beim Biofeedback messen Apparate Körperfunktionen und machen sie sichtbar. So können Personen z. B. jede Veränderung von Herzschlag, Atemfrequenz, Hauttemperatur oder Muskelspannung ablesen: Sie erleben, wie ihr Gemüt die Funktionen beeinflusst, und lernen, zwischen angespannten und entspannten Zuständen zu unterscheiden. Das Ziel ist, aus eigener Kraft angenehme, unbeschwerte Zustände herbeizuführen, etwa durch Entspannungs- oder Atemtechniken. Biofeedback gilt als „nicht geeignet", weil Nachweise zur Wirksamkeit fehlen.

Autosuggestion

Mit Autosuggestion programmieren Menschen ihr Gehirn um: Sie überzeugen ihr Unterbewusstsein durch Training davon, etwas Bestimmtes zu glauben. Dazu wiederholen sie diesen Vorsatz in Form einer Formel so lange, bis er sich im Unterbewusstsein festgesetzt hat. Autosuggestion ist auch Teil anderer Entspannungstechniken und des autogenen Trainings.

Hypnose

Bei therapeutischen Hypnosen richtet sich das Bewusstsein nach innen. Es ist eingeschränkt. Intensive seelische Erlebnisse

---

TIPP   **Kosten der Entspannung**

Kurse zu Entspannungstechniken laufen an Volkshochschulen, in Gesundheitsparks, Arztpraxen oder anderen Instituten. Die Teilnahmegebühren variieren je nach Länge, Intensität, Verfahren und Institution. Wenn qualifizierte Kräfte die Kurse leiten, übernehmen die Krankenkassen häufig zumindest Anteile der Kosten. Sie kommen normalerweise ganz dafür auf, sofern der Kurs Teil einer ärztlichen oder verhaltenstherapeutischen Einzelbehandlung ist.

laufen vor dem inneren Auge ab. Gleichzeitig werden Atmung, Puls und Herzschlag langsamer. Der Blutdruck sinkt. Die Nerven und der Stoffwechsel schalten ein paar Gänge herunter. Auch die Muskeln entspannen sich.

Vor Einzelsitzungen mit einem Hypnotiseur findet ein klärendes Gespräch statt. Hypnotisierte sind für Botschaften empfänglich, die über die Trance hinaus nachwirken. So lassen sich oft Schmerzen, Ängste und Spannungen abschwächen. Prinzipiell könnte Hypnose (Hypnotherapie) auch Neurodermitis positiv beeinflussen, wenn Stress, Erregung und innere Konflikte eine Rolle spielen. In Beobachtungen an Patienten konnte sie den Juckreiz mildern. Kontrollierte Doppelblindstudien sind mit Hypnose nicht möglich.

Meditation

Meditation gilt als „geeignet" gegen Schlafstörungen, zur Bewältigung von Stress und einiges mehr. In der Meditation soll der Einzelne die Begrenztheit seines Körpers, seiner Wahrnehmung und letztlich seiner menschlichen Existenz überwinden, um sich mit einem übergeordneten Prinzip zu vereinen. Dieses kann – je nach Richtung – verschiedene Namen tragen: Kosmos, Buddha-Natur, Tao, Gott. Während der Meditation bleibt der Geist wach – im Gegensatz zur Trance.

Es gibt viele verschiedene Formen der Meditation. Die klassische, östliche dient in der Regel spirituellen Zwecken. Hierzulande stehen meist andere Ziele im Vor-

dergrund: Entspannung, Stärkung der Konzentrationsfähigkeit sowie Verbesserung der körperlichen Fitness. Häufig beginnt das Training mit einfachen Atem-, Aufmerksamkeits- und Konzentrationsübungen. Meistens meditieren die Menschen ruhend im Sitzen. Bei manchen Techniken sollen aber Bewegungen unterstützen, dass sich meditative Zustände einstellen (siehe z. B. Yoga, Seite 140).

Meditation birgt bei verantwortungsvoller Anleitung und richtiger Anwendung kaum Risiken. Allerdings können psychisch labile Menschen und solche mit unerkannten Neigungen zu psychischen Störungen schwere Krisen erleiden. Entsprechend sollte bei Psychosen und Schizophrenie keine Meditation stattfinden.

Transzendentale Meditation

Transzendentale Meditation (TM) gilt in der Behandlung von Störungen und Krankheiten als „nicht geeignet". Es besteht die Gefahr, von der TM-Vereinigung abhängig zu werden. Die Bundesregierung hat sie zeitweise als Sekte eingestuft und davor gewarnt.

TIPPS ZUR MEDITATION
- Probieren Sie mehrere Techniken aus und bleiben Sie bei einer, mit der Sie sich wohlfühlen.
- Versuchen Sie es mit verschiedenen Sitzhaltungen, um eine zu finden, die für Sie bequem ist.
- Meditieren Sie regelmäßig, im besten Fall täglich. Das gelingt oft leichter,

wenn Sie sich dabei immer an eine bestimmte Uhrzeit halten.
- Entscheiden Sie vorher, wie lange Sie meditieren wollen, und hören Sie nicht vorzeitig auf.
- Bleiben sie geduldig, setzen Sie sich nicht mit konkreten Zielen unter Druck.

Visualisierung

Visualisierung ist eine Form von Übungen zur Meditation: Die Übenden konzentrieren sich auf Bilder oder Vorstellungen und lassen diese vor ihrem geistigen Auge entstehen. Auch psychotherapeutische Verfahren, autogenes Training und Yoga arbeiten manchmal mit Visualisierung.

Yoga

Yoga stammt aus Indien und war ursprünglich eine rein spirituelle Lehre. Inzwischen gibt es zahlreiche Yoga-Formen. Einige stellen Bewegung in den Vordergrund und haben eher sportlichen Charakter (z. B. Power-Yoga). Klassisch ausgerichtete Yoga-Schulen konzentrieren sich auf körperliche und geistige Entspannung.

Sie setzen auf vieles, was für ein gesundes Leben von Vorteil sind – z. B. ausgewogene Ernährung. Durch Atemübungen und Körperhaltungen richtet sich die Aufmerksamkeit auf innere Körpervorgänge. Solche, die unbewusst abliefen, sollen nun bewusst beeinflusst werden. Dadurch verringert sich die Muskelspannung und im Blut sind weniger Stresshormone nachweisbar. Yoga-Übungen haben noch weitere Effekte. Dennoch ist ihre Wirksamkeit nur unzureichend belegt. Zur Behandlung einer Neurodermitis gilt Yoga als „wenig geeignet". Als begleitende Maßnahme sind bestimmte Formen möglich.

Atemübungen

Die meiste Zeit atmen wir unbewusst. Atemübungen machen bewusst, dass „Schnaufen" ein aktiver Vorgang ist. Sie kräftigen die Atemmuskulatur und erhöhen das Lungenvolumen. Selbst einfache Atemübungen entspannen recht schnell. Im Alltag sind sie hilfreich, um Stress und Anspannung rasch abzustreifen. Viele Meditierende nutzen sie zur Einstimmung.

ASIATISCHE MEDIZIN

Nach der klassischen chinesischen Philosophie bestimmen die gegensätzlichen Prinzipien Yin und Yang alle Erscheinungen im Kosmos – auch den menschlichen Organismus. So teilt die traditionelle chinesische Medizin (TCM) alle gesunden und krankhaften Körperprozesse in Yin und Yang ein. Weiter vergleicht sie das komplexe Zusammenspiel der Organe im Körper mit einem Staatsapparat, in dem die Einrichtungen über Wege vernetzt sind. So entstand die Vorstellung, dass die Organe des Körpers über Leitbahnen verbunden sind. Durch sie fließt Qi, was schwer sinngemäß ins Deutsch übertragbar ist. Das entsprechende Schriftzeichen bedeutet so etwas wie „nährender Lebensatem". Jedes Organ des Körpers besitzt ein bestimmtes Qi. Wenn es gestört ist, kann Krankheit entstehen. Diese Störung zu beheben ist das Ziel. Eine Ursache für Neurodermitis sieht die TCM in der Blockade des Leber-Qi.

Die Mittel der chinesischen Kräutermedizin sind bei Neurodermitis „nicht geeignet". Zwar schien in Studien eine Mischung aus zehn Kräutern zunächst vielversprechend. Weitere Studien konnten die anfänglichen Erfolge jedoch nicht bestätigen. Zudem schädigt die Kräutermischung die Leber stark. Sie wurde inzwischen vom Markt genommen.

Die Risiken chinesischer Kräuter sind erheblich. Außerdem enthalten chinesische Teemischungen häufig Verunreinigungen wie Pestizide, Insektizide und Schimmel. Weiter fanden sich in mehreren Produkten als illegale Beimischungen teils bis zu 30 Prozent mineralische, tierische oder synthetische Substanzen – darunter auch Glukokortikoide.

Akupunktur

Akupunktur ist einige tausend Jahre alt. Bei dem Verfahren stechen Therapeuten mit feinen Nadeln in bestimmte Punkte. Davon gibt es mehrere hundert am menschlichen Körper. Sie liegen an den Leitbahnen. Welche Akupunkturpunkte

behandelt werden, hängt davon ab, in welchen Leitbahnen der Fluss des Qi gestört ist. Die Nadelstiche sind meist schmerzlos. Anschließend bleiben die Nadeln für mehrere Minuten stecken. Diese Stimulation soll die Balance von Yin und Yang wieder herstellen, sodass Qi ungehindert fließen kann. Das Funktionsprinzip der Akupunktur ist wissenschaftlich nicht bewiesen. Zur Wirkung bei Neurodermitis liegen widersprüchliche Erfahrungen vor. Daher gilt Akupunktur hier als „nicht geeignet". Die mechanische Reizung durch die Nadeln kann Ekzeme verschlimmern.

Akupressur

Statt mit Nadeln stimulieren die Therapeuten bei der Akupressur bestimmte Punkte und Leitbahnen durch Druck mit Fingern oder Händen. Bei Neurodermitis sind die Erfahrungen unterschiedlich, aber etwas positiver als mit Akupunktur. Dennoch gilt auch Akupressur als „nicht geeignet", weil ihre Wirksamkeit nicht erwiesen ist.

Kinesiologie

Die Kinesiologie lehnt sich an Vorstellungen der TCM an. Ihr Grundgedanke ist, dass Muskelkraft mit bestimmten Organen, der Seele und den Gefühlen zusammenhängt. Gestörte Energieflüsse, Krankheit, Stress und Lebensmittelunverträglichkeiten schwächen die Muskeln. Kinesiologen glauben, mit Tests verringerte Muskelwiderstände feststellen zu können. So behaupten sie, körperliche Störungen, ihre Ursachen und das beste Gegenmittel auffinden zu können. Weder die Aussage-kraft der Diagnosen noch die Wirksamkeit der Therapie ist belegt. Die Methode gilt als „nicht geeignet".

Ayurveda

Nach der traditionellen indischen Heillehre Ayurveda sind Menschen gesund, wenn ihre drei Doshas im Gleichgewicht stehen – Vata (Wind), Pitta (Galle) und Kapha (Schleim). Bei Neurodermitis liegt eine Störung in einem, zwei oder allen drei Doshas vor. Auslöser können ungesunde Ernährung, schädliches Verhalten, schlechte Erbanlagen oder psychische Faktoren sein. Die ayurvedische Behandlung der Neurodermitis steht auf drei Säulen: Vermeidung schlechter Speisen und Tätigkeiten, Einnahme von Kräutern sowie Reinigung von schädlichen Substanzen. Manche ayurvedische Mittel enthalten Arsen, Quecksilber, Kupfer,

Blei und andere Metalle, die der Gesundheit schaden können. Mehrere schwere Bleivergiftungen durch ayurvedische Rezepturen sind bekannt. Zur Wirksamkeit bei Neurodermitis existieren keine kontrollierten Studien.

Reiki

Reiki kommt aus Japan und bedeutet vereinfacht „universelles Qi" (Seite 141). Bei der Form, die in Europa praktiziert wird, übertragen die Reiki-Gebenden das Qi durch Handauflegen. Das soll Krankheiten lindern, ihnen vorbeugen und das Wohlbefinden verbessern. Die Behandlung beinhaltet das Aufsagen von Mantras und mentale Gespräche. In Beobachtungen konnte sie vereinzelt Neurodermitis mildern, wahrscheinlich weil Reiki beim Entspannen hilft. Studien brachten aber keine überzeugenden Wirkhinweise. Reiki ist hier „wenig geeignet".

WEITERE VERFAHREN

Homöopathie

Die Homöopathie basiert auf den Vorstellungen Samuel Hahnemanns (1755–1843): „Ähnliches soll durch Ähnliches geheilt werden." Das Mittel, das Kranke in starker Verdünnung erhalten, soll in höherer Dosis bei Gesunden ähnliche Symptome wie die Krankheit auslösen. Dazu fließen noch die Persönlichkeiten und Krankengeschichten der Patienten in die Auswahl

der richtigen homöopathischen Mittel ein. Eine Wirksamkeit der Homöopathie bei Neurodermitis ließ sich in wissenschaftlichen Studien bislang nicht beweisen. Sie gilt deshalb als „wenig geeignet".

Eigenbluttherapie

Die Eigenbluttherapie ist eine Reiztherapie. In einer kontrollierten Studie verbesserten sich die Hautveränderungen deutlich. Bei der Eigenbluttherapie bekommen die Patienten ihr eigenes, unbehandeltes Blut in einen Muskel gespritzt. Körpereigene Stoffe aus dem Blut sollen Reaktionen des Immunsystems verstärken. Diesen Effekt versuchen manche Therapeuten durch Zusätze oder Behandlungen des entnommenen Blutes zu steigern. Es gibt keine wissenschaftlichen Beweise für die Theorie. Wenn das Verfahren korrekt abläuft, sind seine Risiken gering. Allerdings können Unverträglichkeitsreaktionen wie Nesselausschlag, Schwindel, Kopfschmerzen, Fieber, Herzklopfen und lebensbedrohliche Schockzustände auftreten. Abszesse an der Einstichstelle und Blutvergiftungen kommen ebenfalls vor. Zusätze wie Mistelextrakte können die Injektionen schmerzhaft machen und Fieber hervorrufen. Außerdem beobachten Ärzte autoimmune Effekte, bei denen sich das Immunsystem gegen körpereigene Stoffe richtet. Ihre Bedeutung für Neurodermitis ist unklar. Deshalb sollten weitere und größere Studien stattfinden, um die vorläufigen, positiven Ergebnisse zu stützen.

Bioresonanztherapie

Wenn Muskeln zucken oder Nerven funken, entstehen elektrische Signale. Die Bioresonanztherapie (BRT) geht davon aus, dass gesunde Körper bestimmte, harmonische elektromagnetische Schwingungsmuster erzeugen. Dagegen sendet ein kranker Leib unharmonische Schwingungen aus. Den Verfechtern der BRT zufolge können spezielle Geräte diese Körperschwingungen empfangen. Angeblich vermögen die Apparate, Krankheiten zu erkennen, krankhafte Schwingungen umzukehren, zu löschen und so zu heilen.

Beim Auffinden von Allergien lieferte die Methode viele Fehldiagnosen. Bei Neurodermitis wirkte das Verfahren nie besser als Placebos. Es gilt als „nicht geeignet". Nicht zu verwechseln ist BRT mit Biofeedback (Seite 138).

Knabberfisch-Therapie

Im türkischen Ort Kangal, der über 1 600 Meter hoch liegt, knabbern bestimmte Fische (Garra rufa) an Ekzemen. Die „Doktorfische" fressen in heißen Quellen tote Hautzellen von Personen mit Neurodermitis oder Schuppenflechte ab. Laut Medienberichten erzielen sie angeblich teils gute Verbesserungen der Krankheitsbilder – möglicherweise durch die Kombination von Hautreinigung mit Höhenluft und hoher UV-Strahlung. Es gibt aber keine kontrollierten Wirksamkeitsnachweise für diese schulmedizinisch nicht anerkannte Methode.

Massagetherapie

Zur Massagetherapie liegt eine kontrollierte Studie vor. Aus ihr lässt sich keine nützliche Wirkung auf den Hautzustand ableiten. Damit fehlt jede Grundlage, das Verfahren bei Neurodermitis zu empfehlen.

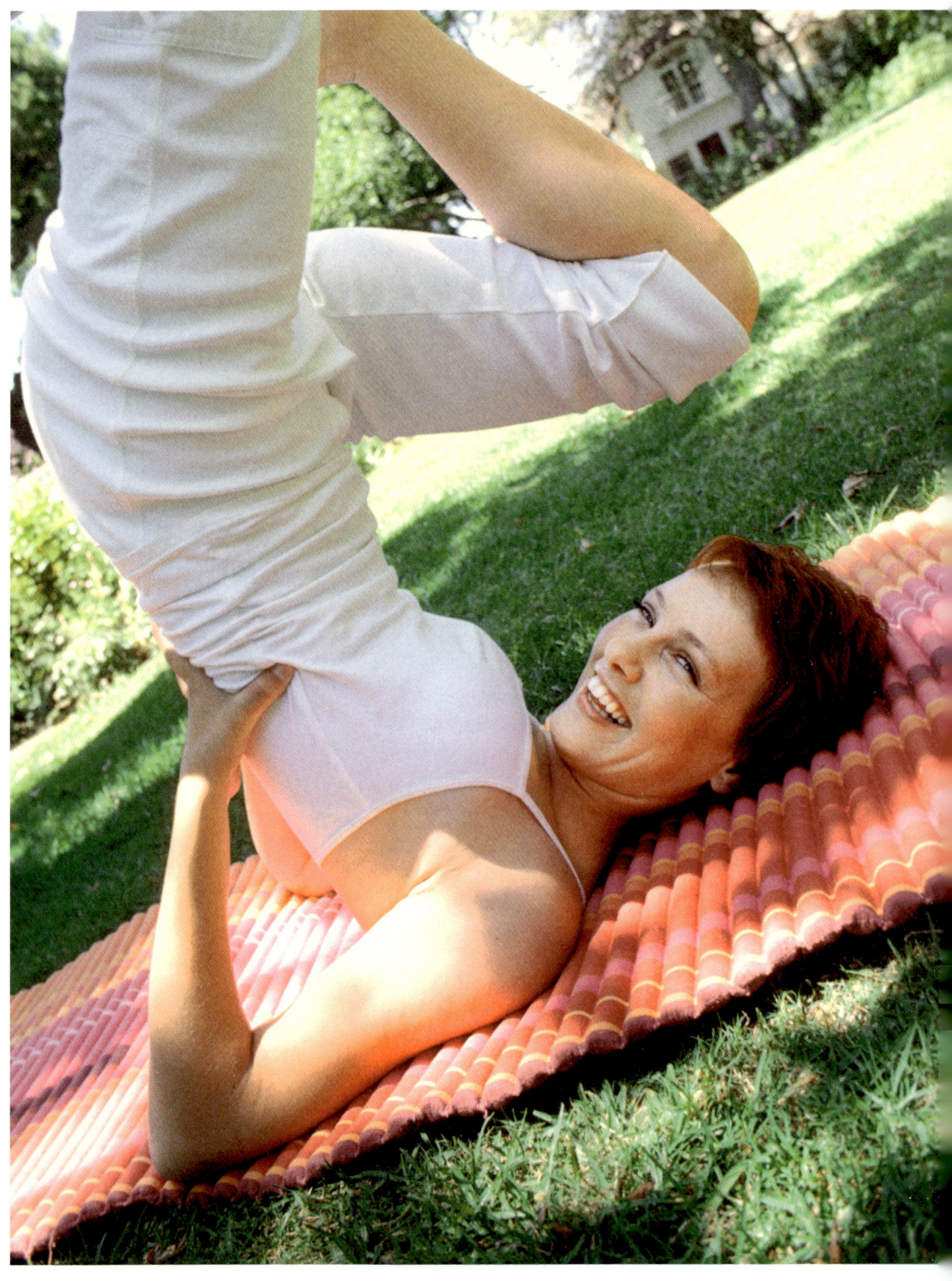

SCHUBVORBEUGUNG UND REHA

Grundlage der Vorbeugung gegen Schübe bei Neurodermitis ist eine regelmäßige Hautpflege. Weiter sollten Sie Umstände vermeiden, die Ihrer Erkrankung Aufwind verschaffen. Das gestaltet sich manchmal schwierig: Die Auslöser können aus vielen verschiedenen Quellen stammen – aus der Umwelt, Kosmetika, Lebensmitteln oder der Psyche.

VORBEUGUNG GEGEN SCHÜBE UND JUCKEN

Regelmäßige, konsequente Hautpflege verbessert bei allen Personen mit Neurodermitis den Zustand der Haut. Darüber hinaus gibt es keine Verfahren, Diäten oder Anweisungen, die sämtlichen Betroffenen nützen. Jeder muss anders gegen Ekzemschübe vorbeugen. Solange Sie Ihre Auslöser nicht kennen, sind Ihre Aussichten auf eine erfolgreiche Vorbeugung aber kaum größer als beim Lotto. Sie können den Jackpot – weniger Ekzeme, weniger Jucken – aber knacken: Ihr Arzt und Sie müssen mit Symptomtagebuch (Seite 28), Haut- und Bluttests, Elimination und Provokation Ihre Auslöser identifizieren. Bleibt noch herauszufinden, wie Sie im Alltag am besten einen großen Bogen um Ihre Trigger schlagen. Vermeiden ist nicht immer komplett möglich.

VIER GROSSE AUSLÖSERGRUPPEN
- Unspezifische: mechanische und chemische Reizung, Klimafaktoren, Infekte, hormonelle Schwankungen
- Psyche: Stress, große emotionale Belastungen
- Luftallergene (Aero-, Inhalationsallergene): Pollen, Hausstaubmilben, Schimmel, Tierhaare und -federn
- Ernährung: Nahrungsmittelallergene, pollenassoziierte Allergene (Kreuzallergien), Pseudoallergene

Hier folgt eine kurze Zusammenfassung, wie Sie den Auslösern (im Alltag) aus dem Weg gehen:
- Mechanische Reizungen (Seite 17) entstehen durch Berührungen der Haut oder durch Scheuern. Je feiner die Fasern

und Nähte, je weicher der Stoff, desto besser. Deshalb konnten Weichspüler in Studien die Hautverträglichkeit verbessern.

■ Bei chemischen Reizungen stören bestimmte Substanzen die Haut. In Reinigungs- und Pflegemitteln kommen reizende Stoffe vor, aber auch solche, die Kontaktallergien auslösen können. Wasser – und eventuell besonders hartes Wasser (Seite 18) – wäscht Fette von der Haut. Deshalb ist Waschen mit einem Lappen besser als Duschen. Je kürzer der Kontakt zu Wasser und je niedriger seine Temperatur, desto weniger Fett verliert die Haut.

■ Klimafaktoren wirken unterschiedlich: Den meisten Menschen mit Neurodermitis tut Sonne und allergenarme Luft gut, ebenso wie Reizklima mit Wetterwechseln und starken Winden. Ungünstig ist alles, was die Haut austrocknet. Hitze und Schwitzen fördern meistens den Juckreiz.

Anspannung abbauen

Bei vielen Betroffenen beeinflusst die Psyche, wie stark die Ekzeme und der Juckreiz sind. Leider lassen sich psychische Belastungen nicht immer vermeiden. Wenn Sie sich Zeit und Ruhe gönnen oder etwas tun, das Ihnen Spaß macht, legen sich Anspannung und Aufregung oft schon. Manchmal sitzt Stress aber tiefer. Dann können Ihnen Entspannungstechniken (Seite 136) helfen. Gelegentlich stressen auch Umstände, auf die man selbst nicht kommt, dann helfen psychotherapeutische Verfahren (Seite 119).

Offener Umgang

Viele Personen mit Neurodermitis glauben, dass ihre Ekzeme anderen sofort auffallen – dass ihre Umgebung Sie als „krank" wahrnimmt. Dieser Eindruck trügt meistens: Wenn Sie freundlich, natürlich

---

INFO **Sport bei Neurodermitis**

Sport fördert die Gesundheit, stärkt das Immunsystem, erhöht das Wohlbefinden und entspannt. Jeder Sport, der Ihnen und Ihrer Haut guttut, ist in Ordnung. Sie können sogar in chloriertem Wasser schwimmen, sofern Ihre Haut es wegsteckt: Bei manchen verbessern sich die Ekzeme, bei anderen werden sie schlimmer. Anschließend sollten Sie gründlich duschen und sich eincremen. Drei Dinge sollten Sie beachten:

■ Schweiß weckt oder verstärkt oft den Juckreiz. Ist Schweiß kein großes Problem, können Sie ihn nach dem Sport kurz abduschen und sich eincremen. Sonst sollten Sie Sport treiben, bei dem Sie nicht schwitzen.

■ Sportkleidung sollte atmungsaktiv sein. Enge Kleidung kann Schwitzen verstärken.

■ Schmutz kann die Haut reizen und Juckreiz auslösen. Sportarten mit Boden-, Tier-, Körperkontakten oder anderen Reizquellen sind eher ungünstig.

AUSLÖSER VON AUSSENLUFT BIS WOLLPULLOVER

Jeder hat seine eigenen Auslöser. Achten Sie auf die vielen unterschiedlichen Einflüsse im Alltag–-von der Kleidung über die Pflegemittel bis zur Umgebung– und ihre Effekte auf Ihre Haut. So nähern Sie sich Ihren persönlichen Triggern. Ganz allgemeine Einflüsse sind in dieser Tabelle aufgelistet. Infektionen, speziell akute, können Neurodermitis frischen Auftrieb geben. Sie sollten alle Infektionen bekämpfen, sobald sie erkannt sind. Hormonelle Schwankungen können Neurodermitis auslösen, verschlimmern – aber sie auch beenden. Genauso kann alles bleiben, wie es ist.

Auslöser	Günstig	Ungünstig
Mechanische Reizung		
Textilien	Seide, Baumwolle, Mikrofasern, feine Nähte	Raue Synthetik- oder Naturfasern z. B. Wolle, grobe Nähte, eingenähte Etiketten
Chemische Reizung		
Waschen	Mit einem Tuch oder Lappen, nur Stellen, die zu Geruchsbildung neigen, sparsamer Einsatz von milden pH-neutralen Reinigungsmitteln	großzügiger Einsatz von Reinigungsmitteln, aggressive Mittel und alkalische Seifen
Duschen	Höchstens 1 x täglich, maximal 10 Minuten, nicht über 35 °C	Häufiges, langes Duschen bei hoher Wassertemperatur
Baden	Höchstens 3 x wöchentlich, maximal 20 Minuten, nicht über 35 °C, Ölbäder	Häufige, ausgiebige Bäder in heißem Wasser, Schaumbäder
Trocknen & Pflegen	Sanft trocken tupfen und direkt anschließend am ganzen Körper eincremen	Abrubbeln reizt die Haut und entfernt Fette
Pflegemittel & Kosmetika	Hypoallergene* Produkte	Farbstoffe, Duftstoffe, Konservierungsmittel
Wäsche & Waschmittel	Hypoallergene* Waschmittel und Weichspüler für Allergiker	Herkömmliche Waschmittel und gewöhnliche Weichspüler, Aufheller
Innen-/ Raumluft	Wenig Staub, kein Tabakrauch, wenig Schadstoffe wie flüchtige organische Verbindungen (VOC), Luftfeuchtigkeit 40 bis 60 %	Staub, Tabakrauch, VOC aus Teppichen, Möbeln, Klebern, Polituren, Lacken und anderen Quellen, trockene Heizungsluft
Klimafaktoren		
Außenluft	allergenarme Luft, wenig Abgase	Abgase von Autos, Industrie und agrarintensiven Betrieben, trockene, kalte Luft
Temperatur & Schweiß	Mittlere Temperaturen, luftige, lockere Kleidung, Zwiebelschalenprinzip für alle Temperaturen, Schweiß kurz abduschen und eincremen	Kälte wegen Trockenheit, Hitze und eng anliegende Kleidung wegen vermehrter Schweißbildung

* Die Bezeichnung „hypoallergen" bietet keine Sicherheit, weil sie nicht geschützt ist.

und offen rüberkommen, sehen Mitmenschen zuerst Ihre Persönlichkeit. Hautveränderungen rücken in den Hintergrund. Neurodermitis ist keine Schande, sondern eine chronische Erkrankung wie dauerhafte Rückenschmerzen. Darüber sprechen die meisten Betroffenen. Warum nicht? Rückenschmerzen sind ja nicht ansteckend – ebenso wenig wie Neurodermitis. Versuchen Sie nicht, Ihre Neurodermitis verbissen zu verbergen. Gehen Sie auf andere zu, räumen Sie mit Mythen oder Märchen über Neurodermitis auf. Soziale Kontakte sind extrem wichtig.

■ Bleiben Sie positiv. Bei Optimisten verlaufen Behandlungen erfolgreicher und Verletzungen heilen schneller. Ihre Einstellung entscheidet mit darüber, ob Ihre Therapien erfolgreich verlaufen. Quälen Sie

sich nicht. Je mehr Sie das tun, desto eher legen Ihre Ekzeme zu.

■ Gehen Sie offen mit Neurodermitis um. Reden sie darüber, warum Sie in bestimmten Situationen aufpassen müssen. So verhindern Sie Missverständnisse und peinliche Situationen.

■ Bleiben Sie Sie selbst. Versuchen Sie nicht perfekt zu sein und anderen alles recht zu machen. Das setzt Sie nur unnötig unter Druck.

■ Neurodermitis ist eine chronische Erkrankung. Trotzdem können Sie weitgehend normal leben. Selbstmitleid schränkt ein und bremst die Freude.

■ Streben Sie nach Glücksmomenten und leben Sie positive Gefühle aus. Entwickeln Sie neue Interessen oder bauen sie Sachen aus, die Ihnen Spaß bereiten.

SCHUTZ VOR LUFTALLERGENEN

Bei zwei von drei Menschen mit Neurodermitis verstärken Allergien Hautveränderungen und Juckreiz. Beide bessern sich oft deutlich, wenn die Betroffenen den Allergenen weniger ausgesetzt sind.

Hausstaubmilben

Hausstaubmilben sind natürliche Mitbewohner in menschlichen Behausungen. Es ist ausgeschlossen, Wohnungen milbenfrei zu machen. Die Spinnentiere, die keine Krankheiten übertragen, ernähren sich von unseren Hautschuppen. An ein

bis zwei Gramm, die jeder Mensch täglich verliert, essen sich rund 1,5 Millionen Milben satt.

Hausstaubmilben scheiden täglich 20 unsichtbare Kotbällchen aus – die eigentlichen Allergene. Sie zerfallen und verbinden sich mit dem Hausstaub. Daher kommt der Name „Hausstauballergie". Über den Staub gelangen die Milbenallergene in die Luft, mit der wir sie einatmen. Milben tummeln sich in Teppichen, Kuscheltieren, Polstermöbeln, Gardinen. Doch zwei Drittel von ihnen leben in Betten, Kissen und Matratzen. Darin überstehen Milben zum Teil sogar Reinigungen. Außerdem finden sie hier viel Nahrung und ein optimales Klima: Milben mögen es warm und feucht. Wenn die Luftfeuchtigkeit zu Beginn der Heizperiode abnimmt, sterben viele von ihnen. Damit steigt erstmal die Belastung. Wie ihre Kotbällchen zerfallen die Milben zu Staub, der nun sehr trocken ist und leicht aufwirbelt.

Milbenbelastung senken

Menschen mit Milbenallergie sollten versuchen, den Tieren das Leben so schwer zu machen, wie es mit vernünftigem Aufwand möglich ist. Mit Tests aus der Apotheke lässt sich die Milbenbelastung feststellen.

- **Allergendichte Überzüge** (Encasings) für Matratzen und Bettzeug senken die Milbenbelastung im Bett am besten. Damit nichts schimmelt, müssen die Überzüge Feuchtigkeit und Luft durchlassen. Achten Sie beim Kauf (siehe Kasten) auf Qualitätssiegel des TÜV oder des European Centre for Allergy Research Foundation (ECARF). In Zimmern, in denen mehrere Personen schlafen, oder in Doppelbetten müssen Sie alle Matratzen und andere Bettteile allergendicht verpacken. Bei nachgewiesener, relevanter Hausstaubmilbenallergie übernehmen die Kassen die Kosten. Oberbetten und Kissen können Sie alternativ alle vier bis sechs Wochen bei mindestens 60 °C waschen.
- **Bettzeug** müssen Sie täglich gut auslüften, Bettwäsche und Schlafanzüge wö-

chentlich wechseln und bei mindestens 60 °C waschen.
- **Schlafanzüge** fangen Feuchtigkeit und Hautschuppen auf, sodass Milben weniger Nahrung finden.
- **Kämmen** und **Umziehen** sollten Sie sich außerhalb des Schlafzimmers. So entziehen Sie den Milben Nahrung. Kleidung sollte in geschlossenen Schränken hängen.
- **Matratzen** und Matratzenmaterial haben offenbar nur geringe Einflüsse darauf, wie wohl sich Milben fühlen. Von tierischen Materialien wie Rosshaar, Kamelhaar oder Schafwolle raten Fachleute dennoch ab. Kaltschaum- und Federkernmatratzen transportieren Feuchtigkeit besser ab als Latexmatratzen. Neue, für Allergiker taugliche, Matratzen anzuschaffen, kann möglicherweise hilfreich sein.
- **Flächen unter Betten** sollten frei zugänglich sein, damit sich Staub besser wegputzen lässt.
- **Raumluft** sollte trocken und allergenarm sein. Das erreichen Sie möglicherweise schon durch richtiges Lüften (siehe Kasten). Bei milbenfeindlichem Klima liegt die Luftfeuchtigkeit im Schlafzimmer unter 50 Prozent und die Temperatur nicht höher als 18 °C. Eventuell müssen Sie Pflanzen und andere Feuchtigkeitsquellen entfernen.
- Am **Boden** sind Teppiche mit langen Fasern sind ebenso ungünstig wie glatte Böden. Auf ihnen wirbelt Staub leicht auf. Teppiche mit kurzen Fasern halten ihn etwas zurück.

- Zur Bodenreinigung sollten Sie Staubsauger mit hocheffizienten Partikelfiltern (HEPA-Filtern) verwenden. Glatte Böden sollten Sie alle zwei Tage nass wischen oder wischen lassen, wenn Sie selbst allergisch reagieren.
- Staubfänger wie Kissen, Stofftiere, Polstermöbel und offene Bücherregale sollten Sie möglichst durch Ledermöbel, geschlossene Regale oder Vitrinen ersetzen. Kuscheltiere können Sie waschen oder einen Tag in der Tiefkühltruhe lagern. Danach lassen sich erfrorene Milben teils ausklopfen.
- Haustiere mit Fell oder Federn und Tierfelle können ebenfalls Milben beherbergen. Sie sollten nicht in der Wohnung leben oder liegen.
- Urlaub von Milben beginnt ab etwa 1 200 Meter Höhe. Auch andere Allergene sind in diesen Lagen selten.
- Regelmäßige Reinigungen oder Behandlungen von Matratzen mit Schwingungen, Chemikalien, UV-Licht und Absaugen oder mit Sprays, die Milben töten sollen, sind laut mehreren Fachverbänden nicht sinnvoll. Abtöten entfernt die Allergene nicht, auch Absaugen beseitigt meist nicht alle. Reiniger mit Benzylbenzoat säubern nur ungenügend. In gereinigten Matratzen siedeln sich schnell wieder Milben an.

ENCASING-KAUF
Beim Kauf allergendichter Überzüge müssen Sie mehrere Dinge beachten: Ist das Produkt fei von Schadstoffen, eignet es sich für Allergiker, ist die Qualität (TÜV-)geprüft, besitzt es gute Klimaeigenschaften, gibt der Hersteller Garantie und lasst sich die Matratze oder das Oberbett leicht damit beziehen? Encasings sollten die umhüllten Teile völlig umschließen, ihre Nähte müssen verschweißt sein, ihre Reißverschlüsse milbendicht. Sie sollten auch nach mehreren Wäschen noch undurchlässig für Allergene sein. Zuletzt haben wir Encasings im Jahr 2003 getestet. Die Ergebnisse, die noch weitgehend gültig sind, finden Sie unter „Allergikerbezüge" auf www.test.de.

Schimmelpilze

Auch Schimmelpilze gehören zu unseren natürlichen Mitbewohnern. Die Mikroorganismen ernähren sich von pflanzlichem und tierischem Material. Allergien verursachen meistens die Sporen, die Schimmelpilze zur Fortpflanzung in die Luft abgeben, und seltener Bruchstücke der Pilze. Typische Stellen für Schimmelbefall sind:

- feuchte Mauern
- feuchte Stellen hinter Tapeten, Holzverschalungen, Kacheln, Textilien oder Regalen, die nahe an kühlen Wänden stehen
- andere Orte, an denen sich (Kondens-)Wasser niederschlägt, wie in Rollladenkästen oder an Fensterrahmen
- in feuchten Kellern, schlecht belüfteten Schlafzimmern, Waschräumen und in Badezimmern an Duschvorhängen, Fliesenfugen oder unter gummierten Badematten
- in Klimaanlagen, Luftbefeuchtern
- in Matratzen, Polstermöbeln und feuchten Textilien

TIPP Schimmel in der Wohnung

Schimmel in der Wohnung muss weg. Bei kleinen Flächen können Sie es selbst versuchen, für große sollten Sie Fachbetriebe anheuern. Schimmelentfernung ist alles andere als einfach: Sie sehen fast immer nur die Spitze des Eisbergs – die oberflächlichen Fruchtkörper der Pilze. Doch ihre Fäden durchdringen Lebensmittel und saugfähige oder poröse Baumaterialien wie Pappe, Span- und Rigipsplatten komplett. Deshalb lässt sich Schimmel nur unter hohem Aufwand restlos entfernen, wenn überhaupt. Sicherer und einfacher ist es, verschimmelte Materialien und Gegenstände auszutauschen. Befallene Lebensmittel müssen Sie wegwerfen.

Auf geschlossenen Flächen wie Kacheln, Fliesen oder Glas bekommen Sie Schimmel teils gut mit hochprozentigem Alkohol (Ethanol oder Isopropanol mind. 70 Prozent) weg. Dabei müssen Sie gut lüften, sonst besteht Explosionsgefahr. Auch Essig entfernt kleinflächigen Schimmel. Doch er kann manchen Schimmelpilzen als Nahrung dienen und ihr Wachstum fördern.

Die Gesundheitsämter und medizinischen Fachverbände raten davon ab, Schimmelentferner zu verwenden, die mit Chlor oder anderen Chemikalien arbeiten. Sie können selbst gesundheitliche Schäden verursachen.

Beim Reinigen von Abfallbehältern und anderen Sanierungsarbeiten werden oft viele Sporen frei. Menschen mit Schimmelallergie oder geschwächtem Immunsystem müssen sich unbedingt schützen. Am besten geben sie solche Arbeiten an Nichtallergiker ab. Selbst sie sollten Handschuhe, Mundschutz und Schutzbrillen tragen. Anschließend ist es ratsam zu duschen und die Kleider zu waschen.

Vorgehen bei Schimmelbefall:
Ist der Schimmelbefall komplett entfernt, müssen Sie verhindern, dass wieder Pilze nachwachsen:

- Heizen Sie ausreichend.
- Lüften Sie richtig (siehe unten).
- Lassen Sie Räume nicht zu stark auskühlen. Die Oberflächentemperatur sollte nicht unter 16 °C sinken.
- Kontrollieren Sie mit einem Hygrometer, dass die Luftfeuchtigkeit zwischen 40 und 60 Prozent liegt.
- Schauen Sie beim nächsten starken Regen, ob irgendwo Wasser eindringt oder schlecht abläuft.
- Versuchen Sie mit einem Thermometer kalte Wände, Stellen und Ecken aufzuspüren und beseitigen Sie die Ursache, wenn möglich.
- Vermeiden Sie unnötige Quellen von Feuchtigkeit und Schimmel in Ihrer Wohnung: Entfernen Sie Topfpflanzen und Luftbefeuchter. Leeren Sie Ihre

Küchenabfälle in kurzen Abständen und säubern Sie Abfallbehälter, Kühlschrank und Gefrierfach regelmäßig. Hängen Sie keine feuchten Tücher oder Wäsche auf, ziehen Sie Wassertropfen nach dem Duschen mit einer Gummilippe von den Wänden ab.

- Bei großflächigem Schimmelbefall sollten Sie unabhängige Gutachter zu Rate ziehen.
- Wenn durch bauliche Mängel immer wieder Schimmel auftritt, müssen die Besitzer oder Vermieter das Gebäude entsprechend sanieren.

- in der Erde von Topfpflanzen
- auf gelagerten Nahrungsmitteln (z. B. Obst, Brot, Nüsse, tierische Produkte) sowie in Sprudelwasseranlagen und Kaffeemaschinen, die selten gereinigt werden.

Drei Dinge beeinflussen hauptsächlich das Wachstum: Nahrung, Feuchtigkeit und Temperatur.

Nahrung

Ohne Essen können auch Pilze nicht leben. Darum sollten Sie keine größeren Vorräte an Lebensmitteln lagern. Obwohl Sie es nicht sehen, können darin bereits Schimmelpilze wachsen. Besonders kritisch sind Nüsse und Backwaren. Leicht verderbliche Lebensmittel wie Obst und Gemüse sollten Sie im Kühlschrank aufbewahren und vor dem Verzehr waschen.

Luftfeuchtigkeit

Luftfeuchtigkeit zeigt sich teils als Kondenswasser und entsteht beim Duschen, Kochen, Waschen und wenn Menschen atmen oder schwitzen. Auch Topfpflanzen geben viel Feuchtigkeit ab und in ihrer Erde bilden sich leicht größere Kolonien von Schimmelpilzen. Die wichtigste Maßnahme ist richtiges Lüften.

Temperatur

Die Temperatur beeindruckt Pilze wenig, weil sie zwischen 5 und 40 °C gedeihen. Doch Temperaturunterschiede fördern, dass sich Kondenswasser bildet, was wiederum das Wachstum von Schimmel begünstigt. Wenn warme, feuchte Luft auf kühle Flächen oder Gegenstände trifft, schlägt sich dort Wasser nieder – beispielsweise warmer Dampf vom Duschen am kühleren Spiegel. Kondenswasser bildet sich auch an schlecht isolierten Wandstellen (Wärmebrücken), ungenügend oder falsch gedämmten Wänden. Dort ist es kälter. Daher ist Heizen der effektivste Schimmelschutz – noch vor richtigem Lüften.

Tierhaare und -federn

Die wahren Allergene sind hier Schweiß, Talg, Hautschuppen, Speichel, Kot und Urin von Tieren. Rückstände davon haften an Haaren und Federn, mit denen sie in die Luft und Atemwege geraten. Am häufigsten sind Allergien gegen Katzen. Ihre Allergene sind sogar dort zu finden, wo nie eine Mieze umherschlich – etwa in der Antarktis! In Räumen, wo Katzen leben, ist die Belastung vielfach höher, und die Allergene halten sich teils jahrelang. Mäuse, Hamster und Meerschweinchen führen weniger oft zu Allergien, aber häufiger als Hunde oder Pferde.

Am besten wäre es, die Verursacher zu verbannen. Geliebte Mitbewohner wegzugeben, schmerzt aber. Vorher können Sie ein paar Dinge ausprobieren. Mit etwas Glück legen sich Ihre Symptome.

- Halten Sie Ihr Schlafzimmer tierfrei, damit sich Ihr Körper nachts erholt.
- Wischen Sie häufiger feucht und/oder saugen Sie häufiger (HEPA-Filter).
- Vermeiden Sie Gegenstände, an denen sich viel Staub sammelt wie langflorige Teppiche, Polster, Plüschtiere, Kissen.

- Verbieten Sie Ihrem Tier Ruheplätze, an denen Sie sich oft selbst aufhalten.
- Entfernen Sie Gegenstände, die Tierhaare enthalten, aus der Wohnung (z. B. Tierfelle, Rosshaarmatratzen).
- Lassen Sie Ihr Tier oft von Nichtallergikern bürsten und es danach mit einem feuchten Tuch abwischen.

Pollen

Pollen immer aus dem Weg zu gehen, ist unmöglich. Doch Sie können sich auf ihre Hauptflugzeiten einstellen und Pollen weitgehend aus der Wohnung halten:

- Am besten lüften Sie, wenn die wenigsten Pollen umherschwirren. Das ist zwischen 19 Uhr und Mitternacht in ländlichen Gebieten, in städtischen dagegen morgens zwischen 6 und 8 Uhr.
- Schließen Sie in der übrigen Zeit die Fenster oder bringen Sie Pollenfilter an.

TIPP **Richtiges Lüften**

Richtiges Lüften tauscht die gesamte Raumluft in kurzer Zeit aus. Allergene, Staub und Feuchtigkeit wandern ins Freie. Am wirksamsten ist Stoßlüften. Dabei reißen Sie Ihre Fenster kurz sperrangelweit auf. Im Winter genügen fünf bis sieben Minuten. Dann kühlen auch Wände nicht so stark aus. Im Sommer sollten Sie 15 bis 25 min lüften. Noch besser funktioniert Stoßlüften mit Querstromlüftung: Dazu öffnen Sie mehrere, gegenüberliegende Fenster. So verdoppelt sich der Luftaustausch.

- Gekippt: 0,3- bis 4-facher Raumluftaustausch pro Stunde
- Halb geöffnet: 4- bis 10-fach
- Ganz geöffnet: 4- bis 20-fach
- Mehrere gegenüberliegende ganz geöffnet: 10- bis 50-fach

Sie sollten täglich mindestens drei bis vier Mal lüften – und zusätzlich nach dem Duschen, Kochen, Feucht-Wischen.

■ Beachten Sie Pollenflugkalender und Pollenvorhersagen.

■ Legen Sie Ihre Straßenkleidung außerhalb des Schlafzimmers ab und waschen sich die Haare vor dem Schlafengehen.

■ Trocknen Sie Ihre Wäsche im Haus.

■ Saugen Sie in Zeiten des stärksten Pollenflugs täglich und wischen Sie glatte Flächen häufig feucht ab.

■ Legen Sie Aktivitäten im Freien auf Zeiten, zu denen wenig Pollen in der Luft schweben. Nach 30 Minuten Regen oder mehr ist die Luft pollenarm.

■ Mit Nasenduschen können Sie Pollen abends oder nach Aufenthalten im Freien aus Ihrer Nase spülen.

■ Schließen Sie bei Autofahrten die Fenster und schalten Sie die Lüftung ab oder bauen Sie Pollenfilter ein.

■ Verwenden Sie keine Ventilatoren oder andere Geräte, die Staub aufwirbeln.

■ Machen Sie zur Pollenzeit Urlaub in Regionen, die pollenarm sind.

■ Nasengele und Pollenschutzsalben sollen Pollen davon abhalten, an die Schleimhäute zu gelangen. Zu ihrer Wirkung liegen keine verlässlichen Angaben vor.

ERNÄHRUNG UND WEITERE ALLERGENQUELLEN

Auch Allergene, die nicht schweben können, machen einigen zu schaffen. Die Strategie „Erkennen und meiden" gilt auch hier.

Eine Allergenquelle kann die Ernährung sein. Wenn Ihre Testergebnisse (Seite 43) eindeutig sind, ist Karenz, also Enthaltung, die wichtigste Behandlung. Sie müssen auf sämtliche Lebensmittel verzichten, in denen nur winzige Spuren Ihres Allergens stecken. Trotzdem muss die Diät Ihren Bedarf an Nährstoffen, Vitaminen und anderen lebenswichtigen Substanzen decken. Deshalb sollten Sie Diätpläne nie allein entwickeln, sondern zusammen mit Ärzten und allergologischen Ernährungsfachkräften.

Bei kleinkindlichen Allergien können Sie nach ein bis zwei Jahren Pause unter ärztlicher Aufsicht die Verträglichkeit der bisher gemiedenen Lebensmittel erneut testen. Gerade bei Kindern mit Allergien gegen Kuhmilch und Hühnereiweiß verlieren sich nämlich die Allergien häufig wieder. Bei Allergien gegen Erdnüsse, Baumnüsse und Fische kommt das selten vor. Möglicherweise können auch Erwachsene noch Toleranzen entwickeln.

Gewisse Lebensmittelallergien können mit Pollenallergien zusammenhängen (Kreuzallergien, Seite 21). Bei Asthma durch Pollen oder starkem Heuschnupfen und zusätzlich einer assoziierten Nahrungsmittelallergie, kann manchmal eine spezifische Immuntherapie helfen (Seite 106). Gegen Nahrungsmittelallergien allein ist sie wirkungslos.

Kontaktallergene

Nickel, Duftstoffe sowie einige Substanzen in Hautpflegemitteln und medizinischen Salben können Kontaktallergien auslösen. Dabei röten sich die Kontaktstellen. Gelegentlich nässt und schuppt die Haut. Die Symptome können auf andere Hautstellen streuen, und sind dann kaum oder gar nicht von Schüben der Neurodermitis zu unterscheiden. Zum Nachweis dienen Epikutantests (Seite 45). „Positive" Substanzen müssen Sie meiden, „negative" sind verträglich.

Medikamente

Einige innerliche Arzneimittel, die bei Neurodermitis zum Einsatz kommen, können Allergien auslösen. Solche Ereignisse sind selten. Sie können auch bei Naturheilmitteln auftreten, etwa bei solchen, die Sonnenhut (Echinacea) enthalten. Arzneimittelallergien führen oft zu juckendem Hautausschlag (Arzneimittelexanthem). Teils erscheinen noch andere Symptome. Sie können schnell oder langsam auftreten. Selbst anaphylaktische Schockreaktionen sind möglich. Nicht immer lösen die Wirkstoffe solche allergischen Reaktionen aus. Auf Farbstoffe oder andere Hilfsstoffe können die Ursache sein.

Klassische Hauttests auf Allergien erfassen nur eine kleine Zahl von Medikamenten. Als bester Hinweis auf eine Arzneimittelallergie gilt, wenn die Symptome nach dem Absetzen des Medikaments verschwinden. Das kann möglicherweise ein paar Tage dauern. Bevor Sie aber wichtige Medikamente auf Verdacht weglassen, sollten Sie unbedingt mit Ihrem Arzt sprechen.

KUR, REHA UND ANTRÄGE

Diese Maßnahmen unterscheiden sich zunächst darin, ob Sie innerhalb einer Einrichtung wohnen (stationär) oder diese nur für Behandlungen besuchen (ambulant). Stationäre Kuren beinhalten mehr Behandlungen, Anwendungen, Schulungen und Übungen. Sie sollen den körperlichen und psychischen Zustand von Menschen mit Krankheiten verbessern. Liegt der Schwerpunkt darauf, ihre Fähigkeit zur Teilnahme am (Arbeits-)Leben zu stärken, spricht man von Rehabilitation. Der Fachbegriff Vorsorge (Prävention) bezeichnet Maßnahmen, die vorbeugen sollen, dass sich Krankheiten verschlimmern oder chronisch werden.

Wenn Sie glauben, dass Ihnen eine Kur helfen kann, sollten Sie darüber mit Ihrem Arzt sprechen.

Maßnahmen nah und fern

Bei Neurodermitis sind stationäre Kuren die häufigste und sinnvollste Form. Eigentlich setzen die Träger des Gesund-

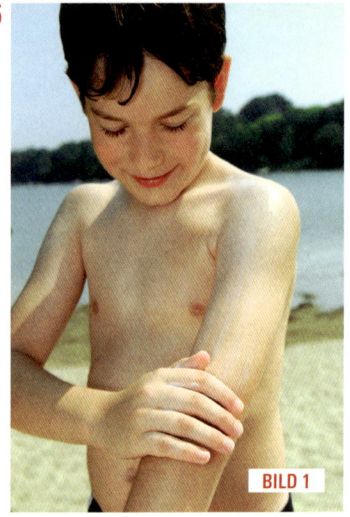

BILD 1

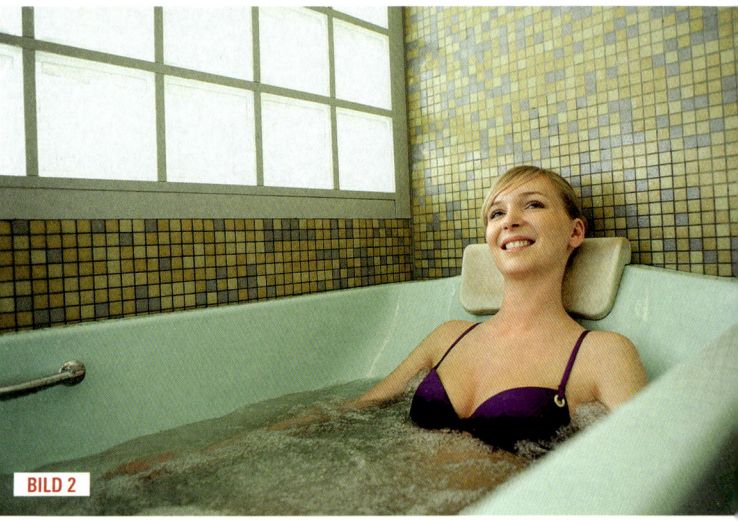

BILD 2

heitssystems zuerst auf „wohnortnahe Maßnahmen": Dort, wo die Menschen mit chronischen Erkrankungen den größten Teil ihres Lebens verbringen, sollen ihre Behandlungen und Vorbeugestrategien auch den größten Erfolg erzielen. Hier setzen die Patientenschulungen an (Seite 117).

Bei Neurodermitis haben Sonne, Reizklima und eine allergenarme Umgebung aber nachweislich günstige Wirkungen (Seite 146). Viele Patienten zieht es ans Meer oder ins Gebirge. Kuren in der Ferne – teils sogar im Ausland – kommen infrage, wenn

- es in der Nähe des Wohnorts keine passende Einrichtung gibt.
- nötige Therapien, Tests (z. B. Provokationstests) oder andere Schritte in der Krankheitsbewältigung zu aufwendig oder kompliziert für übliche Kliniken sind.
- schwere psychosoziale Probleme oder Verhaltensstörungen eine Vielfalt an Behandlungen erfordern, die andere Einrichtungen nicht bieten, oder eine Auszeit von der Familie sinnvoll erscheint.
- die berechtigte Erwartung besteht, dass Klima und allergenarme Luft am Kurort die Erkrankung aufhalten oder bessern

und andere Behandlungen positiv unterstützen.
- Kuren im Inland erfolglos geblieben sind oder geeignete einheimische Einrichtungen zu lange Wartezeiten haben.

Anträge, Formulare, Kostenträger

Zunächst muss Ihr Arzt bestätigen, dass die Maßnahme medizinisch notwendig und dringlich ist. Viele Ärzte wissen auch, welcher Kostenträger – meist Krankenkasse oder Rentenversicherung – zuständig ist. Dort erhalten Sie die Formulare zum „Ärztlichen Antrag auf Kostenübernahme". Einen Teil davon füllen Sie selbst aus: Sie müssen Fragen nach Ihren Beschwerden, Arbeitsausfällen durch die Erkrankung und Behandlungen beantworten. Die Diagnose und medizinische Begründung für die Kur fügt Ihr Arzt in seine Formulare ein. Mit ihm sollten Sie gleich einen Ort, eine Rehaeinrichtung und den Schwerpunkt der Maßnahme wählen. Als Nächstes entscheidet der Kostenträger über Ihren Antrag. Der Medizinische Dienst kann Sie im Auftrag der Krankenkasse zur Begutachtung einbestellen, falls die Angaben nicht reichen. Umgekehrt können Sie zusammen mit Ihrem Arzt Widerspruch einlegen

BILD 1 Bei Neurodermitis haben Sonne, Reizklima und eine allergenarme Umgebung nachweislich günstige Wirkungen
BILD 2 Während einer stationären Kur erhalten Sie Behandlungen, Anwendungen und Schulungen

und eine Begutachtung fordern, wenn Ihr Antrag abgelehnt wird. Meistens dauert es etwa vier Wochen, bis die Bescheide eintreffen. Wenn Sie eine Kostenübernahmeerklärung bekommen, können Sie mit Ihrer ausgewählten Kureinrichtung den Termin für Ihren Aufenthalt festlegen.

Wahl der geeigneten Rehaeinrichtung

Kinder sind keine kleinen Erwachsenen. Sie brauchen Betreuung durch Spezialisten. Die Rehaklinik muss über ein entsprechendes Fachteam verfügen. Je nach Alter ist auch die Möglichkeit zur Teilnahme am Schulunterricht wünschenswert.

INFO Maßnahmetypen

Ambulante Kuren dauern in der Regel drei Wochen. Für diese Zeit kümmern Sie sich selbst um Unterkunft und Verpflegung. Sie müssen nicht in der Kurklinik übernachten, meistens ist das aber möglich und häufig am bequemsten. Wenn Kassen die Kosten von Kurbehandlungen übernehmen, beteiligen sich manche, aber nicht alle an Unterkunft und Verpflegung. Mögliche Zuschüsse und Höchstgrenzen regeln die Kassen in ihrer Satzung. Ambulante Kuren sind eher Vorsorgekuren und widmen sich der Erholung. Sie sollen Schwächen Ihrer Gesundheit beheben und Gesundheitsgefahren entgegenwirken. Ambulante Kuren können Sie für sich selbst, Ihre Kinder und die ganze Familie beantragen.

■ **Stationäre Kuren** dauern drei Wochen, bei Kindern und Jugendlichen vier bis sechs Wochen und bei psychosomatischen Erkrankungen sechs Wochen. In dieser Zeit wohnen Sie in einer Rehaeinrichtung: Stationäre Kuren dienen normalerweise der Rehabilitation.

Sie sollen Symptome lindern, Verschlechterungen von Krankheiten oder drohenden Behinderungen vorbeugen. Daher sind Rehakliniken mit Personal aus verschiedenen Fachrichtungen ausgestattet. Sie erhalten viele Behandlungen, Anwendungen und Schulungen. Falls nötig, kann die Klinik während Ihres Aufenthalts eine Verlängerung beantragen. Das Thema sollten Sie früh ansprechen: Wenn Sie lange warten, kann eine Verlängerung daran scheitern, dass alle Betten belegt sind.

■ **Kind-Mutter/Vater-Kuren** stellen die erkrankten Kinder in den Vordergrund. Je nach Alter der Kinder wohnen ihre Mütter oder Väter mit in der Einrichtung. Die Eltern nehmen an Schulungen und vielen Anwendungen teil.

■ **Mutter-Kind-Kuren** konzentrieren sich ganz auf das Wohl der Mütter. Kinder mit Neurodermitis profitieren also wenig davon. Doch sie dürfen mit, wenn sie selbst krank sind, eine Gefahr für ihre Gesundheit besteht oder die Trennung von der Mutter unzumutbar ist.

Weitere Kriterien für Kinder und Erwachsene können sein:

- Ein kompetentes Betreuerteam aus verschiedenen Fachdisziplinen
- Gute Ausstattung mit diagnostischen und therapeutischen Einrichtungen
- Enge, individuelle medizinische Betreuung und Beobachtung, optimale medikamentöse (Neu-)Einstelllung
- Anwendung wissenschaftlich erprobter Verfahren
- Schulungsprogramme nach anerkannten Richtlinien
- Pädagogische Beratung und Betreuung
- Psychologische Einzel- und Gruppengespräche, Beratung, Entspannungsverfahren
- Nützliche klimatische Bedingungen

LEGEN SIE SICH FEST

Es ist günstig, schon im Antrag auf Kostenübernahme eine bevorzugte Kureinrichtung anzugeben. Tun Sie das nicht, teilt Ihr Kostenträger Ihnen eine zu. Falls Ihnen die Klinik oder das Sanatorium missfällt, können Sie zwar einen Antrag auf Änderung stellen. Seine Bearbeitung dauert allerdings einige Zeit.

Wer ist zuständig?

In den meisten Fällen ist entweder der Rentenversicherungsträger (Deutsche Rentenversicherung Bund) oder die gesetzliche Krankenkasse zuständig. Manchmal können aber mehrere Kostenträger für eine Person zuständig sein. Bei Unklarheiten bemühen Sie einfach Ihre Krankenkasse: Jede möglicherweise zuständige Stelle ist dazu verpflichtet, Sie zu beraten, Ihre Anträge entgegenzunehmen und zu bearbeiten! Grundsätzlich verteilen sich die Zuständigkeiten so:

- Gesetzliche Krankenkassen: Pflichtversicherte, freiwillige Versicherte sowie Kinder, Frauen und Rentner, die über gesetzliche Kassen versichert, aber nicht erwerbstätig sind.
- Rentenversicherung: Rentenversicherte und Personen, die eine bestimmte Zeit rentenversichert waren.
- Beihilfestelle: berechtigte Beamte. Sie brauchen neben einem ärztlichen Befund meistens ein amtsärztliches Gutachten.

Privatversicherte benötigen meist Zusatzversicherungen (Kurtagegeld). Sie müssen prüfen, ob ihr Versicherungsvertrag eine Kostenübernahme für Kuraufenthalte vorsieht. Falls nicht, springt möglicherweise die Rentenversicherung ein.

GESETZLICHER ANSPRUCH

Wenn Ärzte bescheinigen, dass ambulante Vorsorge und Behandlungen nicht ausreichen, besteht ein Anspruch auf stationäre Kuren. Hat Ihre Kasse die Kosten einer Rehabilitation übernommen, müssen Sie vier Jahre bis zur nächsten warten. Erst dann können Sie eine Kostenübernahme für eine Wiederholung beantragen. Kuren zur Vorsorge sind davon unabhängig. Hier besteht ebenfalls alle vier Jahre ein Anspruch. Wenn medizinische Gründe aber früher erneute Kuren erfordern, können Sie Dringlichkeitsanträge stellen.

Welche Kosten entstehen?

Ohne ärztliche Empfehlung zahlen Sie selbst. Mit ärztlichem Bescheid müssen Sie nur einen Teil bezahlen. Kostenfrei sind Kinder und Jugendliche bis 18 Jahre.

Bei stationären Kuren entfällt auf Sie eine tägliche Zuzahlung von 10 Euro. Bei ambulanten Kuren kommen einmalig 10 Euro für die kurärztliche Beratung, jeweils 10 Euro Verordnungsgebühr für Anwendungen plus zehn Prozent der Kosten für jede Anwendung oder Heilmittel-Behandlung (z. B. Massage, Fango) auf Sie zu. Die übrigen 90 Prozent übernimmt die Kasse. Manche gewähren einen Zuschuss für Unterkunft und Verpflegung von maximal 13 Euro bei Erwachsenen und bis zu 21 Euro für chronisch kranke Kleinkinder.

Die Krankenkasse hilft Ihnen auszurechnen, welcher Betrag auf Sie zukommt. Denn die Gesetze setzen Obergrenzen: Ihre finanzielle Belastung durch die gesetzlichen Zuzahlungen (Praxisgebühr, Eigenanteil an Anwendungen, Medikamenten etc.) darf zwei Prozent des jährlichen Bruttoeinkommens Ihrer Familie nicht übersteigen. Bei schwerwiegenden chronischen Erkrankungen liegt die Grenze bei einem Prozent.

GESUNDHEITSURLAUB

Eine Alternative stellen Gesundheitsurlaube dar. Das sind Ferienaufenthalte, in denen Sie an gesundheitsfördernden Maßnahmen teilnehmen. Gesetzliche Krankenkassen gewähren teils Zuschüsse für „Gesundheitsurlaube". Doch es gibt keine verbindlichen Richtlinien. Ob Ihre Kasse Gesundheitsreisen unterstützt, wie viel sie ambulanten Kuren zuschießt und vieles mehr finden Sie in unserem kostenpflichtigen Produktfinder „Gesetzliche Krankenkassen" (www.test.de/krankenkassen). Für 3 Euro können Sie vier Wochen lang in der Datenbank recherchieren.

Maßgeschneidert?

Während ihrer Kur bekommen Menschen mit Neurodermitis im besten Fall eine individuell ausgerichtete, ganzheitliche Behandlung: Ein Betreuerteam aus verschiedenen Fachrichtungen kümmert sich um Ekzeme, Juckreiz, familiäre Konflikte, Entspannung, Ängste sowie um die Vermittlung von Wissen. Zwischen den Behandlungen und Schulungen bleibt meistens genug Zeit für Spaziergänge und andere Aktivitäten. Die Programme setzen sich aus Bausteinen zusammen, die verschiedenen Themenblöcken entstammen:

- Allgemeine Therapien der Ekzeme und spezielle (z. B. UV-Bestrahlung)
- Basistherapie gegen trockene Haut und zur Stärkung der Hautbarriere
- Meerbäder, Solebäder
- Ernährungsberatung, Ernährungstherapie mit individuellen erstellten Diätplänen
- Entspannungsübungen, Entspannungsgruppen, Massagen
- Einzel-, Familien- und Gruppengespräche, Information, Neurodermitisschulung

Möglicherweise geben die Fachleute Ihnen neue Anregungen, wie Sie künftig souveräner mit der Erkrankung umgehen.

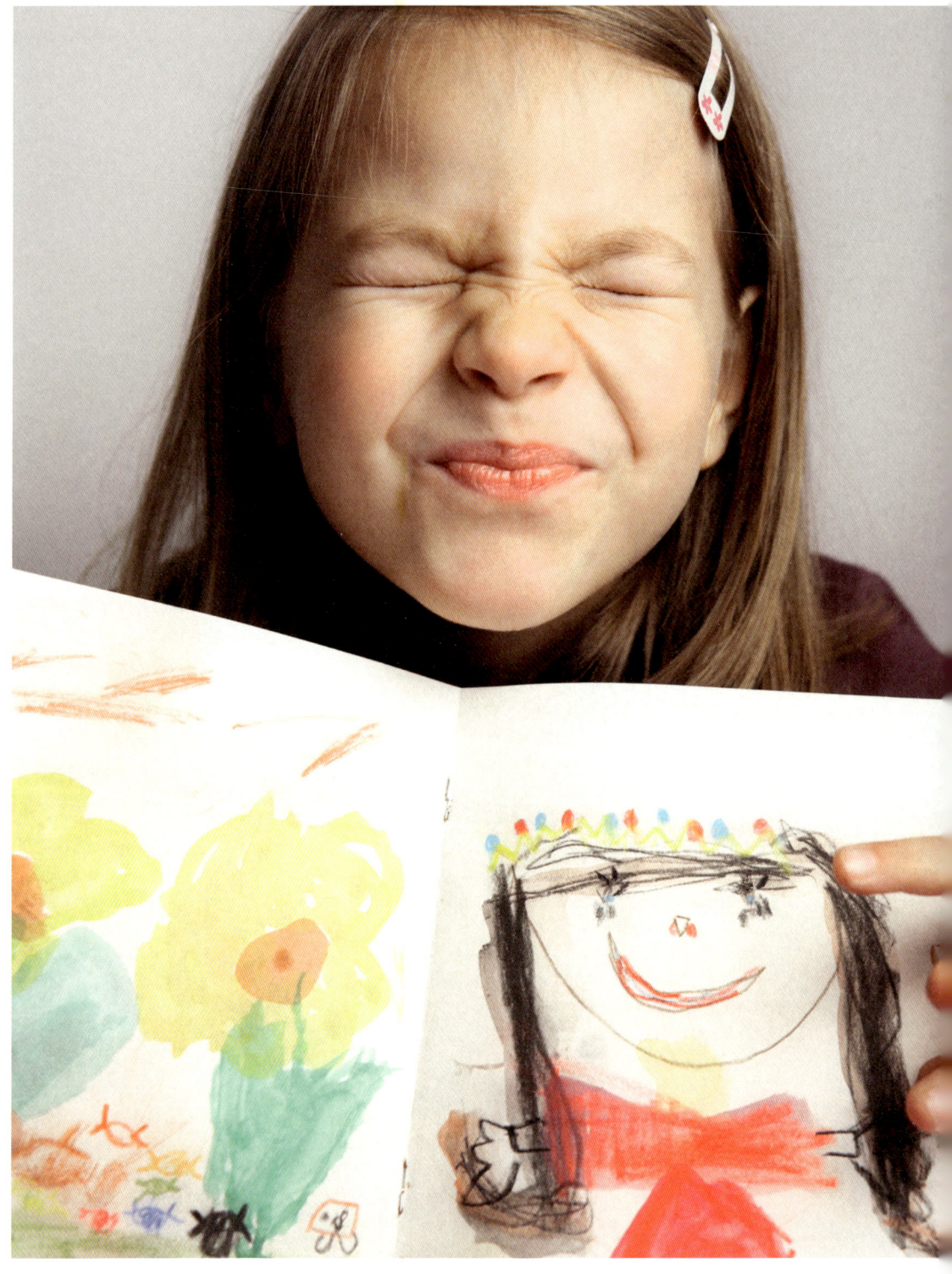

BEHANDLUNG
BEI KINDERN

Die größte Herausforderung bei Kindern mit Neurodermitis ist der richtige Umgang mit den kleinen Patienten: Sie sollen ja nicht als Außenseiter oder Sonderlinge aufwachsen. Da sind Ihr Fingerspitzengefühl sowie das richtige Maß an Zuwendung und Gelassenheit gefragt. Dagegen unterscheiden sich Basistherapie und Therapie bei Säuglingen und Kindern nicht grundlegend von der bei Erwachsenen.

ZWISCHEN COOLBLEIBEN UND MITLEID

Basistherapie und Therapie nehmen Rücksicht darauf, dass Säuglinge und Kinder empfindlichere Haut haben und auf bestimmte Medikamente stärker ansprechen. Manche dürfen Sie für bestimmte Altersklassen gar nicht verwenden oder höchstens ausnahmsweise. Auch die Behandlungen laufen anders ab: Sie beinhalten spielerische Elemente, weil Kinder ungeduldiger sind und einige Zusammenhänge noch nicht verstehen. Doch am schwierigsten ist der richtige Umgang mit ganz kleinen und kleinen Patienten.

Wenn ihre Ekzeme arg jucken und den Schlaf stören, können Kinder schreien, quengeln und leicht reizbar sein. Auf Dauer kann durch Schlafmangel die körperliche Entwicklung leiden. Solche Situationen belasten die Eltern ebenfalls. Trotz-

dem soll man cool bleiben? So hart das erscheint – es ist sinnvoll.

Kratzen bringt Beachtung

Die winzigen Knirpse sind clever. Wenn Sie Ihr Kind bei Kratzanfällen besonders beachten, merkt es: Kratzen bringt mir Aufmerksamkeit! Dann können Kinder es auch gezielt einsetzen. Deshalb sollten Sie Ihr Kleines stärker beachten, wenn es sich nicht kratzt – und es nicht übermäßig bedauern, wenn es kratzt. Klar, ein bisschen Trost muss sein. Besser helfen aber meist Ablenkung und Kratzalternativen (Seite 171). Ihr Ziel darf nicht sein, dass sich Ihr Kind nie mehr kratzt: Das ist unerreichbar. Der unrealistische Wunsch setzt Sie und Ihr Kind unter riesigen Druck, der noch mehr Juckreiz produziert.

Keine Machtspiele zulassen

Hin und wieder kann sich Ihr Kind gegen Behandlungen sträuben. Ein Konflikt entsteht, der zu Stress und neuem Kratzen führen kann. Die meisten Eltern neigen dazu, Kindern mit Neurodermitis nachzugeben. Die armen Würmchen müssen eh schon viel ertragen. So können sich Machtspiele entwickeln: Kinder entdecken Kratzen als Mittel, um ihren Kopf durchzusetzen. Je mehr Aufregung und Unsicherheit Sie in heiklen Situationen ausstrahlen, desto erpressbarer machen Sie sich. Selbst wenn das ans Herz geht, heißt es Ruhe bewahren. Sie sollten nicht jedes Mal gleich zur Stelle sein, sobald Ihr Kind sich kratzt. Kleine Patienten brauchen Hilfe, aber nicht mehr als nötig, nicht immer und nicht um jeden Preis. Manchmal ist es günstiger, Kratzen zeitweise zu ignorieren, sich zurückzuziehen und Hilfe nur anzubieten: „Ruf mich, wenn du meine Hilfe brauchst." Es gibt allerdings keinen Königsweg. Jede Mutter, jeder Vater, jedes Kind – jede Familie ist anders. Sobald Ihr Kind alt genug ist, sollten Sie es in die Behandlung einbinden. „Mama hilf mir" ist sehr bequem. Kinder sollen früh lernen, dass Helfen Mühe bedeutet und dass sie sich selbst helfen können. Das mag Kindern anfangs wenig gefallen, aber führt sie in die Selbstständigkeit.

Zu viel Nachsicht und Behütung

Wenn Sie ein Kind mit Neurodermitis haben, warten viele neuartige, unerwartete und anstrengende Situationen auf Sie. Mit der Neurodermitis Ihres Kinds können Sie aber angemessen umgehen, sobald Sie sich gründlich informiert haben. Eltern, denen wichtige Informationen fehlen, handeln oft unsicher. Jede schlechte Laune, jedes Geschrei ihres Kindes führen sie auf die Erkrankung zurück. Überall vermuten sie Auslöser und versuchen ihr Kind vor allem Außergewöhnlichen zu behüten. Das kann Kinder zu Außenseitern abstempeln. Der übertriebene Schutz verhindert oft, dass sie ausreichend Selbstständigkeit und Selbstwertgefühl entwickeln. Sie können später auf Konflikte schlecht vorbereitet sein. Die drohen etwa im Kindergarten. Kinder können gnadenlos sein: „Wie eklig siehst denn du aus!" Viele Eltern bedrückt zudem der Glaube, ihrem Kind nicht optimal helfen zu können. Das macht sie meistens zu nachgiebig: Laut Studien fühlen sich gerade die Mütter als Hauptbezugspersonen häufig damit überfordert, ihren Kleinen Grenzen zu setzen. Darin und in übertriebener Behütung sehen Kinderpsychologen wichtige Gründe dafür, dass Kinder mit Neurodermitis langsamer selbstständig werden und mit zehn Jahren mehr Verhaltensstörungen haben. Diese Gefahr sinkt, wenn sich Eltern mit Juckreiz, Auslösern und Therapien auskennen. Viel Wissen vermitteln Patientenschulungen (Seite 117).

Auch Eltern brauchen Entlastung

Eltern machen sich immer Sorgen um ihre Kinder. Bei Neurodermitis kann die Sorge zur schweren Last werden. Vielleicht haben Sie auch schon Nächte am Bett Ihres schlaflosen Nachwuchses verbracht, waren am nächsten Tag übermüdet, erschöpft und reizbar? Dann können Kleinigkeiten oft Konflikte auslösen. Paare, die Kinder mit Neurodermitis haben, lassen sich überdurchschnittlich oft scheiden. Dabei brauchen Kinder mit Neurodermitis besonders viel psychische Stabilität um sich herum. Studien haben gezeigt, dass Stress – speziell mütterlicher – die Ekzeme der Kinder verstärkt.

Idealerweise sollten sich die Partner auffangen, unterstützen und entlasten. Zögern Sie nicht, Großeltern und Freunde einzuspannen, wenn das geht, oder professionelle Hilfe und Babysitter. Sorgen Sie sich auch um sich selbst! Pausen sind unverzichtbar. Entspannungsübungen, allein, mit Partnern oder den Kindern, sobald sie alt genug sind, machen ebenfalls ausgeglichener. Genügt das nicht, können psychotherapeutische Verfahren weiterhelfen.

Stabilität und Normalität

Neurodermitis sollte die Erziehung so wenig beeinflussen wie möglich. Normalität ist wichtig, damit Ihr Kind nicht als „Problemkind" aufwächst. Sonderstellungen können auch negativ auf die Familie wirken: Geschwister fühlen sich oft zu Recht zurückgesetzt und können im schlechtesten Fall Verhaltensauffälligkeiten entwickeln.

■ Besonders Kinder mit Neurodermitis brauchen Stabilität, Verlässlichkeit, Sicherheit, geregelte Tagesabläufe.

■ Stress und Partnerschaftskrisen übertragen sich auf Kinder. Bemühen Sie sich darum, Konflikte zu lösen.

■ Entspannung bei Eltern färbt auf Kinder ab. Vernachlässigen Sie Ihre Partnerschaft und Ihre eigenen Wünsche nicht. Das ist nicht egoistisch, sondern schützt Sie und Ihr Kind.

■ Versuchen Sie, eine positive Haltung zu Ihrem Kind einzunehmen. Mütter, die ihre Kinder „schwierig" finden, senden ungünstige Signale aus.

■ Schuldgefühle und Unsicherheit fördern übertriebene Fürsorge. Sie engt Ihr Kind in seiner Entwicklung ein und führt zu Unselbstständigkeit.

■ Beziehen Sie Ihr Kind mit in seine Behandlung ein, so früh es geht.

■ Vermeiden Sie Machtkämpfe mit Ihrem Kind. Finden Sie gemeinsam mit Ihrer Partnerin/Ihrem Partner klare Positionen und vertreten Sie diese nachdrücklich.

Haut als wichtiges Kontaktorgan

Babys dient die Haut dazu, ihre Bedürfnisse nach Wärme und Zärtlichkeit zu stillen. Gleichzeitig drücken sie diese Wünsche über die Haut wortlos aus. Fehlende Berührung in der frühen Kindheit führt zu schweren Entwicklungs- und Verhaltensstörungen. Babys mit Neurodermitis erleben über ihre Haut aber auch Schmerz. Diese zwiespältige, problematische Erfahrung müssen sie erst einmal verarbeiten. Dabei hilft ihnen ein stabiles, verlässliches, ruhiges Umfeld. Zärtlichkeit ist extrem wichtig. Wenn immer Creme zwischen Haut und Hand ist, entwickelt sich möglicherweise ein „unnormales" Verhältnis zu Berührungen.

Formen bei Säuglingen

Meistens tritt die Krankheit ab dem 3. Lebensmonat auf, also schon im Säuglingsalter. Zunächst röten sich vor allem die Wangen und die behaarte Kopfhaut. Die Rötungen sind unscharf begrenzt und jucken. Häufig entstehen Bläschen, die aufplatzen, nässen und dazu führen, dass sich Krusten bilden. Auf der Kopfhaut bilden sich oft sehr viele harte, gelblich-braune Schuppen, die sie wie ein juckender Belag überziehen. Sein Aussehen erinnert an Milch, die am Boden eines Topfes angebrannt ist. Deshalb heißt sie auch „Milchschorf".

Wenn das Baby zu krabbeln beginnt, finden sich Ekzeme auch häufig an den Streckseiten der Arme und Beine, etwa an den Knien. Bei schlimmen Fällen können die Ekzeme den gesamten Körper überziehen. Nur die Windelregion bleibt meistens verschont. Die Feuchtigkeit unter der Windel schützt die Haut – meistens: Stuhl, aufgestaute Wärme oder Infektionen können hier selten und zeitlich beschränkt andere Rötungen, Bläschen, Schwellungen und Schuppen auslösen (Windeldermatitis).

Bei Kleinkindern und Kindern

Ab etwa dem zweiten Lebensjahr verlagern sich die betroffenen Stellen. Sie konzentrieren sich nun mehr auf die Beugen der Ellbogen und Knie (Beugeekzeme), die

Hände, Handgelenke sowie den Hals und Nacken. Auch die Lippen neigen zu Ekzemen (Cheilitis). Dann entstehen hier teils tiefe Hautrisse. Vielfach tauchen gerötete und entzündete Stellen ebenfalls an den Wangen, Augenlidern, Füßen, am Oberschenkel und Popo auf. Bei Daumenlutschern kommt es leicht zu einem Daumenekzem.

Das feuchte Erscheinungsbild der Neurodermitis bei Säuglingen geht mehr und mehr in eine trockene Form über. Entsprechend ist auch die Haut sehr trocken. Bei einer Minderheit der jungen Patienten treten Neurodermitissymptome zum ersten Mal im Kindesalter auf. Bei mehr als zwei von drei betroffenen Kindern legt sich die Neurodermitis, sodass sie als Erwachsene keine Beschwerden mehr haben.

Familie und Ernährung

Für Kinder mit Neurodermitis, bei denen die Ärzte keine Nahrungsmittelallergien oder -unverträglichkeiten feststellen, gibt es nach dem ersten Geburtstag keinen Grund, irgendwelche Diäten zu befolgen. Wenn dagegen sicher erwiesen ist, dass bestimmte Lebensmittel Beschwerden auslösen, müssen Kinder auf sie verzichten. Dann wollen sie manchmal vielleicht nicht essen, was sie sollen? Keine Sorge: Kinder ohne Neurodermitis verweigern das Essen genauso oft. Zwingen Sie kleine Patienten nicht zu einer Diät – und seine Geschwister nicht dazu, mitzumachen. Das finden die verständlicherweise ungerecht und macht ihrem kleinen Patienten ein schlechtes Gewissen. Zwar gilt es unter Geschwistern Neid, Ärger und Streit zu vermeiden. Ungleichbehandlung ist beim Essen aber sinnvoll, wenn Nahrungsmittelallergien vorliegen.

⚠ NAHRUNGSMITTEL OFT ZU UNRECHT VERDÄCHTIG

Viele Eltern vermuten, dass eine falsche Ernährung zu Neurodermitis führt. Es gibt aber keine allgemeine Diät, die vor Neurodermitis schützt. Auch Zucker – der oft verdächtig wird – zu meiden, ist unsinnig. Ungezielte, einschränkende Diäten bringen nichts: Sie belasten Kinder unnötig, können ihre normale Entwicklung behindern, steigern ihren Leidensdruck und drängen sie in eine Außenseiterposition. Die Ernährung sollte gesund und ausgewogen sein.

Von Krabbelgruppe bis Schule

In Kindergarten und Schule ist es erforderlich, die Betreuer und Lehrer ausreichend zu informieren sowie in der Gruppe Verständnis für Ihr Kind zu wecken. Anderen Kindern muss klargemacht werden, dass Neurodermitis nicht ansteckend ist. Ebenso sollen sie lernen, dass Ihr Kind nicht bevorzugt wird: Sonderbehandlungen etwa beim Essen sind nötig, damit es ihm nicht schlechter geht und es Nachteile ausgleichen kann. Den Sport- und Schwimmunterricht sollten Kinder mit Neurodermitis etwas früher verlassen dürfen. So bleibt genug Zeit, sich nach dem Duschen gründlich einzucremen.

■ Bitten Sie Betreuer/Lehrer, Sie und Ihr Kind dabei zu unterstützen, dass die Gruppe Verständnis entwickelt. Als ideal hat sich erwiesen, wenn Kinder anderen Kindern selbst von ihrer Neurodermitis erzählen – mit Unterstützung von Ihnen oder Betreuern.

■ Sprechen Sie darüber, dass Neurodermitis nicht ansteckend ist.

■ Versuchen Sie bei Lehrern Verständnis dafür zu erreichen, dass sich Ihr Kind manchmal wegen des Juckens unruhig verhält. Lehrer sollten dann nicht schimpfen und Kratzklötzchen oder andere Hilfsmittel (Seite 171) erlauben. Versichern Sie Lehrkräften, dass sie keine Verantwortung für Therapien (Medikamentengabe) übernehmen müssen; davor haben viele Angst.

■ Geben Sie Ihrem Kind ein Notfallpäckchen (Basiscreme, Kühlmittel, juckreizstillendes Medikament, Kratzklotz, Fingerbeschäftiger) mit oder deponieren Sie es im Kindergarten oder der Schule.

■ Schreiben Sie bei festgestellten Allergien Ihres Kindes für Betreuer/Lehrer eine Liste mit Allergenen und welche Alternativen oder Schutzmaßnahmen möglich sind. Hinterlegen Sie einen Plan, was im Notfall zu tun ist. So kommt im Ernstfall keine Panik auf.

■ Damit Ihr Kind nicht zum Außenseiter wird, ist so viel Normalität wünschenswert wie möglich. Selbst wenn Ihr Kind ein anderes Mittagessen braucht, sollte es zusammen mit den anderen essen.

■ Setzen Sie Ihr Kind nicht unter Druck, dass es mehr lernen und leisten soll.

Unfreundliches Klima für Allergien

Die Luft in den Räumen, in denen sich Ihr Kind die meiste Zeit aufhält, darf weder Juckreiz noch Allergien begünstigen. Tabakrauch ist tabu! Auch Schimmelpilze, Schadstoffe wie Ruß, Ausdünstungen von behandeltem Holz, Reinigungsmitteln, Polituren und Ähnliches sind ungünstig. Was Sie im Detail dagegen tun können, finden Sie im Kapitel 8 (Seite 145).

BESONDERHEITEN IN DER BEHANDLUNG VON KINDERN

Im Prinzip unterscheidet sich die Therapie bei Kindern nicht von der bei Erwachsenen:
- Hautpflege als Basistherapie soll die Barrierefunktion unterstützen und Hauttrockenheit beseitigen
- Das Meiden erkannter Auslöser soll den Juckreiz lindern, das Hautbild bessern und Schüben vorbeugen
- Arzneimittel sollen den Juckreiz dämpfen, Ekzeme verringern und verhindern, dass sich dauerhaft schädliche Keime auf der Haut niederlassen

Allerdings ist die Haut von Babys und Kindern viel empfindlicher als die von Erwachsenen. Und der kindliche Organismus reagiert anders auf einige Wirkstoffe.

INFO   **Häufige Auslöser von Schüben**

Trigger, die bei Säuglingen häufig Neurodermitisschübe verursachen, können rasch an Stellenwert verlieren. Der Einfluss vieler Faktoren ändert sich mit dem Alter.

- **Allergene in Nahrungsmitteln**: Bei Säuglingen Eiweiße aus Kuhmilch und Hühnerei, aber auch Weizen, Soja, Erdnüsse und Nüsse. Viele kleinkindliche Allergien verschwinden wieder.
- **Pseudoallergene**: Nahrungsmittel, die sehr aromatisch sind (Tomaten, Zitrusfrüchte etc.) oder Zusatzstoffe enthalten. Es empfiehlt sich zu testen, welche Menge verträglich ist.
- **Inhalationsallergene**: Bei Säuglingen kaum, bei Kleinkindern hauptsächlich Hausstaubmilben und Tierhaare, bei Kindern zunehmend auch Pollen.
- **Infektionen**: Bei Säuglingen relativ schwach, im Kleinkindalter sehr stark, bevor ihr Einfluss bei älteren Kindern wieder leicht nachlässt.
- **Stress**: Seine Bedeutung gilt ab dem Vorschulalter als sehr stark.
- **Klima, Schweiß, mechanische und chemische Reizfaktoren** (Kleidung, Seife u.a.): Ihr Schub verstärkender Effekt ist schwächer als der von Stress, wächst aber bis zum Schulalter.

Ihre Verträglichkeit ist oft gar nicht an Kindern getestet, so dass vielen Medikamenten die Zulassung für diese Alterklassen fehlt. Wenn es keine Alternativen gibt, setzen Ärzte diese Mittel dennoch manchmal ein (Seite 173).

Damit Kinder nötige Behandlungen halbwegs geduldig über sich ergehen lassen, sollten Sie versuchen, kindgerecht vorzugehen: Sich gegenseitig mit Creme „bemalen" kann richtig Freude machen. Spielerische Elemente, Spaß und Regelmäßigkeit erleichtern Ihnen und Ihrem kleinen Patienten viele Prozeduren.

AUSLÖSER SIND KEINE URSACHEN

Die Auslöser (Trigger) verstärken Neurodermitis, sind aber nicht ihre Ursache. Diese Faktoren zu meiden, verbessert die Krankheit, kann sie jedoch nie heilen. Radikale Maßnahmen oder Diäten sind schlecht, weil wichtige Nährstoffe fehlen können und sie den Druck auf das Kind erhöhen. Zwei Grundregeln sind wichtig: Vermeidung ist nur sinnvoll, wenn sicher bewiesen ist, dass die Faktoren die Ekzeme und/oder das Jucken verschlimmern. Keine Maßnahme darf Ihr Kind mehr belasten, als es die Neurodermitis tut.

THERAPIE NACH STADIEN

Die Behandlung richtet sich nach dem Alter, den Stadien und der Schwere der Ekzeme sowie ihrer Größe und Lage:

- Im akuten Stadium mit nässenden Ekzemen gilt „feucht auf feucht". Folglich eignen sich dafür feuchte Umschläge (Seite 60) etwa mit wässrigen Lösungen, die Gerbstoffe, antiseptische Mittel oder beides enthalten. Antiseptika sind sinnvoll, wenn Sie mehrere Tage hintereinander Umschläge anlegen müssen. Unter ihnen breiten sich leicht Infektionen aus. Um hartnäckige Ekzeme zu bessern, müssen Sie eventuell zu Glukokortikoiden greifen. Meist reichen schwache oder mäßig starke (Seite 77). Wirkstoff, Form und Dauer der Anwendung sollten Sie mit dem Kinderarzt besprechen.

- Bei schweren, trockenen Ekzemen im akuten Stadium, wenn Ekzeme große Flächen einnehmen, eitrig sind oder Ihr Kind Fieber hat, sollten Sie Mittel, Behandlung und Dauer ebenfalls mit dem Arzt absprechen. Sobald Ekzeme nicht mehr nässen, sollten Sie immer von feuchten auf fettfeuchte Umschläge umsteigen. Sie sind ebenfalls mit Glukokortikoiden möglich. Je nach Stärke der Ekzeme müssen Sie Ihr Kind für wenige Tage sogar rund um die Uhr fett-feucht verpacken. Umschläge mit dem lokalen Betäubungsmittel Polidocanol stillen zusätzlich den Juckreiz.

- Wenn das akute Stadium abklingt, können Sie betroffene Hautstellen mit wasserhaltigen Lotionen eincremen. Als pflegende Stoffe kommen Dexpanthenol oder

Glycerin in Betracht. Wenn alle Hautveränderungen abgeheilt sind, bietet sich Harnstoff in niederer Konzentration an.

- Im chronischen Stadium heißt es „fett auf trocken": Die Cremes und Salben kön-

WIE VIEL HARNSTOFF?	
Alter	Harnstoffkonzentration
Bis 2 Jahre	0 bis 2 %
2 bis 5 Jahre	max. 3 bis 5 %
Über 5 Jahre	max. 5 bis 10 %

nen Dexpanthenol und Glycerin enthalten. Bei Harnstoff sollten Sie vorsichtig austesten, wie viel Ihr Kind verträgt.

Harnstoff bei Kindern

Je jünger Ihr Kind ist, desto unangenehmer kann Harnstoff auf seiner Haut brennen. An Stellen, wo die Haut durch Ekzeme geschädigt ist, tut das manchmal richtig weh. Deshalb sollten Sie den sonst unbedenklichen Stoff sehr vorsichtig und zuerst in geringen Mengen ausprobieren. Als grobe Faustregel für verträgliche Konzentrationen kann die Tabelle dienen.

BASISTHERAPIE

Bis zur Pubertät arbeiten die Talgdrüsen der Haut auf Sparflamme: Kinderhaut trocknet schneller aus als die von Erwachsenen. Daher ist die Basistherapie bei Kindern der wichtigste Teil der Behandlung. Alter, Jahreszeit und die Stellen, die Ekzeme tragen, entscheiden über die Wahl der Mittel. Sie sollten möglichst keine Duft-, Farb- und Konservierungsstoffe enthalten. Im Gesicht oder an Stellen, wo oft Haut auf Haut liegt (Seite 73), wehren sich Kinder häufig gegen sehr fettreiche Salben. Immer wieder treten auch kurzzeitige Unverträglichkeiten auf, die Eltern fälschlich für Allergien halten. Nach zwei Wochen Pause sind sie oft verschwunden und die Kleinen haben nichts mehr am alten Mittel auszusetzen. Eine Creme oder

Salbe, die alle Kindern, Stadien und Hautstellen gerecht wird, gibt es nicht. Da hilft nur behutsames Probieren: Testen Sie neue Mittel an einem kleinen Hautfleck, der frei von Ekzemen ist.

Jahreszeit

Bei heißer, schwüler Witterung sollten Sie auf fette Salben verzichten. Diese überziehen die Haut mit einer Schicht, die sie etwas verschließt. Das kann zu stärkerem Juckreiz und Entzündungen der Haaransätze führen. Cremes mit höherem Wasseranteil sind da besser. Im Spätherbst und Winter braucht Kinderhaut wieder mehr Fett. Feuchtkalte Außenluft und trockene Heizungsluft in Räumen begünstigen, dass die Haut schneller austrocknet.

„Schmieren" mit Spaß

Wenn Sie und Ihr Kind spielerisch an die Basistherapie herangehen, hat sie mehr Erfolg. Das tägliche Eincremen soll Spaß machen. Sieht Ihr Kind es als lästige Pflicht, wird es sich eher sträuben und sich davor drücken, sobald es kann. Widerstand bedeutet Stress. Doch Wunderempfehlungen für alle gibt es nicht. Schon Säuglinge haben ihren eigenen Kopf. Was bei Ihrem Nachwuchs zieht, wissen Sie am besten oder finden es heraus. Meistens hilft es, die Hautpflege in Spielritualen zu verstecken. Streichel- und Kitzelmassagen mit Creme an den Händen oder (gegenseitiges) „Bemalen" mit Salben können richtig lustig sein. Manchen Kindern macht es Spaß, auch Puppen spielerisch einzucremen. Der Kreativität sind keine Grenzen gesetzt. Dabei sollten Sie beachten:

- Cremen Sie Ihr Kind zweimal täglich ein, häufiger an Händen und Füßen sowie je nach Zustand oder Jahreszeit. Wenn das einmal nicht klappt, geht die Welt aber nicht gleich unter.
- Basistherapie sollte Teil des üblichen Tagesablaufs sein und immer zum selben Zeitpunkt stattfinden. Das verhindert, dass Ihr Kind sie als „unnormal" wahrnimmt, was es womöglich beunruhigt.
- Sobald Ihr Kind etwas älter ist, sollten Sie es dazu ermutigen, immer Creme dabeizuhaben. Das ist teils schon ab dem frühen Kindergartenalter möglich.
- Die Basistherapie darf bei Ihrem Kind nicht als Zwang ankommen. Zwänge bauen Widerstand auf.

Haut- und Körperreinigung

Ein- bis zweimal Duschen oder Baden pro Woche genügt bei Babys und Kleinkindern. Täglich kurz lauwarm zu duschen, ist sinnvoll, solange Ekzeme nässen. Auch nach Sport und schweißtreibendem Toben ist kurzes Abduschen gut. Es sollte höchstens fünf Minuten dauern, Bäder maximal 15 Minuten. Ideal sind Wassertemperaturen bis 35 °C. Danach sollten Sie ihr Kind nur sanft trocken tupfen und mit rückfettenden Mitteln eincremen. Seifen oder Duschgels müssen für Kinder mit Neurodermitis geeignet sein. Dennoch sollten Sie sparsam damit umgehen. Am besten lassen Sie sich beim Hautarzt oder in der Apotheke zu pH-neutralen Syndets, alkalifreien Seifen, Dusch- und Badeölen beraten. Ölbäder können Eincremen nicht ersetzen, sind aber eine gute Ergänzung, weil sie die Haut etwas einfetten. Diese Wirkung heben Seifen jeder Art aber auf. Wenn Ihr Kind mitspielt, sollten Sie auch nach Ölbädern noch cremen. Generell nachteilig sind Schaumbäder. Auch bei Shampoos, die nur milde Tenside enthalten sollten, ist Zurückhaltung angesagt.

Kleidung und Wäsche

Die Kleidung Ihres Kindes sollte luftig und locker sitzen. Dichter Hautkontakt zu Textilien kann die Haut reizen. Unter engen Hemden und Hosen staut sich leicht Wärme, sodass Kinder schwitzen können. Deshalb sind auch Gummistiefel ungeeignet. Regenjacken sollten unbedingt atmungsaktiv sein. Beim bewährten Zwiebelprinzip besteht Kleidung aus mehreren Schichten. Je nach Temperatur können Sie eine, zwei oder mehr Schichten von Ihrem Kind „abschälen". So kommt es nicht ins Schwitzen. Auch Babywindeln müssen locker, saugstark und unparfümiert sein. Duftstoffe können die Babyhaut ebenso ärgern wie Nähte, eingenähte Etiketten. Solche Störenfriede können Sie entfernen oder Ihrem Baby Unterwäsche links herum überziehen. Wenn Sie mit ihm schmusen, sollten Sie selbst weiche Kleidung tragen. Am besten vertragen Babys und Kinder mit Neurodermitis Kleidung aus Baumwolle oder Seide. Seide kühlt und beruhigt die Haut. Baumwolltextilien sollten auf schädliche Imprägnierungen und andere Chemikalien geprüft sein. Viele Babys und Kinder fühlen sich auch in Shirts, Hemden und Pullis aus Mikrofasern wohl. Sie sollten alle Textilien waschen, bevor Sie Ihr Kind damit anziehen. Wenn Sie beim Waschen die Seite, die auf der Haut auflag, nach außen drehen, wird die Wäsche am saubersten. Die Waschmittel sollten ohne Bleichmittel und optische Aufheller auskommen, die Ekzeme

und Juckreiz fördern können. Selbst milde, biologische Mittel sollten Sie gründlich auswaschen. Weichspüler erhöhten in einigen Studien bei Kindern mit Neurodermitis die Hautverträglichkeit von Textilien.

Spezielle Kindertextilien

Für Babys, Kinder und Erwachsene mit Neurodermitis gibt es speziell behandelte Textilien (Seite 122). Diese müssen ausnahmsweise eng anliegen, um das Wachstum von Bakterien auf der Haut zu bremsen. Dann können sie Juckreiz und Hautzustand bei chronischer Neurodermitis so gut verbessern wie stark wirkende Glukokortikoide. Die Textilien sind jedoch recht teuer. Oberteile und Strampelhosen für Babys kosten mindestens 50 Euro, Strampelanzüge das Doppelte. Vor Kratzschäden schützen auch normale, unbehandelte Strampelanzüge. Einige haben dazu angenähte Fäustlinge. Für feuchte und fett-feuchte Umschläge sind besondere Babyanzüge und Schlauchverbände erhältlich. Sie liegen eng an, sind sehr strapazierbar und nach mehreren Wäschen noch elastisch, kosten aber einiges.

STRATEGIEN GEGEN JUCKREIZ

Die konsequente Basistherapie, vernünftiges Duschen und Waschen, angemessene Bekleidung und Vermeiden bekannter Auslöser verhindern schon viele Juckattacken – aber nicht alle. Dann müssen Sie

gute Strategien gegen das Jucken und große Kratzschäden entwickeln: Wenn der Juckreiz den Schlaf Ihres Kindes sehr oft stört, kann seine geistige und körperliche Entwicklung leiden.

Kratz-Ersatz

Kratzen lässt sich auf drei Arten schrittweise durch anderes Verhalten ersetzen:
- Lindern oder „Heilen" der Entzündungen und des Juckens
- Ablenkung vom Juckreiz
- Umlenken des Kratzverlangens weg
von der Haut

Kinder glauben bis ins Schulalter an
„Magisches Denken" – daran, dass ihre
Gedanken, Worte oder Handlungen die
Kraft besitzen, Geschehnisse zu verhin-
dern oder hervorzurufen. Das können Sie
ausnutzen und durch „Zauber"-Rituale
auch Juckreiz bekämpfen. Wie Sie ihn bei
Ihrem Kind am besten wegzaubern, finden
Sie mit etwas Geduld sicher selbst heraus.

Kratzalternativen am Körper

Kühlen oder Hautreize können Jucken lindern. Dabei darf ruhig ein bisschen Zauber im Spiel sein: Mit magischen Formeln
hilft Pusten besser. Der Silberlöffel kühlt
stärker, wenn er verwunschen ist. Der
Glasklotz zur Kühlung ist selbstverständ-
lich ein mächtiger Elfenkristall. Wenn Sie
solche Gegenstände in einer schönen
Notfall- oder Zauberbox aufbewahren, erhöht sich womöglich ihre Wirkung? Lassen Sie Ihre Phantasie spielen.
- Zaubersalbe: Sie sieht anders aus als
andere und befindet sich in einem beson-
deren Fee-Töpfchen. Kommt die Salbe aus
dem Kühlschrank, mildert sie Juckreiz
wirklich besser.
- Rituale: Statt Kratzen ein Glas Tee nach
einem geheimnisvollen Druidenrezept

- Magische Kühlung: Metall- und Glas-
gegenstände von wundersamer Herkunft
oder Pusten mit Beschwörungen
- Echtes Kühlen: Coolpacks, Wasser,
Ventilator
- Sanfte Hautreizung: Streicheln, Drü-
cken, Klopfen, Kneifen vertreiben den
Juckreizteufel

◣ NOTFALLBOX GEGEN DAS JUCKEN

Notfallpakete können auch bei Kin-
dern schnell Juckreiz mildern. Am besten
sind Mittel, die sich schon bewährt haben.
Grundsätzlich eignen sich:
- Cremes ohne oder mit Wirkstoff
- Juckreizstillende Mittel (z. B. Polidoca-
nol)
- Kühlende Mittel
- Kratzklötze oder Fingerbeschäftiger
(siehe unten)
- Kalte Getränke („Kühlen von innen")

Ablenken statt Schimpfen

Kratzen geschieht bewusst und unbewusst. Es ist die natürliche Reaktion auf
Jucken. Schimpfen oder Vorwürfe wie
„Dein Kratzen macht Mama ganz traurig"
setzen Babys und Kleinkinder nur unnötig
unter zusätzlichen Druck. Was sollen sie
denn machen, solange sie sich selbst
nicht anders zu helfen wissen? Kinder mit
Neurodermitis, die sich nie kratzen, gibt
es nicht! Versuche, es ganz abzustellen,
sind unrealistisch. Dagegen können Sie
das Kratzverhalten Ihres Kindes wahrscheinlich so ändern, dass es sich seltener, kürzer und weniger stark kratzt. Dann

nehmen auch die Hautschäden ab. Wenn es Ihnen gelingt, Ihr Kind vom Jucken und Kratzen abzulenken, entspannt es sich. Das kann knifflig werden.

Ein paar Tricks funktionieren bei vielen Kindern, etwa sie ruhig, aber bestimmt zu anderen Aktivitäten aufzufordern: „Komm, lass uns doch lieber …“, „Ach, mach doch besser …“ Sie können auch neue Kniffe erfinden.

- Gemeinsam spielen, die Finger zu beschäftigen (Malen, Basteln, Abzählreime, Fingerspiele, Klatschen)
- Musik, selbst gesungene Kinderlieder
- Vorlesen von Märchen oder Geschichten
- Fernsehen
- Beruhigung, ermutigende Sprüche („Wird gleich besser“)

Ein bisschen Kratzdruck löst sich auch oft, wenn Kinder schreien, toben und Grimassen schneiden dürfen.

Gegenstände als Kratzalternativen

Der Drang zu kratzen lässt sich auf Objekte umlenken:

- Kratzklötzchen (Holzklötzchen, die mit Waschleder bezogen sind und sich ähnlich wie Haut anfühlen)
- Knautschbälle
- Knet- oder andere Kissen
- Matratze
- Stofftiere

Schreiben Sie auf, was am erfolgreichsten ist. Vielleicht winkt noch mehr Erfolg, wenn die Gegenstände aus einer Zauberbox kommen?

SCHUTZ VOR KRATZSCHÄDEN

Erwarten Sie nicht zu viel: Ganz ohne Kratzen geht es nie! Um Hautschäden in Grenzen zu halten, haben sich besonders zwei Maßnahmen bewährt:
Baumwollhandschuhe besonders nachts
Kurz geschnittene Fingernägel

Entspannung und anderes

Den Juckreiz-Kratz-Zyklus können Entspannungsübungen und verhaltenstherapeutische Techniken brechen. Je nach Alter verstehen Kinder den Sinn aber nicht. Das fangen Eltern-Kinder-Kurse und Kinderkurse mit spielerischen Ansätzen ab. Sie arbeiten z. B. mit Traumreisen durch den Körper, Federleichtfühlen, Ausdrücken von imaginären Schwämmen zur Muskelanspannung. Es gibt auch Märchen, die Elemente des autogenen Trainings enthalten. Damit können Sie Ihr Kind an Entspannungsübungen heranführen. Durch sie und verhaltenstherapeutische Techniken lernen Kinder, sich selbst zu beobachten und zu kontrollieren. Eine Übung ist die Kratzteufel-Technik.

KRATZTEUFEL-TECHNIK

Wenn Ihr Kind merkt, dass sich seine Hand zur Haut bewegt und kratzen will, soll es laut HALT! sagen. Anschließend ballt es die Hand eine Minute fest zur Faust. Dann soll es an etwas Schönes denken – dass es gleich Kuchen gibt, Freunde kommen, die Lieblingsserie im Fernsehen läuft … Schon hat der Kratzteufel hoffentlich stumpfere Hörner!

MEDIKAMENTÖSE BEHANDLUNG

Es gibt keine grundsätzlichen Unterschiede zur medikamentösen Therapie von Erwachsenen mit Neurodermitis. Allerdings treten Wirkungen und Nebenwirkungen schneller auf, weil die Haut von Säuglingen und Kleinkindern Wirkstoffe besser aufnimmt. Äußerlich verschreiben Ärzte daher hauptsächlich moderne Glukokortikoide mit hohem therapeutischem Index (Seite 80). Wenn Sie diese Mittel vorschriftsmäßig einsetzen, bestehen kaum Gefahren – außer an besonders empfindliche Hautstellen wie Gesicht, Achselhöhlen oder Leistengegend. Hier bevorzugen viele Kinder- und Hautärzte Calcineurinhemmer (Pimecrolimus, Tacrolimus). Selbst drei Monate alte Säuglinge vertragen sie gut, wie Studien gezeigt haben. Dass sie äußerlich Krebs auslösen können, ist sehr unwahrscheinlich, aber nicht endgültig geklärt (Seite 86). Die Wirkstoffe sind erst seit 2002 zugelassen. Als unbedenklich für lokale Anwendungen bei kleinen und großen Kindern gelten Polidocanol gegen Juckreiz sowie Gerbstoffe und Schieferöle gegen Entzündungen. Zur innerlichen Behandlung schwerer, hartnäckiger Neurodermitis sind außer Antihistaminika für Kinder nur systemische Glukokortikoide zugelassen. Auf ihren Einsatz verzichten die meisten Ärzte, weil die Mittel sehr schnell Nebenwirkungen auslösen, wenn Kinder oder Jugendliche sie einnehmen. Trotz fehlender Zulassung für die Altersklassen gilt Ciclosporin (Seite 103) als erste Wahl. Der Wirkstoff ist nicht unproblematisch: Sein potenzielles Krebsrisiko wiegt bei jungen Patienten schwer. Ihren Allgemeinzustand und die Nierenfunktion gründlich zu untersuchen, ist vor Behandlungen unverzichtbar. Danach folgt normalerweise eine individuell abgestimmte Kurzzeit-Intervall-Therapie mit der geringsten möglichen Menge Ciclosporin. Auch Behandlungen mit UV-Licht (Seite 111) kommen bei schweren Fällen in Betracht, obwohl sie erst ab zwölf Jahren stattfinden sollten. Manchmal bilden sie die letzte sinnvolle Möglichkeit.

Komplikationen bei Kindern

Oft infizieren Bakterien oder Viren die Ekzeme von Kindern. Bakterielle Infektionen zeigen sich anfangs meist durch eitrige Pusteln oder Bläschen. Am häufigsten kommt die Grindflechte (Seite 109) vor. Sie ist ansteckend, verläuft bei Kindern schwerer als bei Erwachsenen und wird mit Antibiotika behandelt. Wenn Herpesviren die Ekzeme besiedeln, sind antivirale Mitteln nötig: Ein Eczema herpeticatum (Seite 108) kann sich über die gesamte Haut ausbreiten und zu Fieber führen, schlimmstenfalls sogar zu gefährlichen Entzündungen des Nervensystems. Dagegen sind Dellwarzen (Seite 95) recht harmlos. Der Hautarzt sollte sie bei Kindern dennoch unter lokaler Betäubung entfernen. Sonst können Dellwarzen auch auf andere Hautstellen übergreifen.

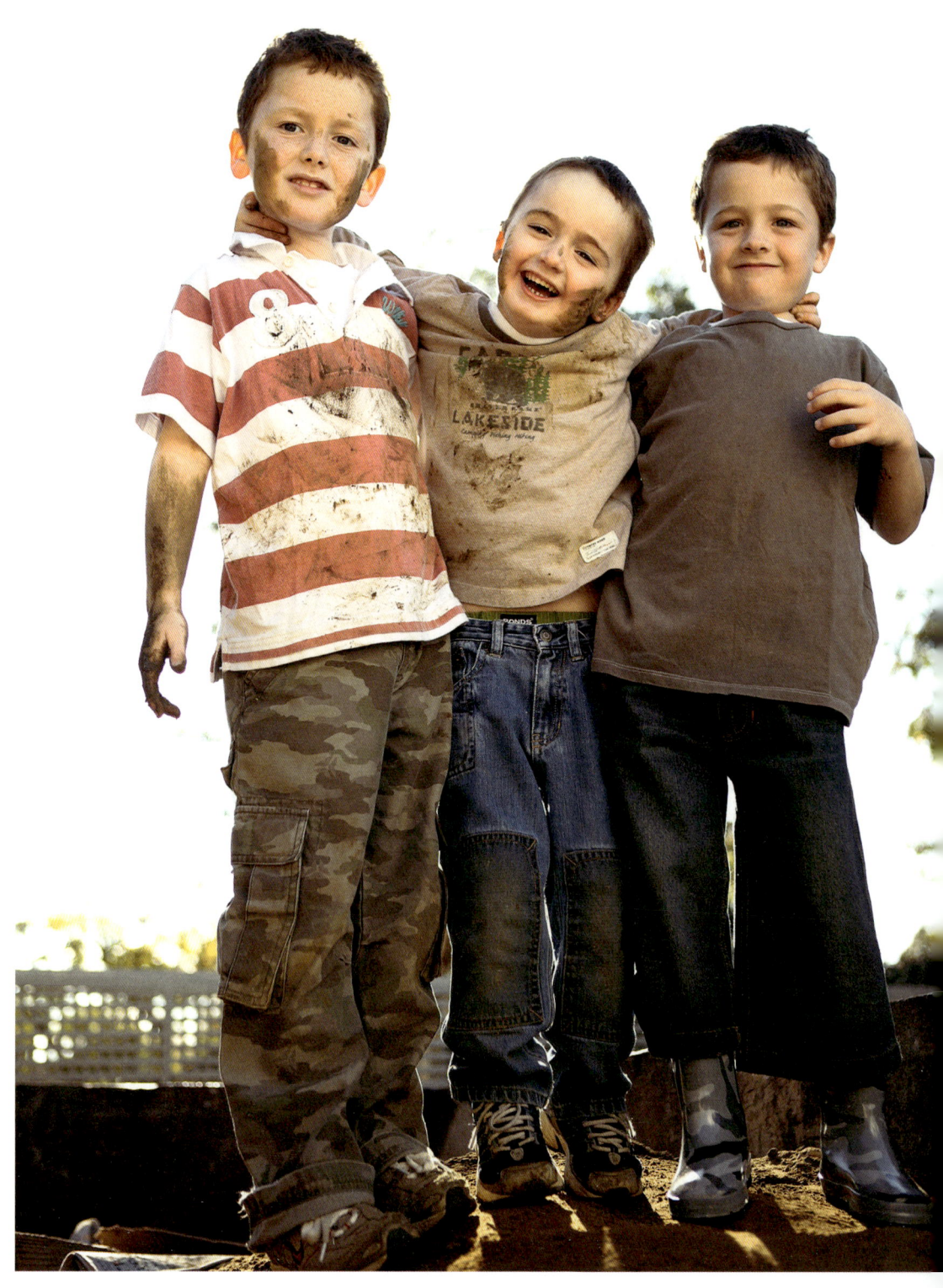

DER ENTSTEHUNG VORBEUGEN

Vorbeugung gegen die Entstehung von Neurodermitis beginnt schon im Mutterleib. Bis zum Ende des 1. Lebensjahrs gibt es Umstände, die Ihr Kind schützen. Mittlerweile gilt als günstig, wenn Babys früh Allergenen begegnen. Damit unterscheidet sich die Vorbeugung gegen die Entstehung grundlegend von der gegen Schübe.

GÜNSTIGE UMSTÄNDE OPTIMAL NUTZEN

Neurodermitis ist kein unausweichliches Schicksal. Wenn beide Eltern Neurodermitis haben, erkranken ihre Kinder zwar mit einer Wahrscheinlichkeit von 70 bis 80 Prozent. 20 bis 30 Prozent bleiben aber selbst in diesem Fall von ihr verschont. Ob sich Neurodermitis durchsetzt, hängt also von äußeren Einflüssen ab. Daran lässt sich einiges drehen. Schon Ungeborene bekommen viel von dem ab, was die Mutter isst und einatmet. Daher beginnt der Schutz gegen Neurodermitis bereits früh in der Schwangerschaft. Allergieprävention richtet sich gegen alle Erkrankungen aus dem atopischen Formenkreis: gegen Neurodermitis, allergisches Asthma, Heuschnupfen und Nahrungsmittelallergien. Bei 70 Prozent der Personen mit Neurodermitis sind Allergien beteiligt. Daher ist

es sinnvoll, alles anzusehen, was vor atopischen Erkrankungen schützt. Einige Faktoren begünstigen eher respiratorische allergische Erkrankungen (Asthma, Heuschnupfen) und haben höchstens einen geringeren Einfluss auf Ekzeme. Andere erhöhen das Risiko für Neurodermitis und Allergien. Faktoren, die nach derzeitigem Wissens besonders gegen Neurodermitis vorbeugen, sind am Ende zusammengefasst (Seite 177).

Was lange währt …

Viele ältere Ratschläge zur Vorbeugung haben sich als falsch herausgestellt. Inzwischen ist bekannt, dass einige der alten Tipps offenbar sogar das Risiko für Ekzeme und Allergien erhöhen! Denn 2004 haben Fachleute erstmals alle Studienergebnisse zur Vorbeugung ausgewertet. Daraus entstand die Leitlinie zur Allergieprävention der Arbeitsgemeinschaft der wissenschaftlichen medizinischen Fachgesellschaften (AWMF). Sie haben die Leitlinie 2009 zum ersten Mal überarbeitet. Aus der aktuellen Version stammen die Empfehlungen, die ab Seite 179 farbig hervorgehoben sind. Die Buchstaben A, B und C stufen sie nach ihrer Bedeutung ein. Stufe A ist die wichtigste und am besten durch Studien abgesichert.

Natur war unmodern

Raumfahrt, Farbfernsehen, Antibabypille – Fortschritt macht alles besser. So schien es bis ins späte 20. Jahrhundert. Bei dieser Stimmung fiel Werbung für künstliche Säuglingsnahrung auf fruchtbaren Boden: In den 1960ern erhielten neun von zehn Säuglingen Fläschchen, die häufig viel Kuhmilch enthielten. Dann entdeckten Mediziner, dass nun vermehrt Kuhmilchallergien bei Kleinkindern auftraten. Zudem

fanden Forscher heraus, warum neuseeländische Kinder viele Allergien und Asthma entwickelten. In den Schaffellen, auf denen die Kleinen traditionell schlummerten, tummelte sich eine enorme Zahl an Hausstaubmilben. Der Schluss: Früher Kontakt zu Allergenen führt zu Allergien. Die Fachleute folgerten, hält man Säuglinge von Allergenen fern, entstehen keine Allergien. Muttermilch war wieder angesagt. Weil sie Teile der mütterlichen Nahrung enthält, sollten Stillende Allergene in der Nahrung meiden – sicherheitshalber ein halbes Jahr nach der Geburt. Allerdings ernähren sich schon Ungeborene über das Blut ihrer Mutter. So empfahlen die Experten, bereits in der Schwangerschaft mit allergenfreien Diäten beginnen.

Meiden ist zu meiden

1992 schauten sich schwedische Forscher dann Mütter genauer an, die im letzten Schwangerschaftsdrittel und in der Stillzeit weder Milch noch Eier zu sich ge-

---

INFO   Asthmarisiko

Im Vergleich zu Gleichaltrigen ohne Neurodermitis haben Kinder mit der Erkrankung ein doppeltes Risiko, später an Asthma zu erkranken. Asthma entwickelt sich oft auch aus Allergien. Solche Verlagerungen sind häufig. Eine konsequente Behandlung in der frühen Kindheit – zwischen dem ersten und dritten Lebensjahr – kann aber verhin-

dern, dass sich atopische Erkrankungen im Körper ausbreiten. Leider finden Diagnosen speziell bei Allergien vielfach zu spät statt. Geschehen sie rechtzeitig, ist die anschließende Behandlung oft zu schwach. Schließlich mag niemand den kleinen Patienten zu viel zumuten. Das ist auch richtig. Doch zu viel Nachsicht kann sich später rächen.

nommen hatten. Ihre Kinder schnitten im Alter von fünf Jahren nicht besser ab als Kinder von Milch- und Eierkonsumentinnen, was Neurodermitis und Heuschnupfen anging. Es zeigt sich sogar, dass der Verzicht zu mehr Allergien geführt hatte. Die Kinder der Diätmütter reagierten deutlich häufiger allergisch auf Hühnerei. Weitere Studien erhärteten, dass es keinen anhaltenden Effekt hat, wenn Mütter auf Allergene wie Eier, Fisch oder Nüsse verzichten. Andere Studien zeigten, dass früher Tierkontakt auf dem Bauernhof dagegen Allergien zurückdrängt. Damit war das Meiden von Umweltallergenen bei Säuglingen vom Tisch.

Konfrontation – das neue Schlagwort

Mittlerweile haben schützende Einflüsse in der Prävention an Bedeutung gewonnen. So hat sich die Ansicht durchgesetzt, dass Konfrontation – frühe Begegnungen mit Allergenen – nützlich ist. Aber so einfach ist es nicht: Viele Schimmelpilzsporen in der Raumluft gelten weiterhin als ungünstig für Säuglinge und Kleinkinder. Weiter unterscheidet die Präventions-Leitlinie nur noch in zwei Punkten zwischen Kindern aus Familien mit oder ohne Allergien. Zuletzt spielt die Menge von Umwelteinflüssen wie Abgase und Ausdünstungen von Möbeln für die Entstehung von Allergien heute eine größere Rolle.

ERNÄHRUNG

Gerade bei der Ernährung hat sich erwiesen: Bestimmte Lebensmittel wegzulassen, hat kaum vorbeugende Wirkungen gegen Neurodermitis und Allergien. Gewisse Nahrungsmittel, die lange als kritisch galten, schützen offenbar sogar. Damit gibt es nur noch wenige generelle Einschränkungen: In Familien mit oder ohne Allergien sollten sich Schwangere, Stillende und Kinder ausgewogen ernähren und möglichst schadstofffreie oder -arme Lebensmittel konsumieren.

Hilfe für eine gesunde Ernährung bieten die Ernährungspläne des Forschungsinstituts für Kinderernährung Dortmund (im Internet unter www.fke-do.de).

Schwangerschaft

Schwangere müssen also hauptsächlich auf eins verzichten – auf Diäten. Als Vorbeugung sind sie unnütz, dafür bergen sie Gefahren: Das Risiko für Fehlgeburten und niedrigere Geburtsgewichte der Neugeborenen erhöht sich. Diäten sind nur selten ausgewogen. Das muss Ernährung aber sein, um Ungeborene mit allen Vitaminen, Mineralien und Nährstoffen zu versorgen. Darüber hinaus empfehlen die Leitlinien regelmäßigen Verzehr von Fisch. Er senkte das Risiko für Neurodermitis und Allergien bei mehreren Studien. Verantwortlich sind wahrscheinlich die Omega-3-Fettsäuren im Fisch oder Fischöl. Dafür sprechen auch Studien, in denen Neugeborene öfter Neurodermitis bekamen, wenn die Milch ihrer Mütter arm an Omega-3-Fettsäuren war. Auch einige Pflanzen enthalten Omega-3-Fettsäuren, allerdings meist viel weniger und in kürzerer Form als Fische. Bei ihnen schwankt der Gehalt je nach Art. Sie spielt für die Schutzwirkung aber offenbar keine Rolle. Fisch ist dennoch nicht gleich Fisch: Einige können stark mit Schwermetallen belastet sein. Das betrifft besonders Raubfische wie Hai, Schwertfisch, Thunfisch, Barsch, Aal und Hecht. Als relativ schadstoffarm gelten etwa Forelle, Sardine, weißer Heilbutt, Makrele und Rotbarsch. Rat zum gesundheitlich und ökologisch korrektem Fischkauf finden Sie auf www.test.de.

Die Fettzusammensetzung der Muttermilch hängt kaum von der momentanen

INFO   Das Immunorgan Darm

Im menschlichen Immunsystem nimmt der Darm eine Sonderstellung ein:
- Mit 400 Quadratmeter ist die Darmwand die größte Kontaktfläche des Körpers zur Außenwelt: Vom Mund bis zum After trennen die Wände von Speiseröhre, Magen und Darm ihren Innenraum vom Körperinneren ab.
- Rund 80 Prozent aller Immunzellen befinden sich im Verdauungstrakt, insbesondere im Darm. Er ist das größte Immunorgan des Menschen.

Wenn die Darmwand durchlässiger ist als normal, entstehen Nahrungsmittelallergien offenbar leichter. Wahrscheinlich trifft das bei einem Teil der Personen mit Neurodermitis zu. Eine starke Besiedlung des Darms mit ungünstigen Bakterien fördert Allergieentwicklung. In der frühen Kindheit durchläuft der Darm Stadien, die wichtig für seine Immunfunktion sind:

- In den ersten Lebenstagen ist die Darmwand noch sehr durchlässig. Eiweiße aus Kuhmilch oder anderer unnatürlicher Säuglingsnahrung gelangen schnell in den Blutkreislauf und können zu allergischen Sensibilisierungen führen. Deshalb ist die Vormilch (Kolostralmilch, Kolostrum) besonders wichtig. Sie enthält viele Antikörper und Immunsubstanzen, die Neugeborene vor schädlichen Einflüssen aus der Umgebung schützen und womöglich auch Allergien verhindern.
- In den ersten zwei bis drei Wochen lässt das Immunsystem im Darm noch Besucher zu: Direkt bei der Geburt kommt er in Kontakt zu mütterlichen Bakterien. Sie nisten sich sofort im Darm ein. Wenig später wird das Immunsystem aktiver. Gemeinsam mit den Bakterien, die sich bereits niedergelassen haben, wehrt es neue Eindringlinge vermehrt ab.

Ernährung ab: Schwangere legen Fettreserven an, aus denen sich später noch die Muttermilch speist. Daher raten die Fachleute, schon früh in der Schwangerschaft die Ernährung umzustellen. Lebensmittel sollten generell frei von Umweltgiften sein. Kritisch sind häufig Innereien von Wild und älteren Tieren, ungesäuberte Pflanzen und Pflanzenteile sowie Lebensmittel aus Industrie- oder Straßennähe. Möglicherweise verbessern Bio-Fleisch- und Milchprodukte das Fettmuster der Muttermilch.

Stillzeit und danach

Grundsätzlich gelten in der Stillzeit dieselben Empfehlungen wie für die Schwangerschaft. Doch die Fette, die Schwangere zu sich nehmen, spielen eine größere Rolle für die Zusammensetzung der Muttermilch als die Fette in der Stillzeit. Was da auf den Teller kommt, ist dennoch nicht unbedeutend: Eine niederländische Studie befasste sich mit Stillenden, die sich weitgehend biologisch ernährten und

besonders bei Milch, Milchprodukten und Fleisch auf Bioprodukte achteten. Ihre Milch wies mehr konjugierte Linolsäuren (CLA-Fette, von engl. conjugated linolic acids) auf. Sie beugen möglicherweise allergischen Atemwegserkrankungen vor. Ein Teil der CLA-Fette stammte wohl noch aus der Schwangerschaft, in der die Frauen wahrscheinlich schon entsprechende Bioprodukte bevorzugt hatten.

Mütterliche Ernährung in der Schwangerschaft und/oder Stillzeit

Eine ausgewogene und nährstoffdeckende Ernährung in der Schwangerschaft und Stillzeit wird empfohlen.

- Für eine Empfehlung, zu potente Nahrungsmittelallergene während der Schwangerschaft oder Stillzeit zu meiden, gibt es keine Belege. (**A**)
- Es gibt Hinweise, dass Fisch in der mütterlichen Ernährung während der Schwangerschaft oder Stillzeit einen protektiven Effekt auf die Entwicklung atopischer Erkrankungen beim Kind hat. (**B**)

INFO **Kaiserschnitt**

Kinder, die natürlich zur Welt kommen, haben direkt Kontakt mit Bakterien der Mutter. Aus diesen und anderen Keimen entwickelt sich die Darmflora. Einige der Bakterien beteiligen sich an der Feinsteuerung des Immunsystems im Darm. Bei Kaiserschnittbabys fällt der frühe Kontakt zu den mütterlichen Keimen weg. Sie bauen eine ungünstigere Darmflora auf. Wahrscheinlich haben deshalb Studien bei Kaiserschnittkindern ein teils doppeltes Risiko für Allergien und ein erhöhtes für Neurodermitis gefunden. Der Nachteil lässt sich teils oder ganz ausgleichen, indem die Kinder früh Muttermilch erhalten.

Wie lange Stillen?

Viele empfehlen sechs Monate Stillen. Diese Angabe beruht nicht auf wissenschaftlichen Ergebnissen. Stillen ist die optimale Versorgung für Säuglinge und die beste Vorbeugung gegen Ekzeme sowie allergische Erkrankungen – aber nur für vier Monate als einzige Nahrung. Das haben mehrere neuere Studien sehr deutlich belegt. Ab dem 5. Lebensmonat ist es sogar möglicherweise sinnvoll, neue Nahrungsmittel einzuführen, um die Entwicklung von Toleranzen beim Kind zu fördern. Das Immunsystem braucht den Kontakt zur Umwelt. Deshalb ist ausschließliches Stillen über den 4. Lebensmonat hinaus nachteilig. Es ist empfohlen, parallel zur Beikosteinführung weiter zu stillen.

Stillen: Die vorliegenden Daten unterstützen überwiegend die Empfehlung zum ausschließlichen Stillen über 4 Monate zur Prävention atopischer Erkrankungen. (A)

Lässt sich Muttermilch ersetzen?

Manche Frauen wollen nicht stillen und andere können nicht. Die Alternativen für Säuglinge ohne Allergien in der Familie sehen einfach aus: Nehmen Sie als Ersatz oder zusätzlich zur Muttermilch normale, handelsübliche Säuglingskost. Komplizierter wird es bei Säuglingen mit familiärer Vorbelastung. Zur Vorbeugung ist es besser, wenn Ihr Baby Nahrung mit verändertem Eiweißanteil bekommt. Sie ist weniger allergen. Bei hypoallergener Nahrung (HA oder partiell hydrolysierte Nahrung) sind die Eiweiße in Stücke zerlegt. Diese

Eiweißschnipsel sind bei Starkhydrolysaten (extensiv hydrolysierte Nahrung) noch kürzer. In Studien entwickelten Säuglinge, die ein Starkhydrolysat auf Basis des Eiweißes Kasein erhielten, deutlich weniger Neurodermitis und Allergien. Leider hat sich der Markt seither verändert und es gibt so gut wie keine Vergleichsstudien zu derzeit angebotenen Produkten. Deshalb unterscheidet die AWMF-Leitlinie nicht zwischen partiell und extensiv hydrolysierter Säuglingsnahrung. Sicher ist, dass die Milch von Tierarten wie Ziegen, Schafen und Pferden keinerlei Vorteile besitzt.

Muttermilchersatz bei Risikokindern

Wenn Stillen nicht oder nicht ausreichend möglich ist, ist die Gabe von partiell oder extensiv hydrolysierter Säuglingsnahrung bei Risikokindern bis zum vollendeten 4. Lebensmonat zu empfehlen. (A)

Sonderfall Soja

Säuglinge und Kleinkinder sollten bis einschließlich des zweiten Lebensjahres kein Soja bekommen. Denn Soja hat zwei Nachteile: Zum einen ist es allergen und zum anderen enthält es Phytoöstrogene, die menschlichen Östrogenen ähneln. Die Pflanzenhormone können die Stoffwechsel beeinflussen.

Soja-basierte Säuglingsnahrungen sind zum Zwecke der Allergieprävention nicht zu empfehlen. (A)

Welche Beikost ab dem 5. Monat?

Ab dem 5. Monat gilt für Säuglinge kein Verbot mehr für Allergene. Um den richtigen Zeitpunkt für Beikost zu finden, nahmen drei große Studien rund 10 000 Kinder unter die Lupe. Sie kamen übereinstimmend zu dem Ergebnis, dass eine späte Einführung von Beikost die Gefahr für Neurodermitis deutlich erhöht. Eine schwedische Studie bestätigte zudem, dass es speziell Neurodermitis vorbeugt, wenn Babys vor dem 9. Monat fischhaltige Speisen bekommen. Wenn Fisch früh in der Beikost enthalten ist, schützt er auch vor Allergien gegen Nahrungsmittel und Inhalationsallergene. Außer Fisch müssen keine Allergene gezielt in die Ernährung eingeführt werden. Weil Milch viel Eiweiß und Kalzium enthält, sollten Säuglinge 200 Milliliter im Brei bekommen. Nahrungsmittel, die viele Schadstoffe aufweisen können, sind ungünstig.

Beikost und Ernährung im 1. Lebensjahr

- Für einen präventiven Effekt durch eine Verzögerung der Beikosteinführung über den vollendeten 4. Lebensmonat hinaus gibt es keine gesicherten Belege. Sie kann deshalb nicht empfohlen werden. (A)
- Für einen präventiven Effekt einer diätetischen Restriktion durch Meidung potenter Nahrungsmittelallergene im 1. Jahr gibt es keine Belege. Sie kann deshalb nicht empfohlen werden. (B)
- Es gibt Hinweise darauf, dass Fischkonsum des Kindes im 1. Lebensjahr einen protektiven Effekt auf die Entwicklung atopischer Erkrankungen hat. (B)

Die zurzeit in Deutschland existierende Empfehlung, Beikost nicht vor dem vollendeten 4. Lebensmonat einzuführen, ist aus ernährungswissenschaftlicher Sicht sinnvoll.

Ernährung nach dem 1. Lebensjahr

Die geringe Zahl der Studien, die sich mit der Ernährung in dieser Zeit befasst hat, erlaubt keine stichhaltigen Empfehlungen. Zwar fanden drei Untersuchungen, dass Kleinkinder, die häufig Margarine aßen, eher Ekzeme entwickelten als solche, die täglich Vollmilch und Butter erhielten. Auch Obst, Gemüse und Nüsse kamen einmal sehr gut weg. Allerdings müssen weitere Studien diese Trends bestätigen.

Ernährung nach dem 1. Lebensjahr

Eine allgemeine Diät zur Allergieprävention kann nicht empfohlen werden. (A)

Nicht zu viel essen!

Babys sollten alles Nötige und so viel davon bekommen wie nötig, aber nicht mehr. Speziell für das Asthmarisiko ist belegt, es steigt, wenn der Babyspeck zu üppig wird. Die Kleinen sollten etwa so viel wiegen, wie es für ihr Alter und ihre Körpergröße normal ist. Die Fachleute diskutieren, wie viel Übergewicht der Gesundheit schadet: Leichtes Übergewicht sogar vor Erkrankungen schützt. Dagegen ist Adipositas unbestreitbar ein Risikofaktor.

Körpergewicht: Es gibt Belege, dass ein erhöhter Body Mass Index insbesondere mit Asthma positiv assoziiert ist. Die Verhinderung von Übergewicht, insbesondere bei Kindern, wird auch aus Gründen der Allergieprävention empfohlen. (A)

RISKANTE RAUMLUFT

Menschen in Mitteleuropa halten sich die meiste Zeit in Räumen auf. Auch Säuglinge und Babys schlummern und spielen hauptsächlich drinnen. Raumluft enthält Staubteilchen und Chemikalien, die für die Entstehung von Allergien und Neurodermitis eine Rolle spielen können.

Hausstaubmilben

Der Kot von Hausstaubmilben gehört zu den wichtigsten Allergenen bei Neurodermitis. In Wohnräumen sind sie immer vorhanden. Um der Entwicklung einer Neurodermitis vorzubeugen, ist es aber unnötig, die Milbenbelastung zu senken: Ihre Abnahme allein verringert das Risiko zu erkranken nicht. Das haben mehrere Studien ergeben. Normales Putzen und Wischen reicht völlig aus.

Hausstaubmilben: Als Maßnahme der Primärprävention kann die Reduktion der Exposition gegenüber Hausstaubmilbenallergenen nicht empfohlen werden. (B)

Schimmel

Schimmelpilze kommen ganz natürlich in Innenräumen vor. Eine hohe Belastung der Raumluft mit Schimmelpilzen stellt einen Risikofaktor für Atemwegerkrankungen und Allergien dar. Jeder Schimmel in der Wohnung muss entfernt werden.

Schimmel und Feuchtigkeit: Ein Innenraumklima, dass Schimmelpilzwachstum begünstigt, sollte zur Allergieprävention vermieden werden. (B)

Haustiere

Studien haben den Einfluss von Haustieren untersucht. Die Ergebnisse sind unterschiedlich, es zeichnen sich zwei Tendenzen ab: In Familien ohne Allergien haben Haustiere mit Fell keinen Einfluss auf die Allergieentstehung. Hunde könnten laut einigen Studien einen vorbeugenden Effekt haben. Weitere Studien müssen das belegen. Kommen Allergien in der Familie vor, sollten im Umfeld von Säuglingen keinen Katzen leben: Katzenallergene sind extrem klein, dringen tief in die Atemwege ein, sind überall. Außerdem gibt es aktuell keine Therapie der Katzenallergien.

Haustierhaltung: Für Personen ohne erhöhtes Allergierisiko besteht kein Grund, die Haustierhaltung aus Präventionsgründen einzuschränken.

Bei Risikokindern gilt: Die Auswirkungen der Haustierhaltung auf die Allergieentwicklung bei Risikokindern sind derzeit nicht eindeutig abzuschätzen. Die Anschaffung von Felltieren als Präventionsmaßnahme ist nicht zu empfehlen. Bei der Katzenhaltung überwiegen die Studien, die in der Haltung einen Risikofaktor sehen, deshalb sollte bei Risikokindern die Katzenhaltung vermieden werden. Hundehaltung ist wahrscheinlich nicht mit einem höheren Allergierisiko verbunden. (B)

Luftschadstoffe in Innenräumen

Über 100 flüchtige organische Verbindungen (VOC) sind in der Luft durchschnittlicher Räume vorhanden. Sie stammen z. B. aus Farben, Teppichen, Klebern, Polituren, Reinigungsmitteln, Weichmachern. VOC können das Risiko für allergische Erkrankungen und eventuell für Neurodermitis erhöhen. Es gibt Hinweise, dass sie schädliche Einflüsse auf den Fötus im Mutterleib haben. Sie sollten die Belastung daher so gering wie möglich halten. Ältere Einrichtungsgegenstände und Anstriche haben schädliche Substanzen schon zum großen Teil ausgedampft. Wenn Sie ein Kinderzimmer frisch einrichten wollen, sollten Sie das frühzeitig tun und ausschließlich mit unbedenklichen Materialien. Mittlerweile sind viele Baumaterialien, Möbel und Spielzeuge erhältlich, die unabhängige Institute als „umweltfreundlich", „schadstofffrei" oder „schadstoffarm" einstufen.

Innenraumluftschadstoffe: Es gibt Hinweise, dass Innenraumluftschadstoffe das Risiko für atopische Erkrankungen und insbesondere Asthma erhöhen können (flüchtige organische Verbindungen, z. B. Formaldehyd, wie sie durch neue Möbel und bei Maler- und Renovierungsarbeiten freigesetzt werden können).
Es wird empfohlen, die Exposition gegenüber Innenraumluftschadstoffen gering zu halten. (B)

Tabakrauch

Rauchen ist Gift für den eigenen Körper und für die von anderen. Nach einer aktuellen Studie kann es das Neurodermitisrisiko für Kinder verdoppeln. Bereits weniger als zehn Zigaretten täglich in der Schwangerschaft erhöhen die Gefahr für Asthma in der Kindheit deutlich. Tabakrauch zählt zu den wichtigsten Risikofaktoren für allergische Atemwegserkrankungen. Auch Passivrauchen ist schädlich. Selbst im Haushalt von Rauchern, die nur auf dem Balkon paffen, ist die Schadstoffbelastung bedeutend erhöht.

Exposition gegenüber Tabakrauch: Aktive und passive Exposition gegenüber Tabakrauch erhöht das Allergierisiko (insbesondere das Asthmarisiko) und ist zu vermeiden. Dies gilt besonders während der Schwangerschaft. (A)

ABGASE, IMPFUNGEN UND SONSTIGES

Auch in der Umwelt kommen Dinge vor, die das Risiko für Neurodermitis und Allergien beeinflussen. Feinstäube und Abgase, die Autos ausstoßen, verkürzen laut der Weltgesundheitsorganisation die durchschnittliche Lebenserwartung in Deutschland um fast ein Jahr. Einige Studien bringen die Schadstoffe auch klar mit erhöhten Risiken für Neurodermitis und Allergien in Verbindung. Nach einer neuen Untersuchung aus Mainz reagieren Allergene mit Sauerstoff und Stickoxiden. Dadurch werden sie offenbar aggressiver. Die genauen Abläufe sind noch nicht bekannt. Sicher ist, dass Abgase wie Stickoxide der Gesundheit schaden.

Das gilt ebenso für Feinstäube wie Dieselruß und vergleichbare Schwebeteilchen, die unter dem englischen Begriff „particulate matter" (Abk. PM) zusammengefasst werden.

Kfz-Emission: Die Exposition gegenüber Stickoxiden und kleinen Partikeln insbesondere durch das Wohnen an einer viel befahrenen Straße ist mit einem erhöhten Risiko, besonders für Asthma verbunden. Es wird empfohlen, die Exposition gegenüber Kraftfahrzeug-bedingten Emissionen gering zu halten. (B)

Impfungen

Impfungen beugen Krankheiten vor, die gefährlich werden können. Nichtgeimpfte gefährden nicht nur sich selbst, sondern auch andere: Infektionskrankheiten, gegen die es Impfstoffe gibt, breiten sich umso schneller und leichter in der Bevölkerung aus, je weniger Menschen geimpft sind. Das Risiko der meisten Impfungen ist sehr klein – und sie erhöhen nicht die Gefahr für Allergien und Neurodermitis. Tatsächlich deuten Studien sogar darauf hin, dass die Wahrscheinlichkeit für diese Erkrankungen abnimmt.

Impfungen: Es gibt keine Belege, dass Impfungen das Allergierisiko erhöhen, aber Hinweise, dass Impfungen das Allergierisiko senken können. Es wird empfohlen, dass alle Kinder, auch Risikokinder, nach den STIKO-Empfehlungen geimpft werden sollen. (A)

Bauernhof, Antibiotika und mehr

Zu den Punkten Bauernhof, Großfamilien, Wurminfektionen, Probiotika und Antibiotika reicht die Datenlage nicht aus, um Empfehlungen abzuleiten. Deshalb enthält die Leitlinie hier nur Stellungnahmen. Sie haben weniger Gewicht. Beim Bauernhof, der Kindertagesstätte und den anderen „unspezifischen Immunmodulatoren" haben Studien zwar schützende Effekte nahegelegt. Was im Einzelnen schützt, ist nur ansatzweise erforscht. Teils machen Wissenschaftler bestimmte bakterielle Moleküle, die Endotoxine, verantwortlich, teils Substanzen aus Pflanzen (Seite 35).

Probiotika sind Lebensmittel, die große Mengen lebender Bakterien enthalten. Hier widersprechen sich die Studien. In den angebotenen Probiotika leben viele unterschiedliche Bakterienstämme, von denen nur wenige untersucht sind. Genauso sieht es bei Präbiotika und Symbiotika aus. Dabei handelt es sich um Nährstoffe, die das Wachstum nützlicher Bakterien unterstützen, beziehungsweise bei Symbiotika um eine Kombination von Präbiotika mit Probiotika.

Ob die Verwendung von Antibiotika in irgendeiner Weise als Ursache für allergische Erkrankungen oder Neurodermitis infrage kommt, ist zurzeit nicht ersichtlich.

Stellungnahmen statt Empfehlungen: Unspezifische Immunmodulation: Es gibt Hinweise darauf, dass eine frühzeitige unspezifische Immunstimulation vor der Entwicklung atopischer Erkrankungen schützen kann. Zur unspezifischen Immunstimulation werden u. a. das Aufwachsen auf einem Bauernhof, der Besuch einer Kindertagesstätte in den ersten zwei Lebensjahren und eine höhere Anzahl älterer Geschwister gerechnet. Wurminfektionen und hier insbesondere Hakenwurminfektionen sind negativ mit Asthma assoziiert. Einfluss von Probiotika: Die Datenlage zum Einfluss von Probiotika auf die Allergieentwicklung ist widersprüchlich. Daher kann keine Empfehlung ausgesprochen werden.

Antibiotika: Es fehlt der Nachweis eines ursächlichen Zusammenhangs zwischen Antibiotikagabe und der Entwicklung von Asthma, allergischer Rhinitis und atopischem Ekzem.

Neue Faktoren in der Jugend

Ab der Pubertät verlieren die frühkindlichen Risikofaktoren stark an Bedeutung. Stillen und Kindergarten geben kaum noch den Ausschlag dafür, ob sich Neurodermitis bei Jugendlichen verschlechtert oder neu entwickelt. Dafür spielen offenbar Faktoren aus dem beruflichen Umfeld die wichtigste Rolle (Seite 25).

INFO **Schutz gegen Neurodermitis**

Es ist sicher sinnvoll, gegen Allergien und Neurodermitis vorzubeugen. Die Empfehlungen der Allergiepräventions-Leitlinie fördern zugleich, dass sich Ihr Kind gesund entwickelt. Sie sind in der Regel auch leicht umzusetzen. Faktoren herauszupicken, die besonders eine schützende Wirkung gegen Neurodermitis haben, ist hierbei nicht einfach. Außerdem hängen Allergien und Neurodermitis eng zusammen. Dennoch sind zum Überblick die möglichen Neurodermitis-Schutzfaktoren hier zusammengefasst:

- Wenn Babys erst nach dem 6. Monat oder noch später Beikost zur Muttermilch erhalten, steigt ihr Risiko eventuell an. Daher ist es nicht sinnvoll, die Einführung von Lebensmitteln, die häufig Allergien auslösen, zu verzögern.
- Mehrere Studien fanden schützende Wirkungen durch Fischkonsum. Viele Fische sind reich an Omega-3-Fettsäuren.
- Ein niederer Gehalt an Omega-3-Fettsäuren in der Muttermilch erhöht offenbar das Risiko. Für einen hohen Gehalt ist es nötig, die Ernährung schon früh in der Schwangerschaft entsprechend umzustellen.
- Möglicherweise sind Biomilch und Biomilchprodukte für Kleinkinder in den ersten zwei Lebensjahren von Vorteil.

MEDIKAMENTE ZUR BEHANDLUNG DER NEURODERMITIS

Wirkstoff	Zusatzinfo	Hinweis *)	Rezept-pflicht
Geeignet bei Ekzemen und Neurodermitis			
Hydrokortison	Schwach wirkendes Glukokortikoid	Zur kurzzeitigen Anwendung	ja/nein (nach Dosis)
Hydrokortison + Harnstoff	Schwach wirkendes Glukokortikoid. Der Zusatz von Harnstoff verbessert das Hautbild und erleichtert das Eindringen des Wirkstoffs in die Haut.	Zur kurzzeitigen Anwendung	ja
Prednisolon	Schwach wirkendes Glukokortikoid	Zur kurzzeitigen Anwendung	ja
Dexamethason	Mittelstark wirkendes Glukokortikoid	Zur kurzzeitigen Anwendung	ja
Flumetasonpivalat	Mittelstark wirkendes Glukokortikoid	Zur kurzzeitigen Anwendung	ja
Flupredniden	Mittelstark wirkendes Glukokortikoid	Zur kurzzeitigen Anwendung	ja
Hydrokortisonbutyrat	Mittelstark wirkendes Glukokortikoid	Zur kurzzeitigen Anwendung	ja
Methylprednisolonazeponat	Mittelstark wirkendes Glukokortikoid	Zur kurzzeitigen Anwendung	ja
Prednicarbat	Mittelstark wirkendes Glukokortikoid	Zur kurzzeitigen Anwendung	ja
Triamcinolon	Mittelstark wirkendes Glukokortikoid	Zur kurzzeitigen Anwendung	ja
Triamcinolon + Salizylsäure	Mittelstark wirkendes Glukokortikoid. Der Zusatz von Salizylsäure erleichtert das Eindringen des Wirkstoffs in die Haut.	Zur kurzzeitigen Anwendung	ja
Amcinonid	Stark wirkendes Glukokortikoid	Zur kurzzeitigen Anwendung	ja
Betamethason	Stark wirkendes Glukokortikoid	Zur kurzzeitigen Anwendung	ja
Betamethason + Salizyl-säure	Stark wirkendes Glukokortikoid. Der Zusatz von Salizylsäure erleichtert das Eindringen des Wirkstoffs in die Haut.	Zur kurzzeitigen Anwendung	ja
Clobetasolpropionat	Sehr stark wirkendes Glukokortikoid	Zur kurzzeitigen Anwendung	ja
Desoximetason	Stark wirkendes Glukokortikoid	Zur kurzzeitigen Anwendung	ja
Diflucortolonpentanoat	Stark wirkendes Glukokortikoid	Zur kurzzeitigen Anwendung	ja
Fluocinolon	Stark wirkendes Glukokortikoid	Zur kurzzeitigen Anwendung	ja
Fluocinonid	Stark wirkendes Glukokortikoid	Zur kurzzeitigen Anwendung	ja
Mometasonfuroat	Stark wirkendes Glukokortikoid	Zur kurzzeitigen Anwendung	ja

*) Darauf müssen Sie achten: Einige Präparate enthalten als Konservierungsmittel Parabene.

MEDIKAMENTE ZUR BEHANDLUNG DER NEURODERMITIS

Wirkstoff	Zusatzinfo	Hinweis *)	Rezept-pflicht
Geeignet bei leichten Hautentzündungen und juckenden Hauterkrankungen			
Synthetischer Gerbstoff			nein
Geeignet zur Pflege von nässenden oder rauen Hautstellen bei Ekzemen und Neurodermitis			
Ungesättigte Fettsäuren			nein
Geeignet bei Juckreiz bei Ekzemen und Neurodermitis			
Harnstoff + Polidocanol	Pflegt zusätzlich die Haut.		nein
Polidocanol			nein
Mit Einschränkung geeignet bei leichter und mittelschwerer Neurodermitis, wenn geeignete Mittel nicht ausreichend wirken, nicht vertragen werden oder nicht angewendet werden können (z. B. im Gesicht oder in Hautfalten)			
Pimecrolimus	Die Langzeitverträglichkeit ist noch nicht ausreichend nachgewiesen.		ja
Mit Einschränkung geeignet bei mittelschwerer und schwerer Neurodermitis, wenn geeignete Mittel nicht ausreichend wirken, nicht vertragen werden oder nicht angewendet werden können (z. B. im Gesicht oder in Hautfalten)			
Tacrolimus	Die Langzeitverträglichkeit ist noch nicht ausreichend nachgewiesen.		ja
Wenig geeignet bei Ekzemen und Neurodermitis			
Betamethason + Fusidinsäure	Das Antibiotikum ist normalerweise nicht erforderlich und führt leicht zu Allergien und Resistenzen. Mit Einschränkung geeignet allenfalls zur Anfangsbehandlung, wenn der Hautausschlag bakteriell infiziert ist.		ja
Betamethason-dipropionat + Gentamicinsulfat	Das Antibiotikum ist normalerweise nicht erforderlich und führt leicht zu Allergien und Resistenzen. Mit Einschränkung geeignet allenfalls zur Anfangsbehandlung, wenn der Hautausschlag bakteriell infiziert ist.		ja
Fluocinolon + Neomyzin	Das Antibiotikum ist normalerweise nicht erforderlich und führt leicht zu Allergien und Resistenzen. Mit Einschränkung geeignet allenfalls zur Anfangsbehandlung, wenn der Hautausschlag bakteriell infiziert ist.		ja

*) Darauf müssen Sie achten: Einige Präparate enthalten als Konservierungsmittel Parabene.

MEDIKAMENTE ZUR BEHANDLUNG DER NEURODERMITIS

Wirkstoff	Zusatzinfo	Hinweis *)	Rezept-pflicht
Wenig geeignet bei Ekzemen und Neurodermitis			
Flupredniden + Gentamicin	Das Antibiotikum ist normalerweise nicht erforderlich und führt leicht zu Allergien und Resistenzen. Mit Einschränkung geeignet allenfalls zur Anfangsbehandlung, wenn der Hautausschlag bakteriell infiziert ist.		ja
Flumetasonpivalat + Clioquinol	Der Zusatz von Clioquinol ist unnötig und erhöht das Risiko für unerwünschte Wirkungen.		ja
Prednisolon + 8-Chinolinol-sulfat	Der Zusatz von Chinolinol ist normalerweise unnötig. Mit Einschränkung geeignet allenfalls zur Anfangsbehandlung, wenn der Hautausschlag infiziert ist.		ja
Wenig geeignet bei Ekzemen			
Auszug aus Bittersüß-stängel	Die therapeutische Wirksamkeit ist nicht ausreichend nachgewiesen. Allenfalls zur unterstützenden Behandlung.	Tropfen enthalten Alkohol	nein
Kamillenblütenöl	Die therapeutische Wirksamkeit ist nicht ausreichend nachgewiesen. Allenfalls als unterstützende Maßnahme zur Hautpflege.		nein
Nachtkerzensamenöl	Die therapeutische Wirksamkeit ist nicht ausreichend nachgewiesen. Allenfalls zur unterstützenden Behandlung, wenn geeignete Mittel nicht angewendet werden können oder nicht ausreichend wirken.		nein

*) Darauf müssen Sie achten: Einige Präparate enthalten als Konservierungsmittel Parabene.

REGISTER

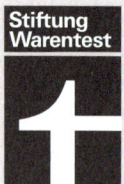

IMPRESSUM

© 2011 Stiftung Warentest, Berlin

Stiftung Warentest
Lützowplatz 11–13
10785 Berlin
Telefon 0 30/26 31–0
Fax 0 30/26 31–25 25
www.test.de

Vorstand: Dr. jur. Werner Brinkmann
Weiteres Mitglied der Geschäftsleitung:
Hubertus Primus (Publikationen)

Programmleitung: Niclas Dewitz
Autor: Dr. Jürgen Schickinger, Freiburg
Projektleitung / Lektorat: Christiane Hefendehl
Fachliche Beratung: Prof. Dr. Gerd Glaeske, Univer-
sität Bremen/pharmafacts Freiburg; Dr. Imke Reese,
Diplom-Ökotrophologin, München; Prof. Dr. med.
Thomas Werfel, Medizinische Hochschule Hannover

Titelentwurf: Susann Unger, Berlin
Layout: Pauline Schimmelpenninck Büro für
Gestaltung, Berlin
Grafik und Satz: Sylvia Heisler

Bildnachweis: gettyimages / Siri Stafford (Titel);
aid Infodienst / Hilla Südhaus (S. 110);
yourphototoday / Imagepoint Fr. Bruno (S. 42),
yourphototoday / Grosbois Dominique (S. 45);
istockphoto (S. 8); thinkstock (S. 4, 5, 6, 8, 16, 20, 26,
30, 36, 38, 42, 52, 56, 66, 68, 75, 84, 106, 126, 134,
144, 156, 160, 174)
Illustrationen: Kati Hammling (S. 12, 32, 48);
Quelle S. 133: Geothe Universität Frankfurt

Produktion: Sylvia Heisler, Vera Göring
Verlagsherstellung: Rita Brosius (Ltg.), Susanne Beeh
Litho: tiff.any GmbH, Berlin
Druck: Firmengruppe APPL, aprinta druck, Wemding

Einzelbestellung:
Stiftung Warentest
Telefon 0 180 5/00 24 67
Fax 0 180 5/00 24 68
(je 14 Cent pro Minute aus dem Festnetz, maximal
42 Cent pro Minute aus dem Mobilfunknetz)
www.test.de

ISBN: 978-3-86851-122-2